神经系统疾病护理丛书

脑卒中护理
教学案例荟萃

总顾问：张红梅　李天晓
总主编：冯英璞
主　编：张桂芳　许　健　杨孟丽

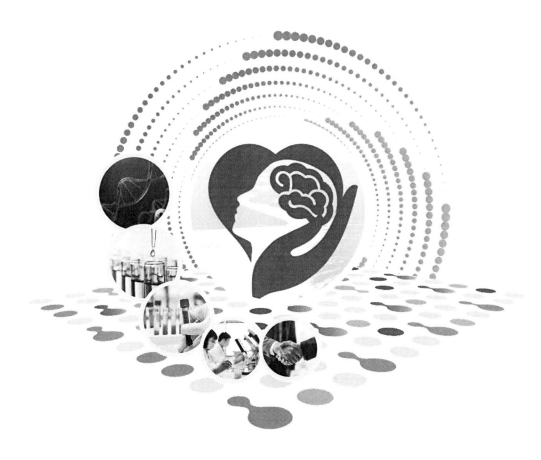

郑州大学出版社

图书在版编目(CIP)数据

脑卒中护理教学案例荟萃 / 张桂芳，许健，杨孟丽主编. -- 郑州：郑州大学出版社，2024.12. --（神经系统疾病护理丛书 / 冯英璞总主编）. -- ISBN 978-7-5773-0756-5

Ⅰ. R473.54

中国国家版本馆 CIP 数据核字第 2024J8Q950 号

脑卒中护理教学案例荟萃
NAOCUZHONG HULI JIAOXUE ANLI HUICUI

策划编辑	陈文静		封面设计	王　微
责任编辑	许久峰　苏靖雯		版式设计	王　微
责任校对	赵佳雪		责任监制	朱亚君

出版发行	郑州大学出版社		地　址	郑州市大学路40号（450052）
出版人	卢纪富		网　址	http://www.zzup.cn
经　销	全国新华书店		发行电话	0371-66966070
印　刷	郑州市今日文教印制有限公司			
开　本	787 mm×1 092 mm　1 / 16			
本册印张	18		本册字数	386 千字
版　次	2024 年 12 月第 1 版		印　次	2024 年 12 月第 1 次印刷

书　号	ISBN 978-7-5773-0756-5		总定价	298.00 元（全四册）

主编简介

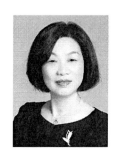

冯英璞：主任护师,硕士生导师,现任河南省人民医院脑血管病医院总护士长,河南省神经疾病护理学科带头人,河南省卒中护理专科护士培训基地负责人,河南省首席科普专家。兼任中华护理学会放射介入学会等8项国家级及省级学术任职,长期从事神经疾病护理及护理管理工作。近5年获批科研项目6项,发表核心论文40余篇,出版著作10余部,参与指南、共识/规范制定10项;曾获河南省医学科学技术进步奖一等奖,荣获"2017河南最美护士"、河南省卫生系统先进个人、优秀共产党员。

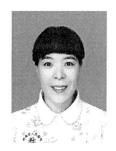

张桂芳：副主任护师,研究生导师,河南省人民医院脑血管病科护士长,河南省护理学会介入护理分会副主任委员,河南省卒中联盟卒中护理专委会副主任委员,河南省卒中学会护理学分会常务委员,中国老年保健协会康复护理专业委员会常务委员,主持省级科研攻关项目2项,河南省医学科技技术奖二等奖,参与省级科研攻关项目3项,发表国家级论文20余篇,发明专利4项。

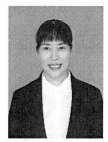

许　健：本科,副主任护师。河南省人民医院神经外科科护士长。任中华医学会神经外科分会护理协作组委员、中国中医药研究促进会康复护理分会常务委员、第二届海峡两岸医药卫生交流协会护理分会委员、河南省护理学会康复护理分会常务委员。发表论文30余篇,其中中文核心期刊论文5篇,主持科研项目1项,参与科研项目5项,荣获河南省医学科技奖二等奖2项,发明专利1项,实用专利6项。

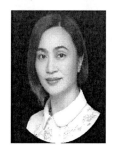

杨孟丽：副主任护师、河南省人民医院脑血管病医院神经内科科护士长、神经内科认知障碍亚专科病区护士长、全国健康管理师三级。任中华护理学会内科护理专业委员会专家库成员、河南省护理学会康复护理分会第一届专科分会常务委员、河南省卒中学会护理分会常务委员。先后在核心期刊和国家级杂志上发表专业论文40余篇,获得国家实用性专利1项,参与省级科研项目3项,参与编写著作10余部。

作者名单

总主编 冯英璞

主　编 张桂芳　许　健　杨孟丽

副主编 张婧爽　张　驰　李灿灿　杨玉洁

　　　　王　琳

编　者 行　君　许悦悦　李欢宇　刘　畅

　　　　张玮丽　刘　春　王冠宇　杨春艳

　　　　苏亚丽　顾晓乐　陈云霞　孟晓静

　　　　孙　娜　刘真亚　秦秀宝　李雅楠

　　　　周　敏

序 言

在人类健康与医疗护理的广阔领域中,脑卒中(俗称"中风")作为一种急性脑血管疾病,因其高发病率、高致残率和高死亡率,一直是医学界和社会关注的焦点。随着医疗技术的进步和康复理念的更新,脑卒中的治疗与护理不再局限于单纯的生命挽救,而是更加注重患者生活质量的提升与功能恢复。在此背景下,《脑卒中护理教学案例荟萃》应运而生,旨在为护理教育者、临床护士以及相关专业学生提供一本兼具理论深度与实践指导价值的参考书籍。

本书精心编纂,汇聚了国内外脑卒中护理领域的最新研究成果与丰富实践经验,通过一系列真实、典型的护理教学案例,生动展现了从急性救治到长期康复的全周期护理过程。每一个案例不仅详细记录了患者的病史、诊断、治疗过程,更重要的是深入剖析了护理决策的依据、实施步骤、遇到的挑战及应对策略,以及最终的护理成效与反思,为读者提供了宝贵的实战经验和深刻的启示。

本书的编写遵循以下几个核心理念。

理论与实践相结合:在阐述脑卒中护理的基本理论、病理生理机制及最新研究进展的基础上,通过案例分析将理论知识转化为实际操作技能,使读者能够学以致用,提升解决实际问题的能力。

以患者为中心:强调在护理过程中始终将患者的需求、感受与意愿放在首位,倡导个性化、人性化的护理服务模式,促进患者身心的全面康复。

跨学科合作:展示脑卒中护理中多学科团队(包括神经内科、神经外科、康复医学科、营养科、心理科等)协同作战的重要性,鼓励跨学科交流与合作,共同为提升患者预后贡献力量。

持续教育与自我提升:鼓励护理人员不断学习新知识、新技术,通过案例反思促进个人专业成长,同时也为护理教育提供了鲜活的教学素材,推动护理教育的创新发展。

《脑卒中护理教学案例荟萃》的问世,不仅是对当前脑卒中护理实践的一次系统梳理与总结,更是对未来护理教育与实践的一次前瞻与引领。我们相信,通过学习这本书,广大护理人员能够更加自信地面对脑卒中患者带来的护理挑战,为患者带来更加专业、高效、温馨的护理服务,共同推动脑卒中防治事业的发展,为人类健康事业做出更大的贡献。

在此,衷心感谢所有参与本书编写、审稿及提供案例支持的专家、学者和医护人员,是你们的辛勤付出与无私奉献让这本书得以面世。愿本书能够成为每一位护理工作者手中的宝贵工具,照亮患者康复之路,温暖人心,照亮未来。

冯荣暖

2024 年 6 月

前　言

在这个快速发展的医疗时代,我们作为护理人员,肩负着守护生命的神圣使命。神经系统的复杂与奥秘,不仅考验着医生的诊断智慧,也挑战着护理人员的专业技能与人文关怀。《脑卒中护理教学案例荟萃》的编纂,正是为了搭建一座桥梁,连接理论与实践,引领护理学子深入探索脑卒中疾病的护理奥秘,做到全面解析,精准护理。

案例教学法在护理教育中被认为是一种有效的教学手段,因为它能够提高学生的学习兴趣,培养学生的主动学习能力和批判性思维,有助于培养出具有扎实理论基础和卓越临床技能的护理人才。在日常护理教学中使用具体、典型的临床案例,通常包括患者的病史、临床表现、护理评估、诊断、计划、实施和评价等内容,通过分析和讨论这些案例,引导学生思考与循证,将理论知识与临床实践相结合,提高其临床判断和决策能力,培养其解决实际问题的能力。基于此,本书精选了15个真实案例,包括缺血性、出血性以及部分特殊的脑卒中类型,涵盖从患者急性期的紧急处理,康复期的整体护理,直至恢复期的长期管理,旨在展示在复杂的脑卒中患者护理过程中面临的挑战与解决方案。每一个案例都是我们护理同仁智慧与经验的结晶,它们不仅记录了护理实践的点点滴滴,也反映了护理学科的不断进步。

在此,特别感谢所有参与本书编写的专家和一线护理人员,是你们的无私奉献让本书得以成形。同时,我也要感谢那些勇敢面对疾病,给予我们护理人员无限勇气和灵感的患者们,是他们让我们明白护理的真谛在于治愈、照顾与陪伴。期待通过这本书,能够激发更多护理同仁对专业的热情,促进护理教育的创新,最终提升护理人员对神经系统疾病患者的护理质量。愿每一位读者都能从本书中获得启示与力量,在护理的道路上不忘初心,砥砺前行。

编者

2024 年 6 月

目 录

第一章　缺血性卒中护理教学案例

第一节　急性缺血性卒中患者的护理

一、案例内容

(一)基本信息

姓名:裴某某　性别:男性　年龄:57 岁　婚姻:已婚　籍贯:广东　职业:某国企高管　身高:180 cm　体重:85 kg

入院日期:2022-11-29

(二)护理评估(病史采集:2022-11-29 10:30)

1. 健康史

(1)代主诉　言语不利、反应迟钝、右侧肢体活动障碍 3 h。

(2)现病史　3 h 前患者家属呼叫患者起床时发现患者不能言语、反应迟钝,右侧肢体肌力弱,家属急呼 120 送至河南省人民医院急诊科,急查头颅磁共振示:①左侧额顶颞枕叶、基底节区急性梗死。②左侧基底节陈旧性出血灶。③脑 MRA 示脑动脉硬化:a. 左侧颈内动脉 C2 段狭窄;b. 左侧大脑中动脉 M1~2 段纤细;c. 左侧椎动脉 V4 段狭窄;d. 左侧大脑后动脉起始处显示不清,经综合评估 NIHSS 评分:21 分,与家属沟通后家属要求静脉溶栓治疗,遂于 08:10 给予 5 mg 阿替普酶缓慢静推,后给予 45 mg 阿替普酶 1 h 内持续微量泵入;09:00 患者症状明显减轻,再次评估 NIHSS 评分:9 分;09:10 溶栓结束,与家属沟通后要求行全脑血管造影术及必要时机械取栓术;遂按"急性脑血管病"收入脑血管科。

(3)日常生活型态

1)饮食　平日 3 餐/d,每餐主食 100 g 左右,以面食为主,早餐一般为粥和馒头,午餐、晚餐辅以青菜和肉蛋等,口味较重。每日饮水量约 1500 mL,以茶叶水为主。

2)睡眠/休息　平时睡眠规律,一般晚 11 ~ 12 点入睡,早 7 ~ 8 点起床,中午习惯午睡 1 h,睡眠质量尚可。发病以来,呈嗜睡状态,睡眠不可查。

3)排泄　平日大小便正常,小便 5 ~ 6 次/d,夜间排尿 1 ~ 2 次,小便色清,淡黄色,无泡沫,尿量 2000 ~ 2500 mL/d。大便 1 次/d,为成形软便,发病以来,小便正常,3 d 未大便。

4)自理及活动能力　平时日常生活完全可以自理,正常工作、活动。

(4)既往史　患"高血压"4 余年、"糖尿病"1 年,未规律服药。否认脑血管疾病病史,否认肝炎、结核、疟疾病史,预防接种史随当地进行,否认手术、外伤、输血、献血史,否认食物、药物过敏史。

(5)个人史

1)出生及生长情况　生于原籍,间断在深圳、广州、郑州往返,公务员,硕士研究生学历,无疫区、疫情、疫水接触史,无牧区、矿山、高氟区、低碘区居住史,无化学性物质、放射性物质、有毒物质接触史,无吸毒史,无冶游史。

2)婚育史　25 岁结婚,配偶体健,夫妻关系和睦。育有 1 男,体健。

3)过敏史　否认食物、药物过敏史。

4)嗜好　吸烟 30 年,约 20 支/d,饮酒 20 余年,偶尔过量饮酒。

(6)家族史　父母已故,死因不详;1 弟 1 姐,均体健。家族中无类似疾病发生,否认家族性遗传病史。

(7)心理状况

1)情绪状态　患者呈嗜睡状态,情绪状态不可查。

2)重大应激事件及应对情况　近期未遇到重大应激性事件。一直从事管理层面工作,因此思考问题全面,办事能力强。个性争强好胜,遇到困难或不顺心的事情易冲动、焦躁、易怒。

(8)社会状况

1)社会支持系统　家人和睦,妻子时刻陪护,给予精心的照护,经常给予安慰及关心。发病以来,家人对其病情非常关注,对患者给予足够的关心和照顾,此次入院,儿子和亲戚陪同前来,家里的事务已经全部安排妥当,患者可以安心治病。亲戚较多,关系好,平时相互帮忙,平日大多数时间是和家人度过的。

2)居住与工作环境　小区环境优美,购物方便,设施齐全。国企管理者,工作环境良好,竞争压力大,应酬多。

3)经济状况与付费方式　患者本人为某国企管理者,稳定收入,家庭经济状况不错,已纳入大病医疗保险体系。

2. 体格检查

（1）生命体征　T 36.3 ℃, P 72 次/min, R 18 次/min, BP 146/76 mmHg。

（2）一般检查　查体合作, 理解能力正常。皮肤黏膜正常; 全身浅表淋巴结无肿大; 头颅与五官检查均正常; 胸廓正常, 呼吸运动正常; 心脏听诊无异常; 颈动脉搏动正常。

（3）专科检查　嗜睡, 言语不能, 双侧瞳孔等大等圆, 直径 3.0 mm, 对光反射灵敏, 额纹对称, 口角无歪斜, 伸舌左偏。右侧上肢肌力 3 级、右侧下肢肌力 3 级, 右侧肢体肌张力高, 左侧上肢肌力 5 级、左侧下肢肌力 5 级, 肌张力未见异常。双侧肱二、三头肌肌腱反射正常, 双侧膝、跟腱反射正常, 右侧巴宾斯基征阳性。双侧浅感觉对称, 深感觉无异常, 共济运动无异常, 脑膜刺激征阴性。

3. 护理评估评分汇总　见表 1-1。

表 1-1　脑卒中护理评估评分汇总

量表名称	分值
国立卫生研究院卒中量表（NIHSS 评分）	12 分（中度卒中）
改良 Rankin 量表（mRS 评分）	4 分（中重度残疾）
Barthel 指数评定量表	40 分（重度依赖）
住院患者跌倒/坠床风险评估表	1 分（低危风险）
卡普里尼（Caprini）血栓风险因素评估表	8 分（极高危风险）
Braden 压疮评分量表	14 分（中度危险）
营养风险筛查（NRS 2002）	3 分（存在营养风险）

4. 辅助检查

（1）头颅磁共振 MRA: 左侧颈内动脉起始段闭塞, 见图 1-1。

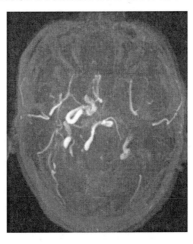

图 1-1　头颅磁共振 MRA

（2）胸部 16 排 CT：双肺炎症，双侧胸腔积液，见图 1-2。

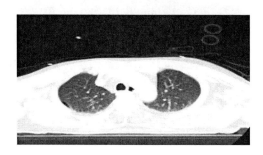

图 1-2　胸部 16 排 CT

（3）实验室检查及阳性结果

1）肝功能十一项　白蛋白 34.6 g/L，前白蛋白 116 mg/L，丙氨酸转氨酶 156.9 U/L，甘油三酯 2.2 mmol/L，总胆固醇 5.57 mmol/L。

2）脑利尿钠肽（BNP）6170 ng/L。

3）凝血四项+D-二聚体　纤维蛋白原 8.64 g/L，D-二聚体 1.61 μg/mL，PT（凝血酶原时间）活动度 62%。

（三）护理计划

详见表 1-2。

表 1-2　护理计划表

时间	护理诊断	诊断依据	目标	护理措施
2022-11-29 10:30	脑灌注量不足　与脑血管闭塞引起脑缺血有关	头颅 MRA：左侧颈内动脉起始部闭塞	患者不出现灌注异常	1.卧床休息，保持环境安静，减少探视。 2.严密观察意识、瞳孔、心率、呼吸、血压及肢体活动。 3.合理使用降压药物，遵医嘱个性化控制血压。 4.遵医嘱给予补液治疗，保证患者摄入量充足。
2022-11-29 20:30	清理呼吸道低效或无效　与咳嗽无力以及活动减少引起的分泌物痰滞有关	患者无自主咳痰能力	住院期间气道保持通畅，不发生窒息，消除肺部炎症，减少胸腔积液	1.给予持续低流量吸氧，观察呼吸频率及血氧饱和度。 2.使用雾化吸入及体位引流，促进痰液排出，定时听诊评估患者痰液情况。 3.口腔护理 q6h，保持口腔清洁。 4.鼓励患者下床活动，根据个体情况，逐渐增加活动。 5.督促患者进行呼吸锻炼，如腹式呼吸等。

续表1-2

时间	护理诊断	诊断依据	目标	护理措施
2022-11-29 23:00	躯体移动障碍　与运动神经元损伤所致运动功能降低有关	患者术后右侧肢体肌力为3级	患者能积极配合运动训练,躯体运动功能得到改善	1.评估四肢肌力,根据量表评分结果给予相应的协助,给予肢体良肢位摆放。 2.配合康复师对患者进行个性化康复训练;指导家属督促配合康复治疗。 3.加强巡视,主动询问患者需求,鼓励患者床上自主训练。

(四)护理记录

详见表1-3。

表1-3　护理记录表

日期	时间	护理记录
2022-11-29	10:30	患者中年男性,以言语不利、反应迟钝,右侧肢体活动障碍3 h为代主诉入院,急诊09:10静脉溶栓完毕。患者呈嗜睡状态,言语不清,右侧肢体肌力3级,左侧肢体肌力5级。 P:脑灌注量不足　与脑血管闭塞引起脑缺血有关。 I:①卧床休息,保持环境安静,减少探视;②严密观察意识、瞳孔、心率、呼吸、血压及肢体活动;③合理使用降压药物,遵医嘱个性化控制血压;④指导患者在病情允许情况下多饮水。 O:患者出现意识状态改变,肌力下降。
2022-11-29	10:30	P:清理呼吸道低效或无效　与咳嗽无力以及活动减少引起的分泌物瘀滞有关。 I:①给予持续面罩湿化吸氧,观察呼吸频率及血氧饱和度;②使用雾化吸入及体位引流,促进痰液排出,定时听诊评估患者痰液情况;③口腔护理q8h,保持口腔清洁。 O:患者呼吸平稳,血氧饱和度维持在96%~100%。
2022-11-29	14:00	患者呈嗜睡状态,右上肢肌力下降、1级,右下肢肌力3级,双眼向左侧凝视,立即行急诊"全脑血管造影术+左侧颈内动脉机械取栓术"。
2022-11-29	20:30	患者术后返回病房,呈嗜睡状态,双侧瞳孔等大等圆,对光反射灵敏,双眼转动自如,给予心电监护及氧气吸入,心电示波:窦性心律,律齐,面罩湿化吸氧5 L/min,术后带入留置导尿管通畅,固定好,引流尿液清晰呈淡黄色。右股动脉穿刺处无渗血,绷带加压包扎,沙袋压迫8 h,右下肢制动12 h,右足背动脉搏动好,皮肤温度正常。右侧肢体肌力上肢3级,下肢3级,左侧肢体肌力5级。患者血压169/89 mmHg,给予0.9%氯化钠溶液30 mL+尼卡地平20 mg以5 mL/h持续静脉泵入,严密观察患者血压变化。 P:脑血管灌注异常　与术后血管开通血流动力学改变有关。 I:①密切观察患者生命体征变化,严格控制血压,遵医嘱应用降压药物,根据血压情况调整用药;②观察穿刺点有无渗血,足背动脉搏动是否良好;③观察尿液颜色、性质和量。 O:患者术后未出现高灌注。

续表 1-3

日期	时间	护理记录
2022-12-02	10:00	患者肝功能:谷丙转氨酶 156.9 U/L,天冬氨酸转氨酶 54.3 U/L,总蛋白 57.5 g/L,白蛋白 34.6 g/L,前白蛋白 116 mg/L。 P:营养失调 低于机体需要量。 I:①给予营养支持与干预,制订膳食计划;②加强口腔护理,保持口腔湿润,清洁,以增进食欲;③遵医嘱给予静滴肠道外营养,如脂肪乳、氨基酸等。 O:患者相关营养指标上升。
2022-12-02	10:00	患者声音嘶哑,诉嗓子疼痛,痰不能自主咳出,肺部听诊右下肺湿啰音,胸部 CT 示双下肺胸腔积液。 P:清理呼吸道无效 与痰液多、不易咳出有关。 I:①雾化吸入 tid,辅以体位引流,机械排痰,必要时给予吸痰;②给予吞咽功能训练,指导患者进行口腔操及呼吸功能训练;③给予胸部物理治疗和机械振动排痰、体位引流等。 O:患者肺部感染较前好转,能够自主咳痰。
2022-12-08	11:00	患者复查肝肾功能、血常规,结果示:白蛋白 42.6 g/L,前白蛋白 150 mg/L。胸部 CT 提示较前好转。
2022-12-10	11:00	患者治愈出院。

（五）小结

静脉溶栓与机械取栓是临床上解决急性脑梗死的两大法宝。静脉溶栓就是通过静脉注射溶栓药物(国际推荐的是阿替普酶),以达到血管再通、恢复脑组织的正常血氧供应的目的,从而改善患者的神经功能缺损症状。这种用药的治疗时间窗为 4.5 h,是时间窗内的急性脑梗死患者第一选择的治疗方案。静脉溶栓再通率30%~40%,如果患者闭塞的血管未通、症状无明显缓解,需要立即启动血管内治疗即机械取栓开通闭塞的血管,这种静脉溶栓同时或继之血管内治疗的方法称为急性脑梗死桥接治疗,是急性脑梗死最优治疗方案。

二、案例使用说明

（一）教学目的与用途

1.适用课程 本案例适用于《外科护理学》课程中的急性缺血性脑卒中患者护理部分内容的学习,主要是为护理专业学生和护士开发,适合具有一定理论基础的护理专业学生和护士学习。

2.教学目的 本案例展示了急性缺血性脑卒中患者病情动态进展过程(图1-3)。案例中发现患者出现言语不利、右侧肢体活动障碍→及时送往急诊行静脉溶栓治疗→患者右侧肢体肌力好转→病情进展性加重→给予机械取栓治疗。上述病情逐渐好转,体现了准确评估病情、尽早干预、及时手术治疗的重要性。

通过学习本案例,学生能够按照教学目标完成以下案例实践的学习任务。

(1)了解脑卒中的分型及临床表现。

(2)了解缺血性脑卒中血管内介入治疗手术的适应证、禁忌证、手术过程。

(3)熟悉脑卒中患者的评估及脑卒中严重程度的评估。

(4)掌握缺血性卒中患者静脉溶栓的观察要点及相关并发症。

(5)掌握缺血性卒中患者机械取栓后的主要护理诊断、护理措施。

用途:用于护理专业学生及护士进行病房教学查房或疑难危重病例分析使用。

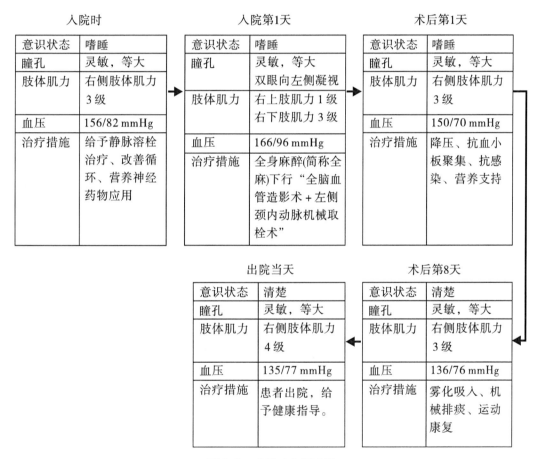

图1-3　病情动态进展图

(二)涉及知识点

将本案例涉及的知识点进行罗列,具体知识点项目详见下表1-4。

表1-4　本案例涉及相关知识点

序号	知识点	序号	知识点
1	静脉溶栓	5	营养支持
2	机械取栓术	6	肺部感染
3	NIHSS 量表	7	早期康复
4	FAST 评估	8	营养风险筛查（NRS 2002）

（三）启发思考题

1. 急性缺血性卒中患者入院后须评估的主要内容有哪些？

2. 静脉溶栓的患者须重点观察哪些内容？机械取栓围手术期的护理要点是什么？

3. 针对患者提出的护理诊断/问题，是否全面，有无不妥？

4. 根据患者现存的主要护理问题，如何设计有效的护理计划？

5. 根据案例患者面临的护理诊断/问题，须重点实施的护理措施有哪些？

6. 按照护理程序，对患者实施护理措施后，效果如何评价？

（四）分析思路

本案例以1例"言语不利、反应迟钝、右侧肢体活动障碍3 h"的男性患者的入院诊疗经过为背景，在责任护士对该患者已完成的护理评估及护理记录的基础上，引导学生分析静脉溶栓桥接机械取栓患者围手术期的护理要点和重点。

通过分析该患者的病史、临床症状、体征，按照《北美国际护理诊断定义与分类》，根据患者围手术期现存的护理问题，逐一列出患者现存护理诊断。针对每一个护理诊断，结合患者具体情况，制订有针对性、个体化的护理措施，实施护理措施后，按时评价护理措施的效果，若实施后效果不佳，应找出具体原因，并进行分析，不断调整新出现和动态变化的护理诊断，随之调整护理计划。并引导学生分析其护理程序是否全面，使其掌握急性缺血性脑卒中机械取栓患者围手术期的护理重点，提升学生准确提出护理诊断/护理问题及制订个体化、全面化的护理措施的能力。

案例详细分析及步骤如图1-4所示。

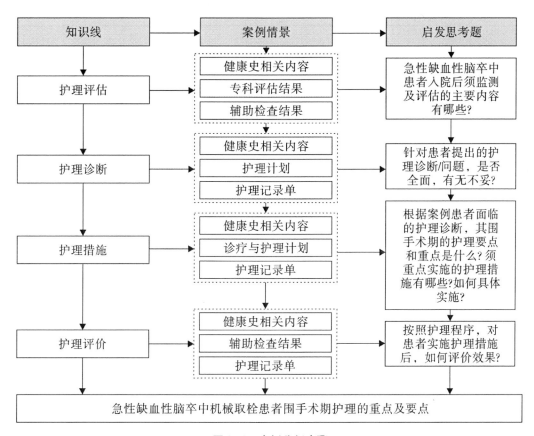

图1-4 案例分析步骤

(五)理论依据及分析

参照美国神经外科介入学会指南《急性大动脉闭塞患者机械取栓术后管理》《外科护理学》《神经病学》《脑血管病介入治疗学》《急诊介入护理学》等,给学生的案例学习提供理论支持。

1.急性缺血性脑卒中患者入院后须评估的内容及评估方法

(1)脑卒中的评估

1)脑卒中早期症状识别—FAST评估 "FAST"原则为脑卒中早期症状的快速识别,为尽早地救治大脑提供可能性。FAST评估量表是英国急救人员设计的脑卒中识别工具,主要包括脸、手臂、言语、时间4项内容,可对面瘫、非对称性上肢瘫痪、言语障碍3项体征进行快速评估,简单易行(表1-5)。研究显示FAST阳性患者发生急性脑卒中的风险是FAST阴性患者的5.444倍,证实FAST可作为判断急性脑卒中的重要指标。

表 1-5   FAST

内容	说明	异常
F 即 face(脸)	让患者微笑	出现一侧口角下垂
A 即 arm(手臂)	让患者举起双手	一侧肢体麻木无力下垂
S 即 speech(言语)	让患者重复说一句话	表达困难
T 即 time(时间)	明确记下发病时间	存在任何一项异常时,立即安排就诊

2)卒中严重程度评估—NIHSS 量表   对于脑卒中来讲,NIHSS 评分可表明不同病情程度患者的昏迷程度、神经功能缺损程度,相比于 FAST 评估更全面,更具体。

美国国立卫生研究院卒中量表(National Institute of Health stroke scale,NIHSS),是目前被普遍采纳、省时方便、可信有效、内容较全面的综合性脑卒中量表。NIHSS 评分是对卒中患者进行全面了解的客观性、有效性工具。通过评分,了解患者的卒中严重程度,有助于早期识别卒中症状,明确临床恶化风险,为治疗方法的选择提供依据,也能预测患者的预后。因此,对于脑卒中患者应当早期并多次进行 NIHSS 评分,时间点包括:卒中患者入院时,溶栓评估(溶栓前、溶栓后 2 h、溶栓后 24 h、溶栓后 7 d、溶栓后 90 d),取栓前/后,手术再通后以及卒中患者随访期间。对于 NIHSS 评分,多次评估的患者更应该关注分类得分的变化,而非总分的变化。

3)早期预警评分系统(national earlywarning score,NEWS)   NEWS 评分是一项预警评估病情变化的工具,用来识别具有潜在危险的患者,适用于急症患者的初步评估以及患者住院期间的连续监测(表 1-6)。NEWS 包括呼吸频率、血氧饱和度、体温、收缩压、脉搏及意识水平六项评分指标,每个指标 0~3 分,其中根据英国胸科协会成人急诊吸氧指南,当患者病情需要吸氧时,另计 2 分,对这些指标评分后将各项得分相加计算出总分,共计 20 分。其中体温为腋下温度;意识水平采用快速意识状态评分系统(awake-verbal response-painful response-unresponsive response,AVPU),即 A=清醒,V=有无语言应答,P=对疼痛刺激有无反应,U=无反应。NEWS 评分 0~4 分属低危,5~6 分或其中任一单项指标达 3 分属中危,≥7 分属高危,≥12 分属极高危;评分持续维持在高水平状态,提示病情进展加重的可能性大,患者预后差。

表 1-6   早期预警评分(NEWS)

生理指标	3分	2分	1分	0分	1分	2分	3分
呼吸(次/min)	≤8	—	9~11	12~20	—	21~24	≥25
血氧饱和度(%)	≤91	92~93	94~95	≥96	—	—	—
是否吸氧	—	是	—	否	—	—	—

续表 1-6

生理指标	3分	2分	1分	0分	1分	2分	3分
体温(℃)	≤35.0	—	35.1~36.0	36.1~38.0	38.1~39.0	≥39.1	—
收缩压(mmHg)	≤90	91~100	101~110	111~219	—	—	≥200
脉搏(次/min)	≤40	—	41~50	51~90	91~110	111~130	≥131
意识水平(AVPU)	—	—	—	A	—	—	V,P,U

2.缺血性卒中静脉溶栓后的患者须重点观察的内容

(1)出血的观察

1)颅内出血　患者如果出现突发性的神经功能恶化、意识水平下降、新发头痛、恶心和呕吐或者血压突然升高,疑为症状性颅内出血,应遵医嘱暂停给予阿替普酶(rt-PA)并行急诊头颅 CT 检查。当确诊为颅内出血时,应遵医嘱停止阿替普酶(或尿激酶)输注,遵医嘱抽血并关注患者全血细胞计数、凝血酶原时间/国际标准化比率、活化部分凝血活酶时间、纤维蛋白原水平、血型和交叉配血试验等回报结果。

2)外周出血　①常见的外周出血部位包括:泌尿系统出血、消化道出血、呼吸道出血、皮下出血、鼻出血、牙龈出血等(表 1-7)。②轻度外周出血通常表现为静脉导管部位渗血、瘀斑(尤其是在自动血压计袖带下)和牙龈出血;出现这些并发症时一般无须停止阿替普酶(或尿激酶)输注,通知医生再次进行评估。③严重的外周出血通常表现为消化道出血或泌尿系统出血,出现恶心、呕血和血尿等停止阿替普酶(或尿激酶)输注,立即通知医生再次进行评估。

表 1-7　常见出血部位及表现

出血部位	表现
口鼻腔	牙龈、舌体、鼻黏膜渗血或出血
皮肤	瘀点、瘀斑、皮下血肿、穿刺处渗血、血肿
呼吸道	咯血、痰中带血
消化道	呕吐咖啡色胃内容物、呕血、黑便

(2)过敏的观察

1)在阿替普酶使用后的几分钟至 3 h 内均应观察口舌部和喉头的血管性水肿反应。主要表现为唇部、舌体和喉头不对称性水肿,喉痉挛,水肿部位伴或不伴有瘀斑,水肿前患者可先主诉口干,进展为呼吸困难后,随着血氧饱和度下降出现喉部喘鸣音、气喘、气憋明显、刺激性咳嗽、窦性心动过速、恶心、面部潮红、口唇发绀、面色发青、呼吸微弱、呼之不应等症状。

2)应观察有无过敏性休克反应,主要表现为病情突然恶化、意识不清、烦躁不安、大汗淋漓、全身湿冷、脉搏细速、呼吸困难、胸闷、口唇及四肢末梢发绀、血氧饱和度下降和小便失禁;可突发呼吸、心搏骤停。

3)应观察有无过敏性皮疹、皮炎,多见于双上肢及腋下,也可见于胸腹部及双下肢,主要表现为大片红色风团样皮疹、荨麻疹。

4)应观察有无其他部位的血管性水肿,如腰骶部和胸骨后,主要表现为腰骶部胀痛不适,坐卧不安,可由背部向双下肢放射,臀部及双侧大腿根部胀痛、压痛明显,皮肤表面颜色温度正常,无凹陷性水肿。胸骨皮肤和软组织可出现泛蓝的变色和肿胀。

(3)血压监测　研究表明,正常的血压波动可以改善脑灌注,挽救缺血半暗带区脑组织。而在静脉溶栓前后,幅度较大的血压波动会使脑部血管血流动力学压力加剧,加重脑水肿,增加再灌注损伤的风险,也可能损伤脑动脉内皮细胞,进而诱发颅内出血。有研究指出,静脉溶栓前后的血压水平与患者神经功能转归、颅内出血等具有一定的关联。静脉溶栓后应定时监测患者血压,具体频次见表1-8。

表1-8　静脉溶栓血压监测频率

阶段	频次
静脉溶栓开始至结束后2 h	每15 min 1次
静脉溶栓结束后3~8 h	每30 min 1次
静脉溶栓结束后9~24 h	每60 min 1次

循证依据

近年来国内外指南针对急性缺血性卒中静脉溶栓患者血压目标值管理均给出了推荐意见。

《中国脑卒中防治指导规范》(2021年版)推荐溶栓治疗前需要将血压控制在收缩压<180 mmHg,舒张压<105 mmHg(Ⅰ类推荐,B级证据),卒中后低血压应积极寻找和处理病因,必要时可补液纠正低血容量。

《AHA/ASA急性缺血性卒中早期管理指南》(2019年版)推荐在溶栓前血压降为收缩压<185 mmHg,舒张压<110 mmHg(Ⅰ类推荐,B级证据)。

《英国NICE指南:大于16岁人群卒中和短暂性脑缺血发作的诊断和初期管理》(2019年版)推荐对拟行静脉溶栓的患者,血压应降至185/110 mmHg或更低。

《欧洲卒中组织ESO急性缺血性卒中和脑出血的血压管理》(2021年版)指出对于接受静脉溶栓患者,无论是否机械取栓,建议用药前血压控制在185/110 mmHg以下,用药后血压控制在180/105 mmHg以下,并在注射rt-PA后24 h内维持血压,不推荐使用特定的降压药(证据等级:非常低。推荐强度:弱)。

《急性缺血性脑卒中血管内治疗术后监护与管理中国专家共识》中指出:①早期术中收缩压的升高及术后收缩压水平的升高可能是不良预后的危险因素,接受血管内治疗的急性缺血性卒中患者应严密监测其围手术期血压,尤其是收缩压水平(Ⅱa类推荐,C级证据)。②静脉溶栓桥接血管内治疗的急性缺血性卒中患者术前至术后24 h内血压应<180/105 mmHg。术前未接受静脉溶栓的患者术后维持血压<180/105 mmHg可能是安全的(Ⅰ类推荐,B级证据)。③术后存在高灌注风险的患者应在充分评估血管再通情况及全身情况的基础上维持血压至较低水平,对于大部分患者收缩压降低至120~140 mmHg可能是比较合适的降压范围(Ⅱa类推荐,C级证据)。

3.针对患者提出护理诊断/问题

(1)入院时主要护理诊断/问题

1)有出血的风险　与静脉溶栓有关。

2)脑灌注异常　与血管闭塞有关。

3)躯体移动障碍　与运动神经元损伤所致运动功能降低有关。

(2)术后主要护理诊断/问题

1)脑组织灌注量改变:灌注量增加　与血管再通血流动力学改变有关。

2)营养失调:低于机体需要量　与吞咽功能下降及胃肠功能紊乱有关。

3)清理呼吸道无效　与吞咽功能障碍有关。

4)有下肢深静脉血栓的风险　与长期卧床、肌无力等导致的血流缓慢有关。

5)便秘　与长期卧床体位改变有关。

(3)出院当天主要护理诊断/问题

1)活动无耐力　与长期卧床、活动量减少有关。

2)有受伤的危险　与肢体功能障碍有关。

4.根据患者现存的主要护理问题,设计有效的护理计划(表1-9)　在患者住院期间,要不断重复评估→诊断→计划→实施→评价步骤的循环过程,引导学生思考在患者住院期间,责任护士根据制订出的护理诊断/问题,如何设计有效的护理计划?一份完整的护理计划单应包括哪些方面?

表1-9　护理计划单

时间	护理诊断	诊断依据(护理评估)	目标	护理措施	护理评价
2022-11-29 20:30	脑组织灌注量改变:灌注量增加与血管再通血流动力学改变有关	头颅磁共振、血压变化、意识状态	住院期间患者不发生脑高灌注综合征	1.严密监测患者血压、心率、瞳孔、意识状态等生命体征。重点做好血压监护,严格控制血压。2.绝对卧床,床头抬高30°,有助于液体回流。3.保持患者大便通畅,必要时给予清洁灌肠。	住院期间患者血压平稳,神志清,未出现烦躁症状

续表1-9

时间	护理诊断	诊断依据（护理评估）	目标	护理措施	护理评价
2022-11-29 20:30	有下肢深静脉血栓的风险 与长期卧床、肌无力等导致的血流缓慢有关	凝血六项结果显示纤维蛋白8.64 g/L、D-二聚体1.61 μg/mL，彩超结果	患者未发生下肢深静脉血栓，彩超结果正常	1.遵医嘱给予气压治疗，促进下肢血液循环。2.保护血管，避免在下肢和瘫痪肢体穿刺，观察肢体末梢血液循环，触摸足背动脉、皮肤温度，观察皮肤颜色及有无肿胀，感觉有无异常。3.抬高下肢20°～30°，高于心脏水平，给予下肢由远端向近端的按摩、下肢及股四头肌等长收缩锻炼，避免在膝下垫枕过高，过度曲髋。术后早期进行踝泵运动。4.药物预防：遵医嘱应用依诺肝素钠、华法林等药物，定期检查凝血酶原时间、凝血时间。	2022-12-08 彩超结果未见异常，凝血结果正常
2022-12-02 10:00	清理呼吸道低效 与咳嗽无力以及活动减少引起的分泌物淤滞有关	患者自主咳痰能力下降，胸部CT示双肺炎症	住院期间气道保持通畅，不发生窒息，消除肺部炎症，减少胸腔积液	1.给予持续低流量吸氧，观察呼吸频率及血氧饱和度。2.使用雾化吸入及体位引流，促进痰液排出，定时听诊评估患者痰液情况。3.口腔护理bid，保持口腔清洁。4.督促患者进行呼吸锻炼，如腹式呼吸等。	2022-12-08 患者复查胸部CT结果示胸腔积液、双肺炎症较前减少
2022-12-02 10:00	营养失调：低于机体需要量 与吞咽功能下降及胃肠功能紊乱有关	白蛋白、前白蛋白结果较正常值低	患者出院前营养指标上升	1.给予营养支持与干预，制订膳食计划。2.加强口腔护理，保持口腔湿润，清洁，以增进食欲。3.遵医嘱给予静脉滴注肠道外营养，如脂肪乳、氨基酸等。	2022-12-08 复查肝功能结果显示指标上升

5.需要重点实施的护理措施及具体实施方法

（1）肺部感染的预防及管理 预防肺部感染的有效措施：有效咳嗽、吸入疗法、胸部物理治疗（翻身叩背、机械排痰、体位引流）等。

1）深呼吸和有效咳嗽 适用于神志清醒，一般状况良好、能够配合的患者，有助于气道远端分泌物的排出。

2）吸入疗法 包括湿化和雾化吸入疗法，适用于痰液黏稠和排痰困难者。注意事项包括以下内容:①避免降低吸入氧浓度:尤其是超声雾化吸入,因吸入气湿度过高,吸入氧浓度降低,患者易感觉胸闷不适,可提高吸氧浓度。②避免过度湿化:湿化时间不宜过长,一般10~20 min为宜。③控制湿化温度,一般在35~37 ℃,温度过高会引起呼吸道灼伤,温度过低可诱发哮喘、寒战反应。④防止感染:按规定消毒吸入装置,加强口腔护理,避免交叉感染。

3)胸部物理治疗　包括翻身叩背、机械排痰、体位引流。①翻身扣背:主要为听诊肺部有无呼吸音异常及干、湿啰音,明确病变部位,宜用单层布保护背部皮肤,避免直接叩击,叩击时避开乳房、心脏、骨突部位等,叩击力量应适中,应在餐后2 h或餐前30 min完成,操作中密切观察患者反应。操作前可给予患者雾化吸入,稀释痰液,促进痰液排出。②机械排痰:操作前1 h停止进食或鼻饲,防止反流;排痰前15 min给予雾化,稀释痰液;听诊肺部情况,确定病变位置;如病情允许,取相应的引流体位,如病情不允许,摇低床头放平患者,取侧卧位,暴露患者背部;进行振动排痰时顺序由外向内、由下向上(由小气道到主气道),每个位置暂停数秒;每侧排痰时间10~15 min,或每个肺段3~5 min;一侧排痰结束后吸痰,之后再排另一侧;排痰结束后,休息30 min,再进行其他操作。③体位引流:利用重力作用,通过调整患者体位,使病变部位放在高位,引流支气管的开口方向朝下,使肺、支气管内分泌物排出体外,适应于肺脓肿、支气管扩张等有大量痰液排出不畅的患者。体位引流前应评估患者的一般情况及生命体征、中枢神经系统症状、相关检查、胸部疾病既往史、呼吸困难症状、痰液的量和性质、肺部体征等。

引导学生思考,该患者引起肺部感染的原因有哪些?预防肺部感染的措施有很多,是不是所有卒中患者都适用。

脑卒中患者常因意识障碍、吞咽困难、胃食管反流、误吸或由于机械通气、分泌物引流不畅等引发肺部感染,而由吞咽障碍引起的吸入性肺炎是导致脑卒中死亡的常见病因。脑卒中发生后,由于损伤和死亡细胞释放的内源性预警信号,可激活炎症级联反应、氧化应激,增加血脑屏障的通透性,进而促进白细胞渗透到大脑中,导致一些系统性改变,如肺部感染。脑卒中患者多因半身不遂导致长期卧床,气道内分泌物排泄不畅,淤滞坠积于肺底,致使细菌大量繁殖,形成卒中相关性肺炎。

机械排痰适用范围:协助术后、体弱患者增强排出呼吸系统痰液等分泌物的能力,改善瘀滞的肺部血液循环状况,预防、减少呼吸系统并发症的发生。机械排痰的禁忌证:有出血部位,气胸、胸壁疾病、肺部血栓、肺出血及咯血、心房颤动、心室颤动、急性心肌梗死、不能耐受振动的患者。

体位引流适用范围:身体虚弱、高度疲劳、慢性气道阻塞、急性呼吸道感染、急性肺脓肿、支气管扩张、囊性纤维化等患者。禁忌证:年迈及一般情况虚弱、无法耐受所需的体位、抗凝治疗、胸廓或脊柱骨折、近期大咯血、严重骨质疏松、急性心肌梗死、颅内压增高、严重高血压病、病情不稳定等患者。

（2）营养支持 ①监测并记录患者的进食量；②按医嘱使用促进胃肠蠕动的药物；③和营养师一起商量确定患者的营养需求，制订饮食计划；④根据患者的病因制订相应的护理措施；⑤动态评估患者消化功能，根据评估结果及时修改饮食计划（表1-10）。

表1-10 患者术后饮食计划表

	进餐时间	进餐种类	进食量	备注
术后1~2 d 半流质饮食	07:00	米汤/面汤/小米粥/鸡蛋羹/酸奶/豆腐脑	100 mL	依据患者胃肠道症状、食欲和精神状态调整进食量，如病情允许，患者无不适症状，鼓励增加进食总量。150 mL 大约相当于一次性纸杯1杯的量。
	09:30	水果	100 g	
	12:00	鸡蛋面汤或软烂面条	200 mL	
	15:00	水果	150 g	
	18:00	龙须面/蛋花汤/粥	150~200 mL	
	21:00	酸奶	150 mL	
第2天 软饭	07:00	稠粥/蒸蛋羹/小米粥/发面馒头/富含粗纤维蔬菜	150~200 mL	依据患者食欲和精神状态调整进食量，如无不适症状，鼓励增加进食总量。一个馒头大约100 g，一个拳头大小的苹果约200 g。
	09:30	面包吐司/水果	200 mL/100~200 g	
	12:00	鸡汤面/肉丝面/龙须面/小馄饨	200~250 mL	
	15:00	面包吐司/水果	200 g	
	18:00	嫩豆腐/软米饭/嫩叶菜/小馒头/小花卷	200~300 g	
	21:00	酸奶	200 mL	

引导学生思考脑卒中患者引起吞咽障碍的原因？入院时如何进行营养筛查及评估？如何判断患者是否需要营养支持，给予个性化指导？引导学生课前查阅相关指南。

脑卒中患者常常出现运动功能障碍、言语障碍、吞咽障碍、认知障碍、感觉障碍、情感障碍、意识障碍等情况，易引起患者进食困难、营养摄入不足和/或营养消耗增加（如发热等），从而引发脑卒中后营养不良或营养风险增加。脑卒中后营养不良显著增加脑卒中相关肺炎、消化道出血等并发症的风险，延长脑卒中患者住院时间，增加脑卒中后致残率和致死率，因此重视吞咽困难及营养的评估与处理对脑卒中患者的预后非常重要。新指南推荐尽早开始评估吞咽功能及给予营养支持（图1-5）。

第一步，营养风险筛查：评价患者营养状态和营养不良风险（表1-11）。

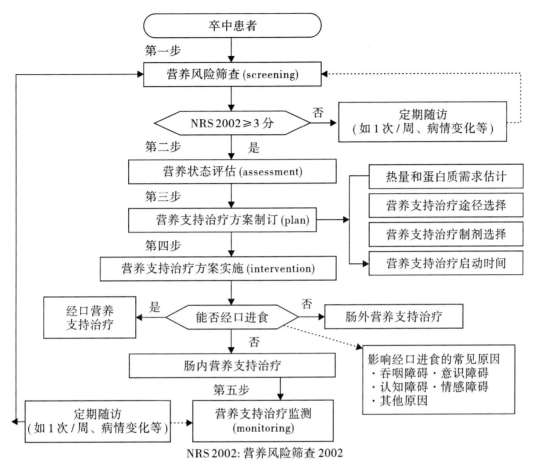

NRS 2002: 营养风险筛查 2002

图 1-5　SAPIM 模式下卒中营养管理标准临床路径 (五步法)

表 1-11　NRS 2002 营养风险筛查评估表

项目	0 分	1 分	2 分	3 分
营养状态受损程度	正常营养状态	3 个月内体重下降 5% 或食物摄入为正常需要量的 50%~75%	2 个月内体重丢失 5% 或前一周食物摄入为正常需要量的 25%~50%	1 个月内体重丢失 5% (3 个月内体重下降 15%) 或 BMI<18.5 或前一周食物摄入为正常需要量的 0~25%
疾病严重程度	—	营养需要量轻度增加：髋骨折、慢性疾病有并发症、COPD、血液透析、肝硬化、一般恶性肿瘤患者	营养需要量中度增加：腹部大手术、脑卒中、重度肺炎、血液恶性肿瘤	营养需要量重度增加：颅脑损伤、骨髓移植、APACHE 大于 10 分的 ICU 患者
年龄评分	—	≥70 岁	—	—
营养风险总评分=疾病有关评分+营养状态有关评分+年龄评分 总分≥3 分,提示患者存在营养风险,应立即开始营养支持;总分≤3 分,应每周用此法复查其营养风险。				

第二步,营养状态评估:对于营养不良或存在营养风险的卒中患者,进行进一步营养评价。所有的卒中患者均应在住院后24 h内接受营养状态、营养风险评价、吞咽障碍的筛查(饮水试验)。

第三步,营养支持治疗方案制定:根据营养风险评价和营养状态评估的结果,制订卒中后营养支持治疗干预策略。

依据营养评估的结果,对吞咽困难者在卒中早期(最初的7 d内)给予鼻胃管饮食,若预估患者将在持续较长时间(>2~3周)不能安全吞咽时,可放置经皮胃造口导管,对营养不良或有营养不良风险的患者,使用营养补充剂。

入院时营养状况良好且无吞咽障碍的急性卒中患者应采取常规饮食;存在营养不良或营养不良风险的卒中患者,须评估其吞咽功能。

能经口进食者,建议:①选择口服营养补充;②对严重吞咽困难且预计>7 d者,或需要机械通气并伴随意识水平下降的危重症患者,建议尽早开始(<72 h)肠内营养。其中:①急性经口摄入不足者适用于经鼻胃管喂养。②经口摄入不足,并伴有上消化道功能障碍者,或不耐受经鼻胃管(NGT)喂养或有反流和误吸高风险者适用于经鼻肠喂养。③预计肠内营养>28 d,且处于稳定临床阶段(14~28 d后)者;或机械通气>48 h者;或需要但不能耐受经NGT喂养者;预计>2~3周不能安全吞咽者适用于经皮内镜胃造瘘喂养。

第四步,营养支持治疗方案实施:对于确定营养支持治疗的患者,根据预定营养支持治疗方案,实施营养支持治疗。

饮食营养支持治疗:脑卒中患者的饮食营养治疗的目的是为全身提供营养支持,保护脑功能,促进神经细胞的修复和功能的恢复。对于能自主进食的患者,碳水化合物、蛋白质和脂肪三大营养物质的合理摄入能有效预防和纠正营养不良。推荐能量按每天30~40 kcal(1 kcal≈4.19 kJ)供给,其中碳水化合物以谷类为主,总能量>55%,种类应该多样化,粗细搭配。蛋白质每天摄入1.5~2.0 g/kg,其中动物蛋白质>20 g/d,以鱼类、家禽、瘦肉等含脂肪少且蛋白质高的为主,豆类每天>30 g。脂肪摄入应小于总热能的30%,其中胆固醇应<300 mg/d。含饱和脂肪酸高的肥肉、动物油脂,以及动物的内脏等应少吃或不吃。对于超重患者脂肪应小于总能量的20%,胆固醇<200 mg。

第五步,营养支持治疗监测:动态监测营养支持治疗的并发症和达标效果等,反馈指导营养支持治疗方案的调整。

6. 按照护理程序,对患者实施护理措施后的效果评价　根据本案例患者的护理计划,在实施相应的护理措施后,针对不同的观察指标,给予持续动态的评价护理效果及护理质量。引导学生针对主要的护理问题及护理措施,实施后做出相应的效果评价。

(1)患者入院后,右侧肢体肌力为1级,机械取栓术后患者右侧肢体肌力3级,出院时患者右侧肢体肌力4级,可自行下床活动。

(2)患者入院时,营养风险筛查3分,存在营养风险,前白蛋白116 mg/L,白蛋白

34.6 g/L,给予营养支持后患者营养指标上升。

(3)患者入院后发生病情变化,意识呈嗜睡状态,取栓术后第 1 天患者神志转清,出院时患者神志清。

(4)患者肺部感染减轻,术后 3 d 可自主咳痰,出院前胸部 CT 显示胸腔积液较前减少。

(六)背景信息

急性缺血性卒中(acute ischemic stroke,AIS)是一种常见的脑血管疾病,其发病急、病程进展快、致残致死率高,约占脑梗死的 85%,给患者带来严重危害,给社会造成巨大经济负担。颅内动脉较大血管闭塞容易诱发急性缺血性卒中,其病死率高达 53.92%,机械取栓是快捷、安全恢复血管再通的主要方法,可挽救缺血脑组织,改善患者病情。

本案例分析针对该 AIS 患者机械取栓的围手术期进行了详细的护理计划及护理措施呈现,将指南和教材的基本护理原则与患者个体化情况进行深化融合,为患者提供合理的个体化护理方案,突出针对该类患者护理重点,链接相关新业务、新技术,并指出未来研究方向,以便为专业研究生实践学习提供参考。

(七)关键要点

关于急性缺血性脑卒中患者的护理,明确其主要的护理诊断,设置行之有效的护理目标,采取有循证依据的护理措施,动态评价干预措施效果,不断进行完善和调整,是提高其生活质量的重要过程。在护理程序的实施过程中,主要围绕以下关键要点展开。

(1)急性缺血性脑卒中患者护理诊断的确定、分类、排序,将危及患者生命的护理诊断优先排序,并给予密切关注。

(2)针对急性缺血性脑卒中患者制订护理计划,要具备可操作性强、适用性强的特点,且符合患者目前的生理需求及远期康复锻炼计划。

(3)查找相关的书籍、文献、指南,整理出该类患者的有效护理措施,注重有证可循。

(4)实现对急性缺血性脑卒中患者护理效果的动态评价。

(5)家属对急性缺血性脑卒中的认识及掌握度,做好患者社会支持的把握,促进患者疾病康复的转归。

第二节　急性脑梗死合并重症肌无力患者的护理

一、案例内容

(一)基本信息

姓名:刘某　性别:男性　年龄:90岁　婚姻:已婚　籍贯:郑州　职业:退休人员
入院日期:2022-04-27

(二)护理评估(病史采集:2022-04-27 11:00)

1.健康史

(1)主诉　咀嚼无力、双眼睑下垂2年余,加重伴双下肢乏力半月余。

(2)现病史　2年前无明显诱因出现咀嚼无力,伴有舌僵,偶有吐字不清,当时未予重视及治疗,症状逐渐加重。逐渐出现双眼睑下垂,以左侧为著,无视物成双,有晨轻暮重现象,症状逐渐加重。于河南省人民医院眼科检查提示"青光眼"。为求进一步系统诊疗,前来河南省人民医院神经内科就诊,行肌电图检查提示"重症肌无力",因溴吡斯的明药物会引起眼压升高,给予激素治疗后病情好转,上述症状较前明显减轻,逐渐可正常进食,眼裂接近正常。自发病以来,神志清,精神可,饮食差,白天睡眠增多,夜晚入睡困难,近期体重无明显变化。

(3)日常生活型态

1)饮食　平日三餐饮食以低盐低脂糖尿病饮食为主,同时以高蛋白饮食为主,主食主要为普通粳米,烹调用油为玉米胚芽油。早餐一般为豆浆或胡辣汤,1个鸡蛋,1个包子和80 g青菜;午餐以杂粮饭为主,辅以青菜和瘦肉,口味清淡;晚餐主要是小米粥或大米粥,辅以青菜。患者每日摄入的盐量不超过2 g,蛋白质摄入量为0.58~0.82 g,主食主要由蛋白含量高和热量低的麦淀粉制成。每日饮水量约2500 mL,以白开水为主。发病以来,神志清,饮食欠佳,体重无明显变化。

2)睡眠/休息　患者平日活动以卧床为主。睡眠质量差,易惊醒。

3)排泄　平日大小便正常,小便6~7次/d,夜间排尿1~2次,小便清晰,淡黄色,无泡沫,尿量2100~2500 mL/d。大便1次/d,为成形软便。发病以来,神志清,大小便正常。

4)自理及活动能力　平时日常生活部分可以自理,主要由家属子女照顾。

(4)既往史

"高血压"病史50余年,血压最高170/110 mmHg,现口服"沙库巴曲缬沙坦100 mg

qd"控制血压,血压控制在 130～140/80～90 mmHg。"糖尿病"病史 1 年余,平素口服"利格列汀 5 mg qd"控制血糖,空腹血糖控制在 7mmol/L 左右。"冠心病"病史 30 余年,半个月前因"急性冠脉综合征植入支架 2 个",现口服"替格瑞洛 90 mg bid,阿托伐他汀片 20 mg qn"治疗。

(5)个人史

1)出生及生长情况 生于原籍,久居本地,大专学历,无疫区、疫水接触史,无特殊化学、放射性和有毒物质接触史,无冶游史。

2)婚育史 25 岁结婚,配偶体健,夫妻关系和睦。育有 3 子。

3)过敏史 否认食物、药物过敏史。

4)嗜好 无。

(6)家族史 父亲自然死亡,母亲因"脑梗死"死亡;有 1 哥 2 弟 2 妹,1 哥因病死亡(具体不详),1 弟因"意外"死亡,1 弟因"肠梗阻、心脏病"死亡,1 妹患有"脑梗死、高血压",1 妹患有"高血压";有 3 子,均患有"高血压"。否认家族性遗传疾病史。

(7)心理状况

1)家属情绪状态 患者神志清,主要照顾者是其子女,父子关系融洽,均为高学历退休人员,且均为中共党员,与医护配合良好,情绪稳定。

2)家属对患者所患疾病的认识 患者既往脑梗史,此次住院的主要目的是缓解患者双下肢无力以及咀嚼无力的症状,尽量减轻患者的不适症状。

3)应激事件及应对情况 患者平日情绪稳定,时常会安慰子女,表达自己一切很好的意愿。平日喜欢久居家中,待人和善。

(8)社会状况

1)社会支持系统 家人和睦,育有 3 子。发病以来,子女给予患者精心的照护。

2)居住与工作环境 与子女共同居住。

3)经济状况与付费方式 医保支付方式为省医保,经济条件良好。

2.体格检查

(1)生命体征 T 36.6 ℃,P 85 次/min,R 18 次/min,BP 125/73 mmHg。

(2)一般检查 躯干及四肢散在瘀斑,急性面容。全身浅表淋巴结肿大。头颅五官检查均正常。胸廓正常,呼吸运动正常。心脏听诊无异常。肝、脾触诊无异常。肾叩击及腹部检查无异常。颈部检查无异常。

(3)专科检查 患者神志清,言语流利,无失语,双侧瞳孔直径均为 3mm,对光反射均灵敏。克尼格征阴性,布鲁津斯基征阴性。脑神经检查:Ⅰ嗅神经,粗测正常;Ⅱ视神经,左侧粗测视力下降,右侧粗测视力正常。粗测视野正常。左上肢肌力 5 级,左下肢肌力 4 级;右上肢肌力 5 级,右下肢肌力 4 级。

3.入院护理评估评分 详见表 1-12。

表 1-12 入院护理评估评分

量表名称	分值
NIHSS 评分	10 分(中度卒中)
改良 Rankin 量表(mRS 评分)	4 分(中重度残疾)
住院患者跌倒/坠床风险评估表	8 分(高危风险)
Caprini 评估量表	7 分(高危风险)
Braden 压疮评分量表	14 分(轻度危险)
管道滑脱危险因素评估	8 分(中度风险)
营养风险筛查(NRS 2002)	3 分(有营养风险)
Barthel 指数评定量表	65 分(轻度依赖)

4. 辅助检查

(1)头颅 CT 平扫(16 排) 结果显示双侧基底节区、辐射冠区腔隙性脑梗死,见图 1-6。

(2)胸部平扫(16 排) 结果显示双肺慢性炎症,心包少许积液,较前稍减少,见图 1-7。

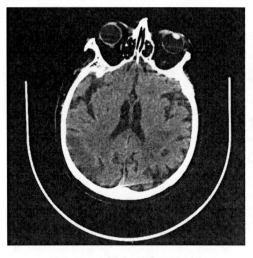 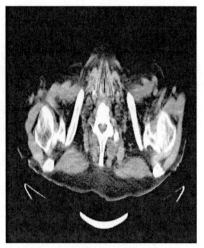

图 1-6 头颅 CT 平扫(16 排)   图 1-7 胸部平扫(16 排)

(3)彩超 结果显示左室大,主动脉瓣中度反流,双侧颈动脉斑块形成,见图 1-8。

(4)数字化摄影(DR) 结果显示全身多发骨摄取放射性增高灶,考虑前列腺癌多发骨转移,见图 1-9。

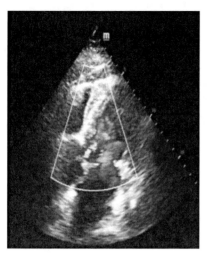

图 1-8　彩超

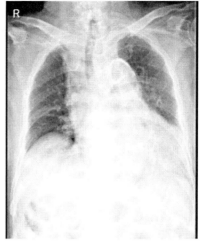

图 1-9　数字化摄影(DR)

（5）实验室检查及阳性结果

1）血常规　血红蛋白 35.20 g/L↓。

2）凝血四项+D-二聚体　D-二聚体测定 9.05 μg/mL↑。

3）肾功能+电解质　白蛋白 37.6 g/L↓。

4）心肌酶　肌钙蛋白Ⅰ 1.1 ng/mL↑。

5）脑利尿钠肽　前体 NT 脑利尿钠肽前体测定 11 000 ng/L↑。

6）总前列腺特异抗原（T-PSA）+游离前列腺特异抗原（F-PSA）　T-PSA 235.850 ng/mL↑,F-PSA 26.510 ng/mL↑。

（三）护理计划

具体内容详见表 1-13。

表 1-13　护理计划表

时间	护理诊断	诊断依据	目标	护理措施
2022-04-27 08:00	潜在并发症重症肌无力危象	患者长期口服溴吡斯的明片,偶有口腔分泌物增多的现象	预防重症肌无力危象发生,保证患者安全	1. q1h 观察患者有无呼吸困难、吞咽困难加重、口腔及气道分泌物增多等危象前症状。出现口唇、肢端发绀、呼吸频率减慢应立即报告医生,抬高床头,给予吸痰,保持呼吸道通畅,备好气管插管及呼吸机。 2. 避免危象其他诱因,如外伤、疲劳和过度紧张等,并采取相应措施避免再次感染。

续表 1—13

时间	护理诊断	诊断依据	目标	护理措施
2022—04—27 08:00	躯体活动障碍 与肢体无力有关	双上肢肢体肌力正常,双下肢肢体肌力4级	患者能完成床上的翻身等动作	1. 做好患者的健康教育,争取家人配合,消除患者的心理负担。 2. 患者生命体征稳定后,给予床旁康复。 3. 重点要防止坠床和跌倒,确保安全。 4. 患者呕吐时,头偏向一侧,及时清理口鼻腔分泌物,防止误吸。
2022—04—27 08:00	吞咽障碍 与咀嚼肌、喉肌无力有关	患者饮水偶有咳嗽的症状	患者可经口进食	1. 根据患者病情好转情况,给予患者早期吞咽锻炼指导。 2. 床旁备用负压引流装置。 3. 密切观察患者呼吸、心率、血压的变化,患者发生误吸时,给予及时抢救。
2022—04—27 08:00	清理呼吸道无效 与咳嗽无力有关	患者胸部CT显示:双肺炎症	预防误吸、窒息,保证患者安全	1. q2h给予患者翻身、叩背,辅助痰液排出。 2. 应用药物进行雾化。当痰液量较多时,给予吸痰,记录痰液的颜色、性质和量。 3. 给予呼吸肌训练,指导患者有效咳嗽;给予患者吞咽功能锻炼,进行摄食锻炼,提高吞咽肌群运动能力。
2022—04—27 08:00	营养失调:低于机体需要量	白蛋白37.6 g/L<40 g/L	患者住院期间营养均衡	1. 监测并记录患者的进食量。 2. 按医嘱使用能够增加患者食欲的药物。 3. 根据患者的病因制订相应的护理措施及饮食计划。 4. 鼓励适当活动以增加营养物质的代谢和作用,从而增加食欲。 5. 防止餐前发生不愉快或痛苦的事件;提供良好的就餐环境。 6. 制订全面的饮食营养计划。
2022—04—27 08:00	脑灌注不足 与脑组织缺血,脑梗死有关	影像学结果	患者生命体征平稳,血压维持在140~160/90 mmHg左右	1. 遵医嘱用药,观察药物作用及不良反应。 2. 责任护士定时巡视,监测患者神志瞳孔及生命体征的变化,q8h测量血压。 3. 保持病房环境适宜温湿度,定时开窗通风,避免患者出现大汗及腹泻等情况。
2022—04—27 08:00	有颅内出血的风险 与应用抗凝药物有关	患者全身散在青紫;血小板77×10^9/L	患者住院期间未出现颅内出血症状	1. 密切监测患者的瞳孔、意识及生命体征的变化,及时发现患者病情的变化。 2. 观察患者全身皮肤瘀斑情况有无改善。

续表 1-13

时间	护理诊断	诊断依据	目标	护理措施
2022-04-27 08:00	气体交换障碍　与频发呼吸暂停或肺部感染伴胸闷有关	患者频发睡眠呼吸暂停,易惊醒	患者胸闷及呼吸困难症状缓解	1.休息与体位　患者有明显胸闷时应卧床休息,以减轻心脏负荷,利于心功能恢复;对端坐呼吸者,可使用床上小桌,让患者扶桌休息,必要时双腿下垂。 2.给予心电监护及氧气吸入　纠正缺氧对保护心脏功能、减少缺氧性器官功能损害有重要的意义,并密切监测患者生命体征的变化。 3.心理护理　胸闷患者常因影响日常生活及睡眠而心情烦躁、痛苦、焦虑,给予适当的心理护理。
2022-04-27 08:00	活动无耐力　与心律失常导致心悸有关	患者喘息样呼吸,轻微活动后气喘,嘱患者绝对卧床休息	患者活动无耐力症状缓解	1.保证患者充分的休息与睡眠。 2.持续氧气吸入。 3.遵医嘱应用抗心律失常的药物。 4.协助患者适当变换体位,防止压疮. 5.根据患者活动耐力的情况制订个性化的锻炼计划。
2022-04-27 08:00	自理能力缺陷　与心功能差有关	根据日常活动能力量表评估	患者可自行如厕、吃饭等,从而满足基本生理需求	1.加强巡视,从生活上关心体贴患者,以理解宽容的态度主动与患者交往,了解生活所需,尽量满足患者的要求。 2.协助患者床上大小便、进餐等,满足日常生活所需为患者做好口腔、皮肤清洁护理,使患者身心舒畅,保持乐观情绪。 3.安慰患者不要急于活动,所有动作要慢而稳,循序渐进。

(四)护理记录

具体内容详见表 1-14。

表 1-14　护理记录单

日期	时间	护理记录
2022-04-27	11:00	患者老年男性,神志清,既往诊断重症肌无力 2 年余,患者 2 个月前冠脉造影术后出现双下肢无力,下床时搀扶下双下肢勉强可站立,但起步困难,不会迈步,双腿发沉,偶伴胸闷、饮水呛咳。 诊断:①急性脑梗死;②重症肌无力。 P:躯体活动障碍　与左侧肢体无力有关。 I:①评估患者的自理程度。协助患者洗漱、进食、如厕、沐浴和穿脱衣服等。 ②重点要防止坠床和跌倒,确保安全。 O:患者能适应运动障碍的状态,情绪稳定。

续表 1-14

日期	时间	护理记录
2022-04-28	15:00	查血常规:血小板 $77×10^9$/L,遵医嘱告病重,密切监测患者皮肤、黏膜等有无出血的症状。 P:有颅内出血的风险　与应用抗凝药物有关。 I:①密切监测患者的瞳孔、意识及生命体征的变化,及时发现患者病情的变化;②观察患者全身皮肤瘀斑情况有无改善。 O:患者未发生颅内出血的症状。
2022-04-28	15:00	血红蛋白 114.0 g/L,白蛋白 37.6 g/L,且患者全身轻度水肿。遵医嘱给予白蛋白 10 g qd 静脉滴注。 P:营养失调　低于机体需要量。 I:①监测并记录患者的进食量;②根据患者吞咽功能的情况,给予相应的饮食指导。 O:患者住院期间营养均衡,营养指标未再进一步下降。
2022-05-06	01:35	患者频发睡眠呼吸暂停伴胸闷症状,易惊醒。遵医嘱给予心电监护及氧气吸入 P:气体交换障碍　与频发呼吸暂停或肺部感染伴胸闷有关。 I:①休息与体位,患者有明显胸闷时应卧床休息,以减轻心脏负荷,利于心功能恢复;对端坐呼吸者,可使用床上小桌,让患者扶桌休息,必要时双腿下垂。②给予心电监护及氧气吸入,纠正缺氧对保护心脏功能、减少缺氧性器官功能损害有重要的意义,并密切监测患者生命体征的变化。③心理护理,胸闷患者常因影响日常生活及睡眠而心情烦躁、痛苦、焦虑,给予适当的心理护理。 O:患者胸闷症状缓解。
2022-05-06	9:00	患者突发左侧肢体无力,急查头颅 CT 显示:双侧枕叶低密度影,急性脑梗死可能 P:脑灌注不足　与脑组织缺血,脑梗死有关。 I:①保持病房环境适宜温湿度,定时开窗通风,避免患者出现大汗及腹泻等情况。②遵医嘱用药,观察药物作用及不良反应。监测患者生命体征的变化,q8 h 测量血压;患者病情稳定,血压持续≥140 mmHg/90 mmHg,可遵医嘱继续服用发病前的降压药物或启动降压治疗;若患者出现低血压应积极查找和处理原因,必要时可采用扩容升压措施。 O:患者生命体征平稳,血压维持在 140~160/90 mmHg 左右。
2022-05-11	9:00	患者好转出院。

(五)小结

重症肌无力(myasthenia gravis,MG)是一种神经-肌肉接头传递障碍的获得性自身免疫病,主要由于神经-肌肉接头突触后膜上乙酰胆碱受体受损引起。主要临床表现为骨骼肌极易疲劳,活动后症状加重,休息和应用胆碱酯酶抑制药治疗后明显减轻。MG 的年发病率为(8~20)/10 万。脑卒中是由脑血管原因引起的急性中枢神经系统局灶性损伤,以缺血性脑卒中为主。具有高患病率、高致残率、高复发率和高死亡率的特点,被视为全球重大公共卫生问题。

本案例分析针对该急性脑梗死合并重症肌无力病例对临床观察进行了总结,并进行了详细的护理计划及护理措施呈现,密切观察病情变化,做好患者的基础护理、专科护理和心理护理并重视预防各种并发症的发生,是该案例的护理重点,也是降低病死率、提高治愈率的重要措施。

二、案例使用说明

(一)教学目的与用途

1.适用课程 本案例适用于急性脑梗死合并重症肌无力患者护理部分内容的学习,适合具有一定理论基础的护理专业学生和护士学习。

2.教学目的 本案例展示了急性脑梗死合并重症肌无力患者病情变化的处理过程。案例中的患者于半个月前无明显诱因出现咀嚼无力,伴有舌僵,偶有吐字不清,当时未予重视及治疗,症状逐渐加重,住院期间并发急性脑梗死,给予积极的对症及对因治疗后,患者好转出院。患者肢体无力症状加重与突发急性脑梗死密切相关,体现了密切观察患者病情的变化并给予积极处理的重要性。

通过本案例学习,希望学生达到以下要求。

(1)了解脑梗死及重症肌无力的病因。

(2)了解脑梗死的治疗方法及护理常规。

(3)熟悉重症肌无力的类型、临床表现、辅助检查方法及处理措施。

(4)掌握急性脑梗死患者的病情观察要点,根据病情找出患者主要护理问题,制订相应的护理计划。

(5)掌握重症肌无力患者的观察及护理。

用途:用于护理专业学生和护士进行病房教学查房或疑难危重病例分析使用。

(二)涉及知识点

将本案例涉及到的知识点进行罗列,具体知识点项目详见下表1-15。

表1-15 本案例涉及相关知识点

序号	知识点	序号	知识点
1	肌力的分级	5	静脉血栓栓塞症(VTE)的预防及处理
2	重症肌无力的分型	6	肢体运动康复
3	吞咽障碍的机制	7	皮肤管理
4	重症肌无力危象	8	踝泵运动的方法

（三）启发思考题

1. 急性脑梗死合并重症肌无力患者须监测及评估的主要内容有哪些？

2. 入院后针对患者提出的护理诊断/问题,是否全面,有无不妥？

3. 根据患者现存的主要护理问题,如何设计有效的护理计划？

4. 根据本案例患者面临的护理诊断,须重点实施的护理措施有哪些？ 如何具体实施？

5. 按照护理程序,对患者实施护理措施后,效果如何评价？

（四）分析思路

本案例以1例老年男性,急性脑梗死合并重症肌无力患者的入院诊疗经过为背景,在责任护士对该患者已完成的护理评估及护理记录的基础上,引导学生分析以"咀嚼无力、双眼睑下垂2年余,加重伴双下肢乏力半月余"为主诉,住院期间再发急性脑梗死患者的护理重点内容。依据患者入院后病情变化及主要诊疗经历,按照北美护理协会推出的护理诊断手册,引导学生分析患者现存及潜在的护理诊断,并制订相应的护理计划;及时评价护理干预的效果,效果不好时,应找出具体原因进行分析,不断调整新出现和动态变化的护理诊断,随之调整护理计划。结合护理计划和护理记录,引导学生分析其是否全面,使其掌握重急性脑梗死合并重症肌无力整个护理程序的重点,提升准确发现护理诊断/问题,制订个体化、全面的护理措施,评价护理效果的能力。案例详细分析及步骤如图1-10所示。

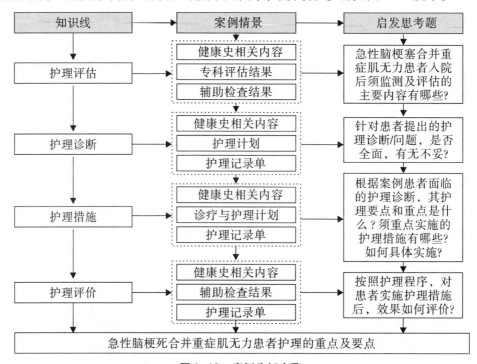

图1-10　案例分析步骤

(五)理论依据及分析

1. 急性脑梗死合并重症肌无力患者入院后须监测及评估的主要内容　此处可引导学生思考对于急性脑梗死合并重症肌无力患者除了健康史相关内容(主诉、现病史、既往史、日常生活形态、个人史、家族史、社会心理状况等)的评估外,入院后还应评估哪些内容? 了解患者入院后全面护理评估包含哪些常规的内容(如是否应该常规评估跌倒风险、自理能力及营养状况)? 从而引出该患者须重点监测和评估的内容(专科评估和神经功能监测),如肌力的分级、吞咽障碍的评估、重症肌无力分型等。

(1)肌力的分级

1)肌力(muscle strength)　是指肌肉收缩的力量。肌力评定是测定受试者在主动运动时肌肉和肌群产生的最大收缩力量,是评定神经、肌肉损害程度和范围的一种重要手段。根据抗引力或抗阻力的程度,临床上通常将肌力分为6级。具体内容如下。

0级:无肌肉收缩,无关节活动。

1级:有轻度肌肉收缩,无关节活动。

2级:有肌肉收缩,关节有活动,但不能对抗引力。

3级:可对抗引力,但不能对抗阻力。

4级:对抗中度阻力时,有完全关节运动幅度,但肌力较弱。

5级:肌力正常。

2)肌力检查　在特定体位下让患者做标准动作,通过触摸肌腹、观察肌肉对抗肢体自身重力以及由检查者用手法施加的阻力,观察患者完成动作的能力,从而评定患者的肌力。

3)适应证　神志清楚,可配合的患者。

4)禁忌证　关节及周围软组织急性损伤;骨折错位或未痊愈。

(2)吞咽障碍的评估　该患者因为咀嚼肌无力的问题,出现饮水呛咳以及吞咽障碍的问题。因此,为了评估患者的吞咽功能,责任护士该如何进行呢?

据文献报道我国每年37%~78%的急性脑卒中患者并发吞咽障碍,15%的重症肌无力重症患者表现为吞咽障碍,随着疾病的进展,超过50%的患者会受到影响。吞咽障碍是误吸发生的危险因素之一,可导致吸入性肺炎、肺部感染,甚至造成患者窒息、死亡的后果。因此,针对该患者,护理人员需要做好患者吞咽障碍的评估与筛查。评估的流程是依据《中国吞咽障碍评估与治疗专家共识》(2017年版),医护人员采用标准吞咽功能评估表(SSA)(表1-16)对其吞咽功能进行评估。具体内容如下。①密切检查患者的意识状态、言语反应等,观察其直立坐位与头部平衡情况;观察患者的呼吸方式、自主咳嗽、咽反射等是否存在异常情况。评分为8~23分。②若患者无异常情况,开展第2步,5 mL水吞咽试验,即患者采取直立坐位饮用5 mL水,观察其吞咽动作、口角流水以及声音改变等情况,重复进行3次试验。评分为5~11分。③若患者能够完成2次5 mL水吞咽试验,则开展第3步,60 mL水吞咽试验,即患者采取直立坐位全部饮用60 mL水,观察其咳嗽、喘息以及发音异常等情况。评分为5~12分。④分层SSA量表的分数区间为18~46分。Ⅰ级:SSA评分≤18分,患者吞咽功能正常;Ⅱ级:18分<SSA评分≤25分,患者存在轻度吞咽功能障碍;Ⅲ级:25分<SSA评分≤31分,患者存在中度吞咽功能障碍;Ⅳ级:SSA评分>31分,患者存在重度吞咽功能障碍。

表1-16 标准吞咽功能评估表(SSA)

意识水平(清醒=1,嗜睡但能唤醒=2,有反应但无睁眼和言语=3,对疼痛有反应=4)			
头与躯干的控制(能正常维持坐位平衡=1,能维持坐位平衡但不能持久=2,不能维持坐位平衡但能部分控制头部平衡=3,不能控制头部平衡=4)			
呼吸模式(正常=1,异常=2)			
唇的闭合(正常=1,异常=2)			
软腭运动(对称=1,不对称=2,减弱或缺乏=3)			
喉功能(正常=1,减弱=2,缺乏=3)			
咽反射(存在=1,缺乏=2)			
自主咳嗽(正常=1,减弱=2,缺乏=3)			
第一阶段:给予1汤匙水(5 mL)	第一次	第二次	第三次
水流出(无或1次=1,大于1次=2)			
有无效喉运动(有=1,无=2)			
重复吞咽(无或1次=1,1次以上=2)			
吞咽时咳嗽(无或1次=1,1次以上=2)			
吞咽时喘鸣(无=1,有=2)			
吞咽后喉的功能(正常=1,减弱或声音嘶哑=2,发音不能=3)			
第二阶段:如果第一阶段正常,那么给予吞咽60 mL烧杯中的水	第一次	第二次	第三次
能否完成?(能=1,不能=2)饮完需要的时间　秒			
吞咽中或后喉咳嗽(无=1,有=2)			
吞咽时或后喉喘鸣(无=1,有=2)			
吞咽后喉的功能(正常=1,减弱或声音嘶哑=2,发音不能=3)			
误吸是否存在(无=1,可能=2,有=3)			

（3）重症肌无力的分型　重症肌无力的分型依据美国重症肌无力基金会临床分型，旨在评估疾病严重程度，指导治疗及评估预后（表1-17）。

表1-17　MGFA临床分型

分型	临床表现
Ⅰ型	眼肌无力，可伴闭眼无力，其他肌群肌力正常
Ⅱ型	除眼肌外的其他肌群轻度无力，可伴眼肌无力
Ⅱa型	主要累及四肢肌和/或躯干肌，可有较轻的咽喉肌受累
Ⅱb型	主要累及咽喉肌和/或呼吸肌，可有轻度或相同的四肢肌和/或躯干肌受累
Ⅲ型	除眼肌外的其他肌群中度无力，可伴有任何程度的眼肌无力
Ⅲa型	主要累及四肢肌和/或躯干肌，可有较轻的咽喉肌受累
Ⅲb型	主要累及咽喉肌和/或呼吸肌，可有轻度或相同的四肢肌和/或躯干肌受累
Ⅳ型	除眼肌外的其他肌群重度无力，可伴有任何程度的眼肌无力
Ⅳa型	主要累及四肢肌和/或躯干肌受累，可有较轻的咽喉肌受累
Ⅳb型	主要累及咽喉肌和/或呼吸肌，可有轻度或相同的四肢肌和/或躯干肌受累
Ⅴ型	气管插管，伴或不伴机械通气（除外术后常规使用）；仅鼻饲而不进行气管插管的病例为Ⅳb型

注：MGFA，美国重症肌无力基金会。

2. 入院后针对患者提出护理诊断/问题

（1）入院时主要护理诊断/问题

1）潜在并发症　重症肌无力危象。

2）吞咽障碍　与咀嚼肌、喉肌无力有关。

3）清理呼吸道无效　与咳嗽无力有关。

4）营养失调：低于机体需要量　与饮食欠佳有关。

5）有颅内出血的风险　与应用抗凝药物有关。

6）活动无耐力　与心律失常导致心悸或心排血量减少有关。

7）自理能力缺陷　与心功能差有关。

8）潜在并发症　下肢深静脉血栓形成的风险。

（2）患者再发急性脑梗死后的主要护理诊断/问题

1）脑灌注不足　与脑组织缺血、脑梗死有关。

2）躯体活动障碍　与肢体无力有关。

3）气体交换障碍　与频发呼吸暂停或肺部感染伴胸闷有关。

（3）出院当天主要护理诊断/问题

1）知识缺乏　缺乏疾病相关知识。

2）焦虑/恐惧　与担心疾病预后有关。

3. 根据患者现存的主要护理问题，设计有效的护理计划　引导学生思考在患者住院期间，责任护士根据制订出的护理诊断/问题，如何设计有效的护理计划？一份完整的护理计划单应包括哪些方面？护理程序是护理计划单表格设计的核心，掌握护理程序是保证护理质量和提高护理水平的重要手段。在患者住院期间，要不断重复评估→诊断→计划→实施→评价步骤的循环过程，因此护理计划单的设计要包括护理评估、诊断、计划、实施后的效果评价几部分（详见下表1-18）。

表1-18　本案例患者护理计划表

时间	护理诊断	诊断依据（护理评估）	目标	护理措施	护理评价
2022-04-27 11：00	潜在并发症　重症肌无力危象	患者长期口服溴吡斯的明片，偶有口腔分泌物增多的现象	预防重症肌无力危象发生，保证患者安全	1. q1h 观察患者有无呼吸困难、吞咽困难加重、口腔及气道分泌物增多等危象前症状。出现口唇、肢端发绀、呼吸频率减慢应立即报告医生，抬高床头，给予吸痰，保持呼吸道通畅，备好气管插管及呼吸机。2. 避免危象其他诱因，如外伤、疲劳和过度紧张等，并采取相应措施避免再次感染。	2022-05-04 8：00 早查房，患者未发生重症肌无力危象
2022-04-27 11：00	吞咽障碍　与咀嚼肌、喉肌无力有关	患者饮水偶有咳嗽的症状	患者可经口进食	1. 根据患者病情好转情况，给予患者早期吞咽锻炼指导。2. 床旁备用负压引流装置。3. 密观察患者呼吸、心率、血压的变化，患者发生误吸时，给予及时的抢救。	2022-05-04 8：00 早查房，患者饮水呛咳症状较前缓解
2022-04-27 11：00	清理呼吸道无效　与咳嗽无力有关	患者胸部CT显示：双肺炎症	预防误吸、窒息，保证患者安全	1. q2h 给予患者翻身、叩背，辅助痰液排出。2. 应用药物进行雾化。当痰液量较多时，给予吸痰，记录痰液的颜色、性质和量。3. 给予呼吸肌训练，指导患者有效咳嗽；给予患者吞咽功能锻炼，进行摄食锻炼，提高吞咽肌群运动能力。	2022-05-04 8：00 早查房，患者未发生误吸症状

续表1-18

时间	护理诊断	诊断依据（护理评估）	目标	护理措施	护理评价
2022-04-28 15:00	脑灌注不足与脑组织缺血,脑梗塞有关	影像学结果显示	患者生命体征平稳,血压维持在140~160/90 mmHg左右	1.遵医嘱用药,观察药物作用及不良反应。 2.责任护士定时巡视,监测患者神志瞳孔及生命体征的变化,q8h测量血压。 3.保持病房环境适宜温湿度,定时开窗通风,避免患者出现大汗及腹泻等情况。	2022-05-05 8:00早查房,患者血压维持在130/80 mmHg

4.根据案例患者面临的护理诊断,须重点实施的护理措施　引导学生思考,对患者在住院期间存在的主要护理诊断应如何设置有效的护理措施,这部分内容为需要重点掌握部分。具体护理措施如下。

(1)躯体活动障碍

1)患者生命体征稳定后,给予床旁康复。重点要防止坠床和跌倒,确保安全。

2)饮食指导:给予高蛋白、高维生素且易消化的饮食,多吃瘦肉、豆制品、新鲜蔬菜、水果和含纤维素多的食物,供给足够的热量与水分,以刺激肠蠕动,减轻便秘和肠胀气。

3)生活护理、安全护理和康复护理。引导学生思考脑卒中早期康复开始的时机及康复训练的原则。脑卒中早期康复的开始时机和康复强度:2015年一项关于超早期康复的多中心系列研究统计结果表明,卒中发病后24 h开始进行运动康复是安全有效可行的,可以促进患者移动能力的恢复,进一步同标准卒中单元治疗的大样本、多中心研究正在实施中,其结果将为脑卒中早期康复的疗效提供进一步的循证学证据。康复训练强度应该以循序渐进的方式进行,研究者认为,在脑卒中康复开始阶段,卒中患者每天接受至少45 min的相关康复训练,能够提高患者的功能目标,在一定范围内,相对增加训练强度可提高训练效果,但要考虑患者的安全性。住院康复机构在患者能耐受的情况下,开展每天3 h、每周5 d的康复训练是可行的,包括物理治疗、作业疗法、言语训练以及必要的康复护理。

脑卒中早期良肢位摆放、体位转移和关节活动度训练:脑卒中急性期卧床患者的良肢位摆放、床上体位转移技术、关节活动度训练技术,是脑卒中康复护理的基础和早期康复介入的重要方面,早期良好的肢位摆放和适当的关节活动度训练,能够减少并发症、提高护理质量、加快卒中患者的康复速度。有充分的证据证明,卒中后长期卧床不活动会严重影响患者的神经肌肉功能、心血管功能、呼吸功能和免疫功能;卒中后制动相关的并发症如深静脉血栓、关节挛缩等亦明显增多;此外,长期不运动也会影响患者功能恢复潜力,特别是平衡功能的恢复,降低大脑的可塑性和功能重组。

康复训练遵循的原则:卧位和坐位都可;先近端,后远端,大关节到小关节;动作缓慢轻柔,每个动作 3~5 次;每次训练 10~20 min 为宜,每天 2~3 组。

(2)吞咽障碍

1)观察病情变化,了解吞咽困难的原因,实施对症护理,告诉患者注意事项,并做好解释工作,配合医生做出正确判断。

2)根据病情鼓励患者进流质或半流质食物,但应少食多餐,避免粗糙、过冷、过热和有刺激的食物。根据医嘱静脉补充营养。

3)心理上给予安慰,耐心地向患者讲明疾病发生、发展规律及康复过程,帮助患者了解病情,正确指导进食的方法及应配合的体位,消除患者恐惧心理,使患者积极地进食,配合治疗,以期改善吞咽困难的症状。

4)加强基础护理,给予口腔护理,每天 2 次。

引导学生思考吞咽障碍的患者容易出现误吸的风险,对于误吸的护理措施有哪些?评估患者是否存在误吸的危险。体位:无禁忌证者抬高床头,昏迷患者取头偏向一侧。尽量选用小管径鼻饲管,有胃管患者鼻饲前应评估胃管是否在位通畅,鼻饲时应控制鼻饲的量,缓慢输注。减少胃内容物的潴留,促进胃排空,及时清理口腔及呼吸道分泌物。

(3)有颅内出血的风险

1)密切监测患者的瞳孔,意识及生命体征的变化,及时发现患者病情的变化。

2)观察患者全身皮肤瘀斑情况有无改善。

引导学生思考患者 Caprini 评分:7 分(高危)。彩超:双侧小腿段肌间静脉血栓形成。患者经皮冠脉介入术(PCI)术后,且 D-二聚体 9.05 μg/mL,符合低分子肝素钙的适应证;但患者全身皮肤瘀斑,口腔黏膜出血,留置针穿刺处易出血,且 10 月 3 日血小板为 77×10^9/L,10 月 8 日血小板 18×10^9/L,患者血小板的降低的原因是什么? 该患者应如何预防 VTE?

低分子肝素钙的适应证:在外科手术中,用于静脉血栓形成中度或高度危险的情况,预防静脉血栓栓塞性疾病;治疗已形成的深静脉血栓;联合阿司匹林用于不稳定性心绞痛和非 Q 波性心肌梗死急性期的治疗;在血液透析中预防体外循环中的血凝块形成。

禁忌证:下列情况禁用本药。①对肝素及低分子肝素过敏。②严重的凝血障碍。③有低分子肝素或肝素诱导的血小板减少症史(以往有血小板计数明显下降)。④活动性消化道溃疡或有出血倾向的器官损伤。⑤急性感染性心内膜炎(心内膜炎),心脏瓣膜置换术所致的感染除外。

本品不推荐用于下列情况:①严重的肾功能损害。②出血性脑卒中。③难以控制的动脉高压。④与其他药物共用有疑问。

该患者属于老年患者,血小板低,因此应该慎用低分子量肝素钙。如果药物对于患者风险很高的话,那护理人员可以从以下方面进行预防 VTE。①踝泵运动基础上增加膝关节运动,直腿抬高,下肢屈伸等运动。②先被动运动促进关节功能改善,逐步过渡至主动运动。③每日管床医生、康复治疗师、责任护士根据患者病情一同制订合适的早期活动方案,并共同完成。

(4)潜在并发症　重症肌无力危象。

1)q1h 观察患者有无呼吸困难、吞咽困难加重、口腔及气道分泌物增多等危象前症状。出现口唇及肢端发绀、呼吸频率减慢应立即报告医生,抬高床头,给予吸痰,保持呼吸道通畅,备好气管插管及呼吸机。

2)避免危象的其他诱因,如外伤、疲劳和过度紧张等,并采取相应措施避免再次感染。

引导学生思考重症肌无力危象的分类及临床表现。

肌无力危象:新斯的明不足危象,常因感染、创伤、减量引起。呼吸肌麻痹、咳痰吞咽无力而危及生命。胆碱能危象—新斯的明过量危象,主要包括以下症状,①毒蕈碱样中毒:恶心、呕吐、腹泻、腹痛、瞳孔缩小、多汗、流涎、气管分泌物多、心率慢。②烟碱样中毒症状:肌肉震颤、痉挛、紧缩感。③中枢神经症状:焦虑、失眠、精神错乱、抽搐等。

反拗危象:难以区别危象性质而又不能用停药或加大药物剂量改善症状者,多在长期较大剂量治疗后发生。

5.按照护理程序,对患者实施护理措施后效果评价

(1)患者入院时,双上肢肢体肌力正常,双下肢肢体肌力 4 级,患者生命体征稳定后,给予床旁康复,出院时患者能完成床上的翻身等动作。

(2)患者入院时饮水偶有咳嗽的症状,进行吞咽康复训练以及饮食指导,出院时患者可经口进食。

(3)患者入院时全身散在青紫,血小板偏低,给予血小板输注,患者未出现口腔、黏膜、颅内出血等症状。

(4)患者长期口服溴吡斯的明片,入院时偶有口腔分泌物增多的现象,住院期间嘱咐患者遵医嘱用药,避免危象的其他诱因,如疲劳和过度紧张等,住院期间未出现重症肌无力的现象。

(六)背景信息

脑卒中是由脑血管原因引起的急性中枢神经系统局灶性损伤,以缺血性脑卒中为主。缺血性脑卒中又称为脑梗死,急性脑梗死的患者往往存在吞咽障碍以及肢体无力的症状。重症肌无力是由自身抗体介导的获得性神经-肌肉接头传递障碍的自身免疫病,主要死亡原因包括呼吸衰竭、肺部感染等。全身骨骼肌均可受累,表现为波动性无力和易疲劳性,症状呈"晨轻暮重",活动后加重、休息后可减轻。咀嚼肌受累可致咀嚼困难。咽喉肌受累可出现构音障碍、吞咽困难、鼻音、饮水呛咳及声音嘶哑等。颈肌受累可出现抬头困难或不能。肢体无力以近端为著,表现为抬臂、梳头、上楼梯困难,感觉正常。呼吸肌无力可致呼吸困难。发病早期可单独出现眼外肌、咽喉肌或肢体肌肉无力;脑神

经支配肌肉较脊神经支配肌肉更易受累。肌无力常从一组肌群开始,逐渐累及到其他肌群,直到全身肌无力。部分患者短期内病情可出现迅速进展,发生肌无力危象。

本案例分析针对该急性脑梗死合并重症肌无力病例进行相应的护理计划及护理措施呈现,为患者提供合理的个性化护理方案,为护理专业学生和护士实践学习提供参考。

(七)关键要点

关于急性脑梗死合并重症肌无力患者的护理,明确其主要的护理诊断,设置行之有效的护理目标,采取有循证依据的护理干预手段,动态进行护理评价干预效果,不断进行完善和调整,是提高其生活质量的重要过程。在护理程序的实施过程中,主要围绕以下5个关键要点展开。

(1)急性脑梗死合并重症肌无力护理诊断的确定、分类、排序,将危及患者生命的护理诊断优先排序,并给予密切关注。

(2)针对急性脑梗死合并重症肌无力患者制订护理计划,要具备可操作性强、适用性强的特点,且符合患者目前的生理需求及远期康复锻炼计划。

(3)查找相关的文献、指南,整理出该类患者的有效护理措施,注重有证可循。

(4)实现对急性脑梗死合并重症肌无力护理效果的动态评价。

(5)家属对急性脑梗死合并重症肌无力的认识及掌握度,做好患者的社会支持,促进患者疾病康复的转归。

第三节　大面积脑梗死合并肺部感染患者的护理

一、案例内容

(一)基本信息

姓名:乔某某　性别:男性　年龄:75 岁　婚姻:已婚　籍贯:郑州　职业:无　入院日期:2019-01-02

(二)护理评估(病史采集:2019-01-02 11:45)

1.健康史

(1)主诉　突发左侧肢体无力 5 h。

(2)现病史　患者 5 h 前于外院住院期间突发左侧肢体无力,无法站立及持物抬手,伴言语含糊、口角歪斜,无头痛、呕吐,无肢体抽搐等,当地医院急查头颅 CT 未见出血,发病约 3 h(上午 9:20)后给予溶栓治疗,症状无好转,为求进一步治疗,遂由 120 急诊转入河南省人民医院就诊。检查头颅 CT 提示:右侧大脑中动脉高致密征。完善术前检查,急诊于 2019-01-02 12:20—14:25 在全身麻醉下行"全脑血管造影术+右侧颈内动脉末端机械取栓术",手术顺利,术后麻醉未醒转入神经外科 ICU 病区。发病以来,患者留置胃管、尿管,未排大便,体重无明显变化。

(3)日常生活型态

1)饮食　平日三餐正常,以面食为主,早餐一般为粥和馒头,午餐主要以米饭为主,各时蔬炒菜、炒肉,口味较重,晚餐一般为粥和时蔬炒菜。每日饮水量 1500 ~ 2000 mL,以茶水为主。发病以来持续留置胃管,鼻饲饮食,体重无明显变化。

2)睡眠/休息　平时睡眠规律,一般晚 9 ~ 10 点入睡,早 6 ~ 7 点起床,午休 2 h。发病来睡眠较轻,容易醒。

3)排泄　平日大小便正常,小便 7 ~ 9 次/d,夜间排尿 3 ~ 4 次,小便色清,淡黄色,无泡沫,尿量 2000 ~ 2500 mL/d。大便 1 次/d,为成形软便。发病以来留置尿管,持续引流尿液,引流量为 100 ~ 200 mL/h,1 d 未大便。

4)自理及活动能力　平时日常生活完全可以自理,正常活动做家务,一般早起后会步行去菜市场买菜约 1 h,晚餐后散步 30 min ~ 1 h,承担家里全部家务,喜欢晨起锻炼身体。发病来左侧肢体偏瘫,需极大依赖别人/家属。

(4)既往史　"高血压"病史 25 年,规律口服降压药,血压控制可;"糖尿病"病史 20 年,规律口服降糖药物,血糖控制可;"心房颤动"病史 10 年,未服用药物治疗;否认脑血管疾病病史,否认肝炎、结核、疟疾病史,预防接种史随当地进行,否认手术、外伤、输血史,否认食物、药物过敏史。

(5)个人史

1)出生及生长情况　生于原籍,久居本地,小学学历,无疫区、疫情、疫水接触史,无牧区、矿山、高氟区、低碘区居住史,无化学性物质、放射性物质、毒性物质接触史,无吸毒史。

2)婚育史　已婚已育,育有 1 子 1 女,均体健,否认有相关家族性遗传病。

3)过敏史　否认食物、药物过敏史。

4)嗜好　饮酒 20 余年,平均 200 mL/d,未戒。

(6)家族史　父母已故;一兄已故。家族中无类似疾病发生,否认家族性遗传史。

(7)心理状况

1)家属情绪状态　患者左侧偏瘫,子女担心老人生命安全及以后生活是否可以自理,出现焦虑等不良情绪。

2)家属对患者所患疾病的认识　患者子女学历均为本科学历,对疾病有一定的了解,但是没有全面的认识,他们认为老人年龄较大,而且平时血压高,血糖高,这些基础疾病会影响老人身体恢复,比较担心预后及生活自理情况,希望医护人员给予更详细、具体的讲解和指导,并且表示会积极配合医生的治疗,挽救患者的生命,希望能够经常和医生进行沟通,时时刻刻了解患者的病情。

3)重大应激事件及应对情况　患者子女近期未遇到重大应激事件,应急处置能力较强。平日无特殊爱好,久居家中;患者子女平易近人,待人和善,经常帮助他人,心思细腻,较敏感。

(8)社会状况

1)社会支持系统　子女工作忙,未时刻在身边陪护,有保姆给予精心的照护,经常给予安慰及关心。发病以来,家人对其病情非常关注,对患者给予足够的关心和照顾,此次入院,子女均陪同前来,关系和睦,家里的事务已经全部安排妥当。

2)居住与工作环境　现为独居,家有保姆,小区环境优美,购物方便,设施齐全。

3)经济状况与付费方式　无工作,子女每月支付赡养费,经济状况可,为城镇居民基本医疗保险。

2.体格检查

(1)生命体征　T 36.5 ℃,P 85 次/min,R 20 次/min,BP 163/95 mmHg。

(2)一般检查　皮肤黏膜正常。全身浅表淋巴结无肿大。头颅五官检查均正常。胸廓正常,呼吸运动正常。心脏听诊无异常。肝触诊无异常,肾叩击无异常。腹部检查无异常。颈部检查无异常。

(3)专科检查　神志嗜睡,精神差,言语含糊,高级智能活动检查不能配合。双侧瞳孔等大等圆,直径约2.5mm,对光反射灵敏,双眼向右侧凝视,左侧鼻唇沟稍变浅,伸舌左偏。左侧肢体肌力0级,右侧肢体肌力5级,四肢肌张力正常。左侧巴宾斯基征阳性。

3.入院护理评估评分　详见表1-19。

表1-19　入院护理评估评分

量表名称	分值
NIHSS 评分	12 分(中度卒中)
改良 Rankin 量表(mRS 评分)	4 分(重度残疾)
Barthel 指数评定量表	0 分(重度依赖)
住院患者跌倒/坠床风险评估表	2 分(高危风险)
Caprini 评估量表	7 分(极高危风险)
Braden 压疮评分量表	10 分(高度危险)
营养风险筛查(NRS 2002)	3 分(有营养风险)
重症监护疼痛观察工具(CPOT)	2 分(轻度疼痛)

4.辅助检查

(1)头颅 CT　显示右侧额颞顶岛叶脑梗死可能,脑干、双侧基底节、放射冠腔隙性梗死可能(图1-11)。

（2）床旁胸片 显示双肺炎症并双肺下叶局部膨胀不全,双侧胸腔积液(图1-12)。

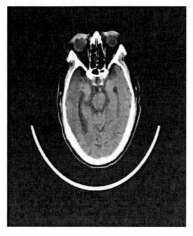
图1-11 头颅CT

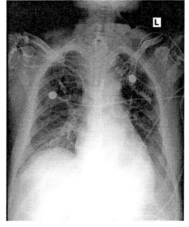
图1-12 床旁胸片

（3）实验室检查及阳性结果 检查项目包括血常规(静脉血)、肾功能五项、血脂六项、电解质四项、肝功能八项、尿常规、C反应蛋白定量测定(CRP)、降钙素原测定、呼吸道标本培养+药物敏感试验。CRP 12.96 mg/L,纤维蛋白原降解产物 9.39 μg/mL,D-二聚体测定 2.99 μg/mL,白蛋白 31.6 g/L,高密度脂蛋白胆固醇 0.66 mmol/L,肌酐 140 μmol/L。

（三）护理计划

具体内容详见表1-20。

表1-20 护理计划表

时间	护理诊断	诊断依据	目标	护理措施
2019-01-02 20:00	清理呼吸道无效 与意识障碍不能自行排痰有关	患者意识障碍,无自主呼吸、咳痰能力	住院期间患者气道保持通畅,不发生窒息	1. 给予肺部物理治疗,q2h 翻身拍背,定时雾化吸入,随时清除呼吸道分泌物、呕吐物,及时给予声门下吸引,每 4~6 h 监测气囊压力。 2. 口腔护理 q6h,保持口腔清洁。 3. 呼吸机冷凝水及时倾倒,积水杯置于管路最低处;呼吸机湿化罐加灭菌水;呼吸机管路每周更换,如有污染及时更换。 4. 吸痰时严格执行无菌操作。 5. 患者鼻饲期间抬高床头 30°~45°,减少搬动,定时查看是否有胃潴留,防止食物反流入气道。 6. 联合呼吸治疗师为患者进行机械排痰。

续表 1-20

时间	护理诊断	诊断依据	目标	护理措施
2019-01-02 20:00	躯体移动障碍 与脑血管病变引起肢体偏瘫有关	患者左侧肢体肌力0级	住院期间患者生活需要能够得到满足,患者能够独立进行躯体活动	1.每隔2h协助患者改变体位,观察皮肤是否有红斑或发白,对局部皮肤进行触诊,看有无组织发红或发胀的情况。 2.帮助患者做肢体的屈曲、伸展,每日上、下午各做1次,每次10 min,逐渐增加至30 min。 3.关节保持屈位、伸位交替放置,下垫软枕。平卧时四肢伸直顺位,使双足与身体垂直;侧卧时屈曲位,双足自由放置 4.双手按摩肌肉自上而下、反复按摩,每次15～30 min,每日3次,防止肌肉萎缩。 5.做任何护理操作时均应轻柔呼唤其姓名,提出配合要求,语言简单扼要,注意其意识有无好转,同时做好康复训练。
2019-01-02 20:00	潜在并发症 颅内出血	患者凝血功能差,血压高	患者无出血倾向	1.密切观察患者口腔黏膜等处有无出血。 2.密切观察患者大小便情况,注意有无内脏出血。 3.观察患者意识,有无恶心、呕吐、头痛等出血症状,如有异常及时通知医生。
2019-01-02 20:00	体温过高 与术后外科吸收热及肺部感染有关	患者肺部感染,CRP 12.96 mg/L,降钙素原0.22 ng/mL	住院期间患者体温正常或患者体温升高时采取有效措施降至正常	1.监测生命体征及皮肤等一般情况并记录。 2.若体温<38.5 ℃,则采用物理降温,即传统的物理降温,如温水擦拭、冰毯降温;若体温>38.5 ℃,遵医嘱给予复方氨基比林肌肉注射或吲哚美辛栓纳肛;若持续高热不退,适当加用肌肉松弛药物、冬眠药物治疗,并及时查明发热原因,给予对症处理,合理应用抗生素。降温后30 min再次测量体温,并记录。 3.鼻饲清淡、易消化、高热量饮食,以补充机体消耗的热量和水分。 4.肺部感染 观察痰的颜色、性状、量;遵医嘱留取新鲜痰标本进行培养和药物敏感试验,并根据药物敏感试验结果选择抗生素;床旁备有负压吸引装置,必要时吸痰;协助患者翻身、拍背,必要时遵医嘱雾化,湿化呼吸道,促进痰液排出。

续表1-20

时间	护理诊断	诊断依据	目标	护理措施
2019-01-02 20:00	营养失调:低于机体需要量	患者营养风险筛查评估得分3分,存在营养风险	住院期间患者体重不变或略增加	1.监测并记录患者的进食量。 2.按医嘱使用促进胃肠蠕动的药物。 3.和营养师一起商量确定患者的营养需求,制订饮食计划。 4.根据患者的病因采取相应的护理措施。 5.按时评估患者消化功能,回抽胃内潴留物,动态评估,根据评估结果及时修改饮食计划。 6.根据患者病情,及时启动幽门后喂养。
2019-01-02 20:00	有下肢静脉血栓的风险与长期卧床、肌无力等导致的血流缓慢有关	患者意识障碍,不能自主活动,自理能力评分为0分,评估等级为重度依赖	住院期间患者不发生下肢深静脉血栓	1.术后早期卧床进行踝泵运动,遵医嘱间断穿弹力袜和气压治疗,促进下肢血液循环。 2.在病情允许的情况下,应鼓励其尽早进行肢体的主动或被动活动。 3.保护血管,避免在下肢和瘫痪肢体穿刺,观察肢体末梢血液循环,触摸足背动脉、皮肤温度,观察皮肤颜色及有无肿胀,感觉有无异常。 4.尽早开始康复治疗。

(四)护理记录

具体内容详见表1-21。

表1-21　护理记录单

日期	时间	护理记录
2019-01-02	15:00	患者老年男性,5 h前突发左侧肢体无力。查头颅及肺部CT:①考虑右侧额颞顶岛叶脑梗死可能。②脑干、双侧基底节、放射冠腔隙性梗死可能。③双肺炎症并双肺下叶局部膨胀不全。④双侧胸腔积液。完善术前准备,于12:20—14:25在全身麻醉下行全脑血管造影术+右侧颈内动脉末端机械取栓术,术毕于15:00转入神经外科ICU。 诊断:①急性脑梗死。②肺部感染。 P:清理呼吸道无效　与意识障碍不能自行排痰有关。 I:①及时吸痰,清理口腔分泌物及囊上分泌物,q4h监测气囊压力;②湿化呼吸道;③q6h机械排痰;④体位引流。 O:患者呼吸平稳,听诊患者肺部呼吸音较前增强,血氧饱和度98%~100%。

续表1-21

日期	时间	护理记录
2019-01-02	15:30	测患者血压185/106 mmHg,遵医嘱给予降压药物应用。 P:有颅内出血的风险　与患者血压升高有关。 I:①密切观察患者的意识、瞳孔及生命体征变化;②密切观察口腔、黏膜有无出血;③遵医嘱正确使用降压药物,并观察药物的疗效;④遵医嘱及时行CT检查;⑤保持病房安静、无噪音,减少不良刺激,避免血压突然上升,如吸痰或做完物理治疗或翻身活动后,监测血压的变化,适当应用镇静镇痛药物,避免因疼痛不适导致的血压升高。 O:患者血压得到控制,降低至正常范围。
2019-01-02	22:00	测患者血糖18.9 mmol/L,遵医嘱给予胰岛素50 IU+0.9%氯化钠注射液50 mL持续以5 mL/L泵入,并q1h监测血糖,根据血糖结果及时调整泵速。 P:潜在并发症　酮症酸中毒。 I:①遵医嘱应用胰岛素,注射胰岛素的时间、剂量一定要准确,用药后要加测血糖,避免发生低血糖症状。②足部护理,老年患者皮肤抵抗力减低,一旦破损易发生感染,伤口愈合困难。③运动治疗,运动可以增强人体对胰岛素的敏感性,加强对葡萄糖的摄取和利用,要循序渐进,持之以恒,要定时定量。④鼻饲饮食清淡。 O:患者血糖降至10.9 mmol/L,并维持在11 mmol/L以内。
2019-01-03	13:00	患者烦躁,RASS评分:3分,遵医嘱给予酒石酸布托啡诺注射液16 mg+0.9%氯化钠注射液50 mL以3 mL/h泵入,给予盐酸右美托咪啶注射液200 μg+0.9%氯化钠注射液50 mL以3 mL/h泵入。 P:有跌倒坠床的风险　与患者烦躁不能配合有关。 I:①密切观察、分析患者躁动的原因,遵医嘱应用镇静镇痛药物,并观察药物效果。②加床栏以防坠床,必要时专人守护。③适当约束,约束带不可约束过紧及缠绕肢体,以免造成末梢血液回流障碍,以约束后能容纳一个手指为宜,不可过度约束,以免增加能量消耗,使颅内压进一步增高。④妥善固定、保护各种管道,防止管道扭曲、脱落、折叠。⑤消除造成患者躁动的诱因。 O:患者烦躁较前减轻,RASS评分1分。
2019-01-10	08:00	测患者腋温38.5 ℃,遵医嘱给予冰毯物理降温。 P:体温过高　与感染有关。 I:密切监测体温。①评估衣着或被褥与环境温度或计划进行的活动是否适宜。②体温<38.5 ℃,则采用物理降温,如温水擦浴、酒精擦浴、冰块、冰帽、冰毯;若体温>38.5 ℃,遵医嘱用药;降温30 min后复测体温并记录。③给予患者清淡、易消化、高热量饮食,以补充机体消耗的热量和水分。 O:患者体温得到控制,降温效果可。
2019-01-10	12:20	因病区需要行床旁气管镜检查并治疗。去枕平卧,经气管插管进入气管镜,发现导管尖端距隆突约2 cm,见气管内少量暗红色血迹,抽吸之后见气管通畅,黏膜充血,隆突锐利。进入左右主支气管发现各叶段支气管内少量白色黏稠分泌物,给予抽吸后见各叶段支气管管口通畅,黏膜光滑。留取标本送检。安全退出气管镜之后,见患者SpO_2 98%,生命体征平稳,患者无不良反应。

续表1-21

日期	时间	护理记录
2019-01-10	14:30	患者因病情需要,经主管医师向患者家属讲解气管切开的必要性及相应风险,家属签字同意后,由医师行经皮气管切开术。
2019-01-20	10:00	给予患者试脱机,气管切开处接文丘里管加温湿化吸氧,FiO_2 35%,血氧饱和度100%,生命体征平稳。
2019-01-23	14:00	患者SpO_2:80%,给予吸痰、翻身叩背、机械排痰后升至90%,遵医嘱给予俯卧位通气治疗。 P:气体交换受损与肺不张有关。 I:俯卧位通气。①注意保证患者安全,在改变体位前先观察患者的各项生理指标,选择最适当的翻身方法,确保有足够的护理人员,保护好患者。给予镇静,防止患者躁动导致受伤或导管脱出,转换体位前后给予吸纯氧2~5 min。②在实施俯卧位通气前护理人员要充分吸出患者气管内的痰液及分泌物,在俯卧位通气过程中可给予患者叩背护理,从而有利于痰液排出。③密切观察患者生命体征的变化:密切观察患者心率、呼吸、脉搏、血压、血氧饱和度等,定时监测动脉血气分析,根据血气分析结果对呼吸机参数进行调节。④保持各管路通畅:在实施俯卧位通气时会给护理工作带来很大困难,在俯卧位通气开始体位转换前要先夹闭各个管路,防止反流,转换体位后及时开放各管路,保持通畅,整个过程中要密切监测患者,防止因躁动等原因拔管 O:患者SpO_2升至100%。
2019-01-28	16:00	患者出院。

(五)小结

急性脑梗死属于临床上的危重症之一,具有病死率、致残率高以及预后差等特点,如果患者得不到及时的治疗,便可能造成患者死亡,随着我国人口老龄化进程的不断推进,老年性脑梗死疾病的发生率呈现逐年上升的趋势,严重危害患者的身心健康以及生活质量,也会增加患者的家庭负担以及社会压力。本案例分析针对该急性脑梗死病例对临床观察要点进行了总结,并进行了详细的护理计划及护理措施呈现,密切观察病情变化,做好呼吸道护理、高热护理、营养支持和早期康复治疗,以及俯卧位通气治疗来改善肺不张,并重视预防各种并发症的发生,是该案例的护理重点,也是降低病死率、提高治愈率的重要措施。

二、案例使用说明

(一)教学目的与用途

1. 适用课程　本案例适用于大面积脑梗死患者护理内容的学习,适合具有一定理论基础的护理专业学生和护士学习。

2.教学目的　本案例展示了大面积脑梗死患者病情动态进展过程(图1-13)。案例中患者于5 h前突发左侧肢体无力→溶栓后症状无好转→入院后立即行急诊手术,术后并发肺部感染、肺不张,及时行俯卧位通气治疗后有所改善。上述病情逐渐进展恶化的进程是患者肺部感染未得到有效控制、感染程度逐渐加深所致,体现了准确评估病情、尽早干预的重要性。

案例提供了患者脑梗死发生后立即手术,术后并发肺部感染的进展过程即患者入院后责任护士完整的护理评估、计划和实施的过程。

入院前5小时

意识状态	神志清
瞳孔	灵敏，等大
肢体肌力	左侧肢体肌力5级 右侧肢体肌力5级
治疗措施	不详

入院前3小时

意识状态	嗜睡
瞳孔	灵敏，等大
肢体肌力	左侧肢体肌力0级 右侧肢体肌力5级
治疗措施	溶栓治疗，症状无好转

入院时

意识状态	嗜睡
瞳孔	迟钝，等大
肢体肌力	左侧肢体肌力0级 右侧肢体肌力5级
治疗措施	全身麻醉下行"全脑血管造影术+右侧颈内动脉末端机械取栓",术后给予抗血小板、减轻脑水肿、抑酸、营养神经、抗感染、化痰、营养支持、补液、纠正电解质紊乱及对症支持治疗

出院当天(入院第27天)

意识状态	神志清
瞳孔	迟钝，等大
肢体肌力	左侧肢体肌力5级 右侧肢体肌力5级
治疗措施	患者出院，转康复医院继续康复治疗

术后第21天

意识状态	浅昏迷，GCS评分:7T
瞳孔	迟钝，等大
肢体肌力	左侧肢体肌力2级 右侧肢体肌力5级
治疗措施	给予俯卧位通气治疗,继续抗感染、镇静镇痛、营养支持、康复治疗

图1-13　病情的动态进展过程

通过本案例学习,希望学生达到以下要求。

(1)了解俯卧位通气治疗的适应证、禁忌证。

(2)了解大面积脑梗死常用的康复治疗方法。

(3)熟悉脑梗死的类型、临床表现、辅助检查方法及急救处理。

(4)熟悉俯卧位通气的优缺点。

（5）掌握大面积脑梗死患者的病情观察要点,根据病情找出患者主要护理问题,制订相应的护理计划。

（6）掌握大面积脑梗死患者实施俯卧位通气的护理配合流程及观察要点。

（7）掌握大面积脑梗死患者机械通气模式选择及参数设置。

（8）掌握大面积脑梗死患者目标温度管理的护理要点。

用途:用于护理专业学生和护士进行病房教学查房或疑难危重病例分析使用。

（二）涉及知识点

将本案例涉及的知识点进行罗列,具体知识点项目详见表1–22。

表1–22　本案例涉及相关知识点

序号	知识点	序号	知识点
1	重症监护疼痛观察工具(CPOT)	6	介入手术术后护理
2	脑电双频指数(BIS)	7	早期康复
3	呼吸机参数设置	8	肠内营养耐受性评估
4	呼吸机模式选择	9	下肢深静脉血栓的预防
5	俯卧位通气技术	10	目标温度管理

（三）启发思考题

1. 大面积脑梗死患者入院后须监测及评估的主要内容有哪些?

2. 入院后针对患者提出的护理诊断/问题,是否全面,有无不妥?

3. 根据患者现存的主要护理问题,如何设计有效的护理计划?

4. 根据案例患者面临的护理诊断,须重点实施的护理措施有哪些?如何具体实施?

5. 按照护理程序,对患者实施护理措施后,效果如何评价?

（四）分析思路

本案例以1例老年男性大面积脑梗死患者的入院诊疗经过为背景,在责任护士对该患者已完成的护理评估及护理记录的基础上,引导学生分析以“左侧肢体无力5 h”为主诉,诊断为大面积脑梗死患者的护理重点内容。依据患者入院后病情变化及主要诊疗经历,按照北美护理协会推出的护理诊断手册,引导学生分析患者现存及潜在的护理诊断,并制订相应的护理计划;及时评价护理干预的效果,效果不好时,应找出具体原因进行分析,不断调整新出现和动态变化的护理诊断,随之调整护理计划。结合护理计划和护理记录,引导学生分析其是否全面,使其掌握大面积脑梗死患者整个护理程序的重点,提升准确发现护理诊断/问题、制订个体化、全面的护理措施、评价护理效果的能力。案例详细分析及步骤如图1-14所示。

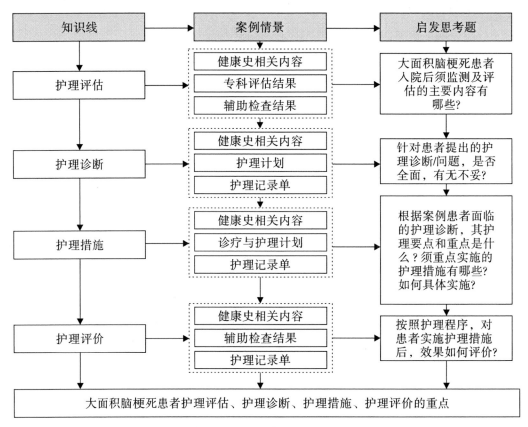

图1-14　案例详细分析及步骤

(五) 理论依据及分析

1. 大面积脑梗死患者入院后须监测及评估的主要内容　此处可引导学生思考对于大面积脑梗死患者除了健康史相关内容(主诉、现病史、既往史、日常生活形态、个人史、家族史、社会心理状况等)的评估外,入院后还应评估哪些内容?了解患者入院后全面护理评估包含哪些常规的内容(如是否应该常规评估跌倒风险、自理能力及营养状况)?是否应该常规进行专科评估(如是否应该常规评估意识状态、镇静镇痛、肌力及肌张力)?从而引出该患者重症监护期间须重点监测和评估的内容[如重症监护疼痛观察工具(critical care pain observation tool,CPOT)、脑电双频指数监测、多模态脑功能监测等]。

(1) 重症监护患者镇痛镇静评估　引导学生思考对于大面积脑梗死患者镇静和镇痛是否应作为治疗的重要组成部分?重症监护期间是否应常规进行镇静镇痛评估?《中国成人ICU镇痛和镇静治疗指南》中给出以下推荐意见。

1) 推荐镇痛、镇静作为ICU治疗的重要组成部分(BPS)。在ICU患者中,疼痛、失眠或睡眠被打扰现象普遍存在,50%以上者可能出现焦虑症状,70%以上者发生躁动,严重影响治疗效果。镇静和镇痛治疗可帮助患者减轻疼痛及躯体不适症状,改善睡眠状况,减轻或消除焦虑、躁动甚至谵妄,减轻各器官代谢负担,从而为器官功能的恢复赢得时间创造条件。

2)推荐实施镇静后要对镇静深度进行密切监测,宜连续评估镇静深度,以便于及时调整目标。常用的主观镇静评估工具是 RASS 和 SAS 评分。而脑电双频指数是计算机把复杂的脑电信号进行数字化处理,最后转化成数字,它能实时反映大脑皮质和皮层下的意识水平,并能迅速反映镇静水平的变化,可用于指导危重症患者的镇静实施。当 BIS≥85 时表示完全清醒状态,65~84 代表深度睡眠或镇静状态,40~64 代表麻醉或昏迷状态,BIS<40 可出现爆发性抑制,BIS=0 提示脑死亡状态。

3)推荐 ICU 患者应常规进行疼痛评估。相关文献表明,常规进行疼痛评估有助于缩短 ICU 住院时间、机械通气时间,并有利于进行恰当的镇痛治疗,减少镇痛药物的使用剂量。约70%的患者在重症监护期间经历过不同程度的疼痛,但由于昏迷、机械通气、镇静等无法通过语言主动表达自己的疼痛,重症监护疼痛观察工具(CPOT)是加拿大学者 Gelinas 等于 2006 年研究设计的,该量表包括 4 个条目:面部表情、动作、肌张力、对机械顺应性(气管插管者)或发声(拔管后的患者),每个条目根据患者的反应情况分别赋予 0~2 分,评估患者的疼痛程度时,将 4 个条目的得分相加,总分为 0~8 分,总分越高说明患者的疼痛程度越高(表 1-23)。

表 1-23 重症监护疼痛观察工具(CPOT)

疼痛为相关指标	描述	状态	评分
面部表情	未观察到肌肉紧张	自然、放松	0
	表现出皱眉、眉毛放低、眼眶紧绷和提肌收缩	紧张	1
	以上所有的面部变化加上眼睑轻度闭合	扮怪相	2
动作	不动(并不代表不存在疼痛)	无体动	0
	缓慢、谨慎的运动,触碰或抚摸疼痛部位,通过运动寻求关注	保护性体动	1
	拉拽管道,试图坐起来,运动肢体/猛烈摆动,不遵从指挥令,攻击工作人员,试图从床上爬出来	烦乱不安	2
肌张力(通过被动的弯曲和伸展来评估)	对被动的运动动作不作抵抗	放松	0
	对被动的运动动作抵抗	紧张和肌肉僵硬	1
	对被动的运动动作剧烈抵抗,无法将其完成	非常紧张或僵硬	2
对机械通气顺应性(气管插管患者)	无警报发生,舒适地接受机械通气	耐受呼吸机或机械通气	0
	警报自动停止	咳嗽但是耐受	1
	不同步:机械通气阻断,频繁报警	对抗呼吸机	2

续表 1-23

疼痛为相关指标	描述	状态	评分
或发声(拔管后的患者)	正常腔调讲话或不发声	正常腔调讲话或不发声	0
	叹息、呻吟	叹息、呻吟	1
	喊叫、啜泣	喊叫、啜泣	2

(2)多模态脑功能监测 多模态脑功能监测以超声为核心,同时联合颅内压监测、脑血流、脑氧监测等手段,为神经重症患者的个体化、精准化的治疗方案提供相关依据和参考,进而改善神经重症患者的临床转归。

1)脑血流监测 脑血流自动调节功能(cerebral autoregulation,CA)是指当血压在一定范围内波动时,机体通过调节脑小血管口径来维持脑血流量相对恒定的能力,是脑血管固有的功能,也是机体防止脑组织出现低灌注或过度灌注的主要方式。大面积脑梗死患者血管内介入治疗术后维持合适程度的脑血流和脑灌注,是保证皮层神经元以及脑干生命中枢功能完整与良好的前提。生理情况下,脑内阻力血管随血压波动反应性地收缩或舒张以保证脑血流量(cerebral blood flow,CBF)相对恒定,从而满足大脑代谢需求的过程称为脑血流自动调节,是维持 CBF 稳定的重要保护机制。如何评估患者的颅脑血流、纠正失衡,从而维持合理的脑灌注是保护神经重症患者脑功能的关键。目前适合于 ICU 床旁监测的脑血流手段主要包括两种:经颅多普勒超声(transcranial Doppler,TCD),可实时提供血流动力学信息及血流灌注情况。尤其是可提供脑血管反应性和脑血管自动调节功能的重要信息,辅助临床准确评估颅脑血流动力学,从而指导治疗和协助预后判断。

2)脑氧监测 大面积脑梗死发生后,脑血流的自动调节功能受损,极易发生脑组织缺血缺氧,是造成外伤后继发性脑损害的一个重要原因。准确有效地监测脑组织氧合情况,有助于早期发现和治疗脑缺血、缺氧,减轻继发性脑损害,改善患者的预后。目前临床常用的脑氧监测方法较多,可分为脑组织局部脑氧饱和度(regional cerebral oxygen saturation,rScO$_2$)监测、颈内静脉血氧饱和度(jugular bulb oxyhemoglobin saturation,SjO$_2$)监测和局部脑组织氧分压(partial pressure of brain tissue oxygen,PbtO$_2$)监测。

循证依据

《脑卒中病情监测中国多学科专家共识》(2021 版)中指出:作为致残率、致死率非常高的疾病,改善患者预后十分必要,脑卒中的预后不仅与原发性损伤相关,也与随时间推移发生的继发性损伤密切相关,病情的严密监测有助于患者在发生不可逆损伤前调整治疗方案,而利用各种监测脑代谢、灌注和氧合的工具提供的大脑结构、生理、生化和功能等方面信息来获得超前于临床观察的颅脑病情变化的多模态监测(MMM)是未来发展的趋势,综合评估各项参数可实现个性化治疗。

(1)PbtO$_2$ 为局部脑组织氧合水平指标,SjO$_2$ 为全脑氧合的指标,PbtO$_2$ 和 SjO$_2$ 可提供互补信息,较全面反映脑的氧供需关系。

(2)TCD可实时提供一定的颅脑结构和血流动力学信息,其动态变化可为卒中患者病情评估提供依据。

(3)TCD相关参数在发现大血管狭窄、血液内栓子信号、预测急性缺血性脑卒中再发风险、卒中后出血性转化以及预后判断方面具有一定价值。推荐有条件的单位对AIS患者采用经颅多普勒技术进行床旁脑血流监测。

2.根据患者病情变化动态评估并修改入院时护理诊断/问题

(1)入院时主要护理诊断/问题

1)清理呼吸道无效　与意识障碍不能自主排痰有关。

2)潜在并发症　颅内出血。

3)有跌倒坠床的风险　与患者烦躁不能配合有关。

4)潜在并发症　脑疝。

(2)术后3 d主要护理诊断/问题

1)清理呼吸道无效　与意识障碍不能自行排痰有关。

2)体温过高　与术后外科吸收热及肺部感染有关。

3)营养失调:低于机体需要量　与消化吸收障碍、分解代谢增强有关。

4)潜在并发症　脑疝。

5)潜在并发症　颅内感染。

6)躯体移动障碍　与肢体活动障碍、肌无力有关。

7)有下肢深静脉血栓的风险　与长期卧床、肌无力等导致的血流缓慢有关。

8)有皮肤完整性受损的危险　与长期卧床、营养失调有关。

9)便秘　与长期卧床胃肠蠕动差有关。

(3)出院当天主要护理诊断/问题

1)躯体移动障碍　与长期卧床、受伤后肢体功能障碍有关。

2)有皮肤完整性受损的危险　与长期卧床有关。

3.根据患者现存的主要护理问题,设计以下有效的护理计划

引导学生思考在患者住院期间,责任护士根据制订出的护理诊断/问题,如何设计有效的护理计划? 一份完整的护理计划单应包括哪些方面? 护理程序是护理计划单表格设计的核心,掌握护理程序是保证护理质量和提高护理水平的重要手段。在患者住院期间,要不断重复评估→诊断→计划→实施→评价步骤的循环过程,因此护理计划单的设计要包括护理评估、诊断、计划、实施后的效果评价几部分(表1-24)。

表1-24　本案例患者护理计划表

时间	护理诊断	诊断依据（护理评估）	目标	护理措施	护理评价
2019-01-02 20:00	清理呼吸道无效　与意识障碍不能自行排痰有关	患者意识障碍,无自主呼吸、咳痰能力	住院期间患者气道保持通畅、不发生窒息	1.使用雾化吸入或体位引流,并协助患者翻身拍背,及时清除呼吸道分泌物,及时给予声门下吸引,保持呼吸道通畅,吸痰时严格执行无菌操作。2.定期监测动脉血气分析,呼吸治疗师根据血气分析结果及时调整合适的呼吸机模式及呼吸机参数。3.与康复治疗师协作,制订康复计划,包括体位转换、呼吸肌锻炼等措施,有助于改善患者的呼吸肌力和肺功能,从而减少呼吸道排痰的困难。4.与呼吸治疗师合作,制订并执行适合患者状况的呼吸治疗方案,包括气道管理、俯卧位通气等,以维持呼吸功能的稳定。	患者住院期间气道通畅,未发生窒息
2019-01-02 20:00	营养失调:低于机体需要量　与消化吸收障碍、分解代谢增强有关	患者营养风险筛查评估得分3分,存在营养风险	住院期间患者体重不变或略增加	1.根据营养师的建议,为患者提供富含蛋白质、维生素、矿物质和其他营养素的饮食,以满足其机体高代谢的需要量。2.记录患者的饮食摄入量、液体摄入量以及排出量,以便及时调整营养补充方案。3.根据患者的情况选择合适的喂养方式,包括肠内营养和静脉营养支持,确保营养物质的充分吸收和利用。4.按医嘱使用促进胃肠蠕动药物。5.按时评估患者消化功能,回抽胃内潴留物,动态评估,根据评估结果及时修改饮食计划。6.定期监测患者的血清蛋白、血清电解质、血糖等营养相关指标,及时发现异常情况并采取相应措施。7.与康复治疗师密切合作,制订全面的康复计划,包括营养补充和康复训练,促进患者的身体功能恢复和营养状况改善。	患者住院期间体重未下降

续表1-24

时间	护理诊断	诊断依据（护理评估）	目标	护理措施	护理评价
2019-01-02 20:00	有下肢深静脉血栓的风险　与长期卧床、肌无力等导致的血流缓慢有关	患者意识障碍,不能自主活动,自理能力评分为:0分,评估等级为:重度依赖	住院期间患者不发生下肢深静脉血栓	1.病情稳定尽早进行肢体的主动或被动活动,如踝泵运动,遵医嘱间断穿弹力袜和气压治疗,促进下肢血液循环。 2.保护血管,避免在下肢和瘫痪肢体穿刺。 3.观察肢体末梢血液循环,触摸足背动脉、皮肤温度,观察皮肤颜色及有无肿胀,感觉有无异常,及时发现并处理下肢静脉血栓的征兆。 4.配合康复治疗师,为患者实施针灸治疗、电刺激等,促进血液循环和缓解肌肉紧张,降低下肢静脉血栓形成的风险。	2019-01-28 16:00 出院时查床旁彩超,结果显示双下肢未出现下肢深静脉血栓

4.针对护理重点制订有效的护理措施　引导学生思考,对患者在住院期间存在的主要护理诊断应如何设置有效的护理措施,这部分内容为需要重点掌握部分。具体护理措施如下。

（1）呼吸道管理

1）保持患者呼吸道通畅,随时清除呼吸道分泌物、呕吐物,及时给予声门下吸引,每4~6 h监测气囊压力。遵医嘱给予患者吸痰时采取半卧位,严格遵守无菌操作原则。由于半卧位吸痰时的气囊压力明显降低,对气管壁表面压力相对较小,呈相对均匀分布,对气管黏膜的损伤小。研究表明相比仰卧位,半卧位能够降低医院获得性肺炎发生的风险,尤其是需要肠内营养的患者,它是一种低成本且容易实施来降低医院获得性肺炎的患病率/风险有效措施。此外,吸痰采用密闭式吸痰法,负压调节至120 mmHg。

2）及时翻身、叩背（q2h）,促进排痰,给予肺部物理治疗。

3）加强雾化吸入、化痰等治疗,遵医嘱给予定时雾化吸入。

4）呼吸机冷凝水及时倾倒,积水杯置于管路最低处;呼吸机湿化罐及时加入灭菌水;呼吸机管路每周更换,如有污染及时更换。

5）患者鼻饲期间抬高床头,减少搬动,定时查看是否有胃潴留,防止食物反流入气道。定时监测血气分析,及时监测患者的二氧化碳分压及氧分压,及时发现异常,并遵医嘱进行处理。

引导学生思考,患者住院期间如何选择呼吸机模式,怎样调整呼吸机参数,熟悉并掌握呼吸机的使用技巧。

呼吸机参数设置范围:呼吸频率一般为 12 ~ 20 次/min;潮气量的设定因人而异,范围 6 ~ 10 mL/kg,多设为低潮气量(6 ~ 8 mL/kg),然后根据临床及血气结果作适当调整;吸呼比 = 吸气时间(Ti)/呼气时间(Te),一般选择 1.0:(1.5 ~ 2.5),存在阻塞性通气功能障碍者,建议选择 1:(2 ~ 3),存在限制性通气功能障碍,选择 1.0:(1.0 ~ 1.5),必要时,可应用反比通气(1 ~ 4):1。

呼吸机模式选择:分为定压型呼吸和定容型呼吸两种模式,学生可自主查阅文献资料,必要时,进一步熟悉掌握呼吸机模式。两种呼吸模式的优缺点见表 1-25。

表 1-25 定压型呼吸模式与定容型呼吸模式优缺点比较

呼吸模式	优点	缺点
定压型呼吸模式	人机协调性好,流速波更利于气体在肺内交换,便于限制过高的肺泡压和预防呼吸机相关肺损伤	不能保证恒定的潮气量
定容型呼吸模式	能保证恒定的潮气量	不易安全控制肺泡压和预防呼吸机相关肺损伤

引导学生思考对于严重 ARDS 及难治性低氧血症患者的呼吸道管理,引入俯卧位通气技术相关知识。启发学生思考俯卧位通气治疗期间的护理要点。

1)人工气道护理 机械通气患者在置管期间吞咽功能受限,尤其是经口气管插管患者口腔分泌物增多,增多的分泌物及胃肠反流物等在气囊上方周围积聚。因此,建立人工气道时,选择带声门下吸引的气管导管,采用间断式吸引,按序将口腔分泌物、囊上分泌物、导管内分泌物进行清理,以防止吸痰时导管移位而造成声门下分泌物穿过气囊与气管间隙发生渗漏。为防止导管移位漏气,使用气囊测压表测量气囊压力,保持在 25 ~ 30 cmH$_2$O,每间隔 6 ~ 8 h 重新手动测量 1 次。为保障管道固定妥善,根据患者皮肤状况,选择使用丝绸胶布进行十字或 3M 胶布工字形固定导管,粘贴方向要正确,应与面部朗格线平行,以避免去除胶布时因方向不当,导致面部皮肤撕脱伤的发生,同时使用棉布系带再次固定导管,松紧以容 1 指为宜。俯卧位通气过程中无法抬高床头,存在呼吸机导管中冷凝水进入患者气道的风险,使用可反复利用的扎带固定呼吸机回路,将床单元整体抬高,使呼吸机回路的位置低于人工气道,以防止冷凝水倒流进入气道产生误吸,降低呼吸机相关性肺炎(VAP)发生的风险。在俯卧位时进行体位引流,同时对于没有禁忌证的患者采用多频振动排痰治疗,其通过空气震荡在患者体表形成周期变化的治疗力,垂直方向产生叩击力,能松动气道黏膜表面的黏液,而水平方向所产生的治疗力能帮助黏液排至主气道,有利于将黏液吸出。同时根据患者痰液黏稠度,加强湿化、温化。使用密闭式吸痰管,降低医院感染风险。对于口鼻腔分泌物多的患者及时清理;同时采用改良式 BECK 口腔评估量表,根据不同患者情况制定个体化口腔护理方式,对降低 VAP 发生率效果明显。每小时观察气管导管是否通畅,有无打折弯曲,使用 U 形枕时,确保气管导管位于其开口处。

2)镇静、镇痛护理　指南推荐,为保证俯卧位通气的有效性,应予充分的镇痛镇静。初次使用镇静药物后半小时评估,直至达到躁动-镇静评分(RASS)目标(-3～4分),之后每班评估1次,如镇静效果不理想,可使用肌肉松弛药物,但镇静及肌肉松弛药物可导致患者咳嗽反射减弱,痰液引流不畅,镇静程度过深,潮气量下降,每分钟通气量下降,从而使患者带机时间延长,VAP 风险加大,住院时间延长。因此在镇静镇痛过程中应确保呼吸机运行正常,加强痰液引流,动态进行镇静镇痛评估,以达到最优效果。

3)皮肤护理　俯卧位时患者面部、胸部、腹部骨突处均易发生压力性损伤;此外,患者面部持续处于下垂部位,易出现水肿,而唾液的浸渍、胶布更换,使得医用黏胶相关性皮肤损伤风险增加。因此,在进行俯卧位前,需要预先对患者皮肤状况进行评估,对于老年、水肿、皮肤细腻的患者,进行胶布固定面部前预先使用 3M 液体敷料对皮肤形成保护屏障,降低张力性水疱和皮肤张力性损伤的发生率。骨突处受压部位可预先使用减压敷料,同时使用软枕及 U 形枕,悬空耳部、下颌、双膝,女性患者应关注双乳皮肤,男性患者应关注阴囊处皮肤。针对引流管采用纱布或棉垫包裹减压,针对动脉穿刺针采用纱布包裹减压,血滤置管采用泡沫敷料减压。因患者蛋白水平、脂肪蓄积水平、血糖水平等不同,应有针对性地决定翻身时间,一般每2h翻身1次,并变换头部位置。俯卧位结束后,如需要更换敷贴胶布,必要时可使用除胶剂,减少粘胶移除带来的疼痛和皮肤损伤,常用的除胶剂有凡士林、酒精、硅酮去除剂,其中以乙醇为基底的除胶剂用于破损皮肤会引起刺痛,建议用于皮肤完整且无酒精过敏史的患者;而以硅酮为基底的除胶剂不引起任何皮肤刺激。

根据《急性肺损伤/急性呼吸窘迫综合征诊断和治疗指南(2006)》,B级推荐,若无禁忌证,机械通气的 ARDS 患者应采用30°～45°半卧位;ARDS 患者合并 VAP 往往使肺损伤进一步恶化,预防 VAP 具有重要的临床意义。机械通气患者平卧位易发生 VAP。研究表明,由于气管插管或气管切开导致声门的关闭功能丧失,机械通气患者胃肠内容物易反流误吸进入下呼吸道,导致 VAP。D级推荐,常规机械通气治疗无效的重度 ARDS 患者,若无禁忌证,可考虑采用俯卧位通气。俯卧位通气通过降低胸腔内压力梯度、促进分泌物引流和促进肺内液体移动,明显改善氧合。

(2)目标温度管理

1)监测生命体征及皮肤等一般情况并记录。

2)若体温<38.5 ℃,则采用物理降温,即传统的物理降温,如温水擦拭、冰毯降温;若体温>38.5 ℃,遵医嘱给予复方氨基比林肌肉注射或吲哚美辛栓纳肛;若持续高热不退,适当加用肌肉松弛药物、冬眠药物治疗,并及时查明发热原因,给予对症处理,合理应用抗生素。

3）降温后 30 min 再次测量体温，并记录。

4）鼻饲清淡、易消化、高热量饮食，以补充机体消耗的热量和水分。

5）肺部感染：观察痰的颜色、性状、量；遵医嘱留取新鲜痰标本进行培养和药敏试验，并根据药敏试验结果选择抗生素；指导并鼓励患者有效咳痰，床旁备有负压吸引装置，必要时吸痰；协助患者翻身、拍背，必要时遵医嘱雾化，湿化呼吸道，促进痰液排出。

引导学生思考对于大面积脑梗死患者做好温度管理是非常重要的，也可以启发学生自发去查阅文献，对于大面积脑梗死患者实行治疗性低温的脑保护的目的、原则和实施方案都有哪些？

目标温度管理（targeted temperature management，TTM）是应用物理和化学（药物）方法把核心体温快速降到目标温度，维持一定时间的目标温度后缓慢恢复至正常生理体温，并且避免体温反跳的过程。TTM 具有降低颅内压和神经保护作用。其作用机制主要包括：①降低脑代谢，降低颅内压，减轻脑水肿；②从起始阶段减少脑细胞凋亡和坏死；③减少局部乳酸的产生，减少兴奋性毒性物质的释放；④减轻脑组织的炎症反应和全身炎症反应；⑤减少氧自由基的产生；⑥降低血管通透性，减少渗出，抑制血管性水肿。TTM 包括治疗性低温（therapeutic hypotherma，TH）、正常体温控制和发热治疗。正常体温控制是指核心温度控制为 36.0 ~ 37.5 ℃；TH 就是应用物理方法配合药物将体温快速降到既定目标水平（32.0 ℃ ≤ 核心温度 < 36.0 ℃），并维持在恒定的温度，一段时间后缓慢恢复至正常体温，并且避免体温反弹的过程。

《大面积脑梗死外科治疗指南》指出低温治疗不仅具有神经保护作用，而且能明显降低脑梗死患者的颅内压，无论血管内或体表低体温治疗都安全可行。低温治疗并不能降低患者的病死率，但能显著改善患者的功能结局。指南指出对于对大面积脑梗死患者低温治疗的推荐目标温度在 33 ~ 36 ℃，持续时间在 24 ~ 72 h。

（3）营养失调

1）监测并记录患者的进食量。

2）按医嘱使用促进胃肠蠕动的药物。

3）和营养师一起商量确定患者的营养需求，制订饮食计划。

4）根据患者的病因制定相应的护理措施。

5）按时评估患者消化功能，回抽胃内潴留，动态评估，根据评估结果及时修改饮食计划。

知识链接：引导学生思考肠内营养的重要性及肠内营养耐受性评估

链接 1：《中国老年重症患者肠内营养支持专家共识（2022）》指出营养支持作为危重症患者临床治疗的重要环节之一，在患者的疾病预后中发挥着重要的作用。美国肠外肠内营养学会及重症学会（American Society for Parenteral and Enteral Nutrition/Society of

Critical Care Medicine，ASPEN/SCCM）和欧洲临床营养与代谢学会（European Society for Clinical Nutrition and Metabolism，ESPEN）均指出：对于重症患者，若胃肠道功能良好，推荐早期肠内营养支持。早期肠内营养是危重症患者首选的喂养方式，不仅能改善患者的营养状况，同时能保持患者肠黏膜结构和功能的完整性，促进疾病的康复，但实施前需要对患者肠内营养耐受进行全面评估，常用肠内营养耐受评估表详见表1-26。

表1-26　肠内营养耐受性评估表

分值	腹胀腹痛	恶心呕吐	腹泻
0	无	无	无
1	轻度腹胀/腹痛	有恶心无呕吐	稀便3~4次/d且量<500 mL/d
2	明显腹胀或腹内压15~20 mmHg或能够自行缓解的腹痛	恶心呕吐但不需要胃肠减压或150 mL≤胃残留<250 mL	稀便≥5次/d且量在500~1500 mL/d
5	明显腹胀或腹内压>20 mmHg，或腹痛不能自行缓解	呕吐且需要胃肠减压或胃残留量≥250 mL	稀便≥5次/d且量≥1500 mL/d

（4）颅内压管理　常用降低颅内压的措施有以下内容。

1）体位管理　头部抬高有助于静脉引流，可降低颅内压，但也降低了组织灌注压。早期头部抬高（≥30°）持续24 h与平卧位相比，患者90 d内病死率、残疾率及严重不良反应发生率差异并无统计学意义。目前国内外指南建议大多数大面积脑梗死患者可采用平卧位，而对于颅内压增高患者则可采用头部抬高30°来降低颅内压。

2）渗透性治疗　渗透性治疗是颅内压管控的主要措施，最常用的渗透性降颅压药物是甘露醇和高张盐水，必要时也可选择甘油果糖、呋塞米、白蛋白等。甘露醇是临床上广泛使用的降颅压药物，但缺乏高质量的研究证据支持甘露醇改善脑卒中患者临床结局。高张盐水起效快，作用持续时间长，较甘露醇具有更好地维持血容量的优点。在使用高张盐水过程中，须注意每4~6 h监测血钠水平，目标值为145~155 mmol/L。对于大面积脑梗死患者，目前缺乏充分的证据支持高张盐水的降颅压疗效优于甘露醇。

3）过度通气　过度通气可引起低碳酸血症和脑血管收缩，从而迅速降低颅内压，但其降颅压效果有限且短暂。此外，对于大面积脑梗死患者，过度通气可因血管收缩而加重脑缺血，且恢复正常通气后出现血管舒张导致颅内压反弹性升高。早期研究显示脑梗死患者预后并没有因过度通气得到改善，但也无研究表明过度通气对脑梗死患者的结局不利。因此，预防性过度通气不推荐用于大面积脑梗死患者，而轻微过度通气（$PaCO_2$ 32~35 mmHg/4.3~4.7kPa）可作为出现严重神经功能恶化患者的抢救措施，根据评估结果随时动态调整肠内营养的剂量。

（5）早期康复锻炼　帮助变换身体姿势,每2h翻身1次。每次改变体位时,要观察皮肤是否有红斑或发白,要对局部皮肤进行触诊,观察有无组织发红或发胀的情况。帮助患者做肢体的屈曲、伸展,每日上、下午各做1次,每次10 min,逐渐增加至30 min。关节保持屈位、伸位交替放置,下垫软枕。平卧时四肢伸直顺位,使双足与身体垂直;侧卧时屈曲位,双足自由放置。双手按摩肌肉自上而下、反复按摩,每次15~30 min,每日3次,防止肌肉萎缩。做任何护理操作时均应轻柔呼唤其姓名,提出配合要求,语言简单扼要,注意其意识有无好转,同时做好康复训练。

多项指南（《中国脑卒中早期康复治疗指南》、2016AHA/ASA《成人脑卒中康复治疗指南》及世界卫生组织康复指南《健康服务体系中的康复》）均推荐患者住院期间的超早期或者早期立即开始进行康复锻炼。对于康复锻炼,学生应该思考如何展开锻炼?康复治疗师的作用如何充分发挥和体现在临床上?围绕这个主题,让学生展开进一步的讨论及查阅文献资料。

（6）预防下肢深静脉血栓　术后早期卧床进行踝泵运动,遵医嘱间断穿梯度压力弹力袜和气压治疗,促进下肢血液循环。在病情允许的情况下,应鼓励其尽早进行肢体的主动或被动活动。保护血管,避免在下肢和瘫痪肢体穿刺,观察肢体末梢血液循环,触摸足背动脉、皮肤温度,观察皮肤颜色及有无肿胀,感觉有无异常。抬高下肢20°~30°,高于心脏水平,宜穿宽松衣物,避免穿过紧的衣服,以免影响静脉血液回流,保持下肢外展15°~30°,每2h协助更换体位1次,避免下肢过度外展;给予下肢由远端向近端的按摩、下肢及股四头肌等长收缩锻炼,避免在膝下垫枕过高,过度曲髋。药物预防:遵医嘱应用依诺肝素钠、肝素、华法林等药物,预防下肢深静脉血栓的发生。用药过程中,密切观察有无自发性出血、肿胀、疼痛等症状。遵医嘱定期检查凝血酶原时间、凝血时间,如有不适立即告知医生,给予相应处理。

5. 按照护理程序,对患者实施护理措施后,要进行效果评价　根据本案例患者的护理计划,在实施相应的护理措施后,针对不同的观察指标,持续动态地评价护理效果及护理质量。引导学生针对主要的护理问题及护理措施,实施后做出相应的效果评价。

（1）患者入院后,住院期间患者气道保持通畅,未发生窒息,呼吸平稳;出院时患者可进行自主呼吸。

（2）住院期间患者控制感染措施妥当,感染指标正常,体温经过处理及护理措施后恢复正常,经过俯卧位通气治疗后查看胸部CT结果示肺不张较前好转,出院时肺炎较前缓解。

（3）患者入院时意识清醒,术后浅昏迷状态,术后14 d意识呈现嗜睡状态,出院时患者意识清醒,术后意识障碍程度逐步减轻,未发生脑疝。

（4）患者住院期间脑脊液化验结果正常,未发生颅内感染。

（5）患者入院至术后第3天,四肢可主动或被动运动,双下肢彩超结果示:未发生下肢静脉血栓,术后第 1 天至出院期间进行康复锻炼,逐步恢复肌力水平。

(6)患者住院期间,给予持续肠内营养,保持患者的机体供给量;出院时未发生营养不良,NRS 2002 营养筛查评分为 2 分。

(7)入院时及术后 3 d 内,患者受疾病影响,存在明显的废用综合征;在患者术后 24 h 后,请康复治疗师进行会诊,启动康复锻炼,出院时患者左侧肢体肌力 3 级,右侧肢体肌力 5 级。

(六)背景信息

大面积脑梗死是常见的脑血管疾病,由于脑部动脉阻塞引起,导致脑组织缺血缺氧,进而出现语言和神经功能障碍,由于致残率高且预后较差,对患者的身心健康造成严重影响。目前临床治疗方法包括手术治疗、抗凝治疗和介入治疗等,介入治疗是最常见的方法。然而,术后可能出现神经和肢体功能障碍等并发症,对患者的身心健康造成严重影响。临床护理的实施对改善患者的身心状况、提高治疗效果至关重要。

本案例的患者,经过紧急介入手术治疗后,针对患者的呼吸功能受损、肢体功能障碍、语言障碍等问题,制订了个性化的护理计划,并按照程序有序地进行,突出了护理的重点和挑战,并指出了未来的研究方向,以供专业研究生实践学习参考。

(七)关键要点

关于大面积脑梗死患者的护理,明确其主要的护理诊断,设置行之有效的护理目标,采取有循证依据的护理干预手段,动态进行护理评价干预效果,不断进行完善和调整,是提高其生活质量的重要过程。在护理程序的实施过程中,主要围绕以下 5 个关键要点展开。

(1)大面积脑梗死患者护理诊断的确定、分类、排序,将危及患者生命的护理诊断优先排序,并给予密切关注。

(2)针对大面积脑梗死患者制订护理计划,要具备可操作性强、适用性强的特点,且符合患者目前的生理需求及远期康复锻炼计划。

(3)查找相关的文献、指南,整理出该类患者的有效护理措施,注重有证可循。

(4)实现对大面积脑梗死患者的护理效果的动态评价。

(5)家属对大面积脑梗死的认识及掌握度,做好患者的社会支持,促进患者疾病康复的转归。

第四节　基底动脉闭塞开通术患者的护理

一、案例内容

(一)基本信息

姓名:姚某　性别:男性　年龄:67 岁　婚姻:已婚　籍贯:郑州　职业:农民
入院日期:2022-10-02

(二)护理评估(病史采集:2022-10-02 08:47)

1. 健康史

(1)主诉　突发头晕 10 d,加重伴恶心呕吐 1 d。

(2)现病史　患者 10 d 前无明显诱因出现头晕,伴恶心,无头痛、呕吐、饮水呛咳、偏侧肢体麻木无力,就诊于当地医院,查头颅 MRI 提示"①左侧脑室后角旁新鲜脑梗死;②脑干、两侧基底节区、放射冠多发腔隙性脑梗死,右侧放射冠区软化灶;③脑白质脱髓鞘;④脑萎缩;⑤两侧筛窦、上颌窦炎;⑥右侧筛板向内凹陷",诊断为"急性脑梗死",门诊给予"甘露醇注射液、血栓通注射液、倍他司汀注射液"静脉输液,效果不佳。患者于今日突然出现头晕加重伴呕吐,伴排尿困难,为求治疗来河南省人民医院,急诊以"急性脑血管病"收住脑血管病科。入院神志清楚,精神差,头晕,伴恶心、呕吐、言语不清,饮食正常,睡眠正常,大小便正常。

(3)日常生活型态

1)饮食　平日三餐正常,以面食为主,早餐一般为粥和包子,辅以蛋类;午餐主要以面条为主,辅以凉拌菜或炒菜,口味偏重;晚餐主要是面汤和炒菜,日饮水量约 2000 mL,以白开水为主。入院后持续留置胃管,鼻饲流质饮食,体重无明显变化。

2)睡眠/休息　平时睡眠规律,一般晚 10 点睡觉,早 7 点起床,中午午休 1 h。

3)排泄　平日大小便正常,小便 6 ~ 7 次/d,小便色清,淡黄色,无泡沫,尿量 2000 mL/d。大便 1 次/d,为成形软便。术中留置尿管,术中术后持续引流尿液,引流量约为 100 mL/h。

4)自理及活动能力　股骨头坏死 1 年,行走稍困难,平时日常生活可以部分自理,承担家里部分家务,喜欢晨起锻炼身体。发病以来轻度依赖。

(4)既往史　"脑梗死"病史 13 年,遗留言语不清,未二级预防;股骨头坏死 1 年,行走稍困难,目前中成药治疗。吸烟史 30 年,10 支/d,戒烟 1 年;饮酒史 20 年,每日 1 次平均150 mL/次。否认心脏病病史,否认高血压、心脏病、糖尿病病史,否认肝炎、结核、疟疾病史,预防接种史随当地进行,否认手术、外伤、输血、献血史,否认食物、药物过敏史。

(5)个人史

1)出生及生长情况 生于原籍,久居本地,农民,初中学历,无疫区、疫情、疫水接触史,无牧区、矿山、高氟区、低碘区居住史,无化学性物质、放射性物质、有毒物质接触史,无吸毒史。

2)婚育史 23岁结婚,配偶体健,夫妻关系和睦。育有2女,均体健。

3)过敏史 否认食物、药物过敏史。

4)嗜好 无吸烟、饮酒史。

(6)家族史 父母亡故,死因不详;同胞4人,1弟脑梗死,1妹脑出血,余均体健。家族中无类似疾病发生,否认家族性遗传病史。

(7)心理状况

1)家属情绪状态 患者在当地医院治疗效果差,且病情呈加重趋势,配偶及子女担心患者生命安全及以后的生活,出现焦虑等不良情绪。

2)家属对患者所患疾病的认识 患者脑梗死病史较久,且长期吸烟饮酒,家属对患者平时身体状况有基本认知,但此次发病较急且呈加重趋势,对疾病的发展以及预后未知,患者配偶为初中知识水平,知识水平有限,讲解的许多问题都无法理解,女儿文化程度及素质较高,期盼医护人员给予更详细、具体的讲解和指导,也表示会积极配合医生的治疗,希望经常沟通了解患者的病情。

3)重大应激事件及应对情况 患者配偶及子女近期未遇到重大应激事件,应急处置能力较差。平日无特殊爱好,久居家中;患者家属平易近人,待人和善,经常帮助他人,心思细腻,较敏感。

(8)社会状况

1)社会支持系统 家人和睦,配偶及子女均时刻陪护,给予精心的照护,经常给予安慰及关心。发病以来,家人对其病情非常关注,对患者给予足够的关心和照顾,此次入院,配偶、女儿和女婿陪同前来,轮换陪护,家里的事务已经全部安排妥当。

2)居住与工作环境 现与配偶生活在一起,小区环境优美,购物方便,设施齐全,现由女儿赡养,无须工作。

3)经济状况与付费方式 患者及其配偶,无工作及收入。两个女儿均有固定收入,经济状况较好,参保郑州市医保。

2.体格检查

(1)生命体征 T 36.2 ℃,P 59次/min,R 15次/min,BP 150/96 mmHg,H 167 cm,W 76 kg。

(2)一般检查 发育正常,营养良好,正常面容,表情忧虑,自主体位,神志清楚,查体合作。皮肤黏膜正常。全身浅表淋巴结无肿大。头颅五官检查均正常。胸廓正常。呼吸运动正常。心脏听诊无异常。肝、脾触诊无异常。肾叩击无异常。腹部检查无异常。

（3）专科检查　神志清楚,轻度运动性失语,右利手,双侧瞳孔等大等圆,直径3.0 mm,对光反应灵敏,眼球各向运动自如,粗测视力、视野无异常,额纹对称、口角无歪斜,伸舌居中,四肢肌力5级,双侧浅感觉对称,深感觉无异常,共济运动无异常,右侧巴宾斯基征(+),脑膜刺激征(−)。

3. 入院护理评估评分　具体内容见表1-27。

表1-27　护理评估表

量表名称	分值
Barthel 指数评定量表	70 分(轻度依赖)
住院患者跌倒/坠床风险评估表	9 分(高危风险)
VTE 评估量表	7 分(极高危风险)
Braden 压疮评分量表	21 分(无需依赖)
营养风险筛查(NRS 2002)	2 分(中度营养风险)
进食评估风险 EAT-10	4 分
反复唾液吞咽试验	3 次/30 s
改良洼田饮水试验	V 级

4. 辅助检查

（1）头颈 CTA　①左侧椎动脉 V3、V4 段及基底动脉重度狭窄至闭塞可能;②左侧椎动脉 V1、V2 段管腔较对侧纤细;③双侧颈内动脉虹吸部管壁多发钙斑,管腔轻度狭窄;④双侧大脑后动脉管腔纤细,多发局限性狭窄,右侧为著;⑤右侧大脑中动脉 M1 段轻度狭窄;⑥脑动脉硬化。见图1-15。

（2）头颅磁共振　①左侧枕叶、脑干、双侧小脑半球及小脑蚓部急性-亚急性梗死;②右侧侧脑室-基底节区及脑干腔隙梗死可能;③T_2 脑白质高信号(推测血管源性);④脑萎缩;⑤鼻窦炎。见图1-16。

（3）实验室阳性结果　易栓征检测:蛋白 C 测定63%,抗凝血酶Ⅲ 68%。

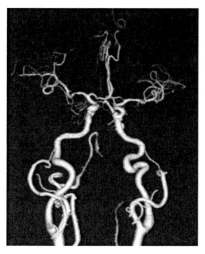

图 1-15 头颅 CTA

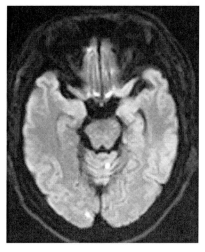

图 1-16 头颅磁共振

(三)护理计划

具体内容详见表1-28。

表 1-28 护理计划表

时间	护理诊断	诊断依据	目标	护理措施
2022-10-02 10:00	潜在并发症 有误吸的风险	患者吞咽功能受损,EAT-10问卷评分为4分,反复唾液试验3次/30 s,改良洼田饮水试验V级	住院期间患者未发生误吸	1. 备好负压吸引装置、一次性吸痰管、口咽通气道等。 2. 遵医嘱留置胃管,按照鼻饲管注食规范注食,定时查看是否有胃潴留,防止食物反流入气道。 3. 拔管后应选择黏稠食物,前一口吞咽完后再吃下一口,若出现呛咳应立即停止进食,给予侧卧位,鼓励咳嗽,轻叩胸背部,将食物咳出。
2022-10-02 10:00	脑组织灌注不足 与局部脑动脉管腔闭塞有关	影像学检查提示脑部有新鲜梗死灶和多发腔隙性脑梗死	术前保证患者灌注量充足	1. 遵医嘱适当静脉输液,包括改善脑循环药物、0.9%氯化钠注射液等。 2. 每日保证充足的饮水量,不少于2000 mL。 3. 必要时吸氧。
2022-10-02 10:00	言语沟通障碍 与言语中枢发生病变有关	患者轻度运动性失语	患者言语水平能满足日常生活需要	1. 耐心倾听,鼓励患者表达自己的感受,鼓励家属参与言语康复训练且在日常生活中加强训练。 2. 帮助患者建立信心,保持积极乐观的心态,必要时让患者通过书写表达。

续表 1-28

时间	护理诊断	诊断依据	目标	护理措施
2022-10-02 10:00	有跌倒、坠床的风险 与头晕有关	患者有头晕并加重,跌倒、坠床风险评估为高危	住院期间未发生跌倒、坠床	1.告知家属需要24 h陪护,将常用物品放于患者视野内且易拿取之处,卧床期间使用床档确保安全。下床如厕时,遵循起床三部曲原则(即平躺30 s、双腿下垂床边坐30 s、站立30 s后再行走),穿防滑鞋,家属全程陪同,保持地面无湿滑。 2.告知患者紧急情况时按床头呼叫器,并放于患者触手可及处。
2022-10-02 10:00	营养失调:低于机体需要量 与存在吞咽功能障碍有关	患者入院营养风险筛查评估3分,存在营养风险	住院期间患者体重水平稳定	1.请营养师评估营养需求,制订饮食计划。 2.按时评估患者消化功能,回抽胃内潴留物,动态评估,根据评估结果适当调整。监测并记录患者的进食量。必要时遵医嘱使用促进胃肠蠕动的药物。
2022-10-02 10:00	潜在并发症 下肢深静脉血栓	VTE评分为7分,极高危	住院期间未发生下肢深静脉血栓	1.早期卧床进行踝泵运动,遵医嘱间断穿弹力袜和间歇性充气加压泵,促进下肢血液循环。 2.在病情允许的情况下,应鼓励其下床活动。 3.保护血管,避免在下肢静脉穿刺,观察肢体末梢血液循环,观察皮肤颜色及有无肿胀,皮温感觉有无异常。
2022-10-10 21:40	脑灌注量改变 与闭塞血管开通有关	闭塞血管开通术后动脉血管血流量增加	住院期间患者未发生脑灌注异常	1.严密监测患者血压,遵医嘱使用降压药物。 2.q1h评估意识、瞳孔、言语、肌力的变化,关注患者主诉,如头痛、恶心等,如有异常,及时报告医生,必要时行头颅CT检查。
2022-10-10 21:40	潜在并发症 有肺部、泌尿系统感染的风险	与术中麻醉插管、持续留置导尿管、长时间卧床有关	住院期间患者未发生肺部或泌尿系统感染	1.定时翻身叩背,鼓励患者自行咳嗽,观察痰液的颜色、性质和量,保证充足摄水量。 2.会阴冲洗每日2次,保持会阴区清洁干燥,观察尿液的颜色、性质和量。
2022-10-11 17:00	有坠床、外伤、管道滑脱的风险 与患者烦躁有关	患者术后间断烦躁,有拔管倾向	住院期间患者未发生外伤、管道滑脱	1.加强看护,使用约束带,必要时遵医嘱使用镇静药物。 2.妥善固定胃管及尿管,保持管路固定贴清洁干燥,避免管路滑脱。

（四）护理记录

具体内容详见表1-29。

表1-29　护理记录表

日期	时间	护理记录
2022-10-02	10:00	患者老年男性,10 d前无明显诱因出现头晕,伴恶心,无头痛、呕吐、饮水呛咳、偏侧肢体麻木无力,就诊于当地医院,查头颅MRI提示:①左侧脑室后角旁新鲜脑梗死;②脑干、两侧基底节区、放射冠多发腔隙性脑梗死,右侧放射冠区软化灶,诊断为"急性脑梗死",门诊输液治疗,患者于今日突然出现头晕加重伴呕吐,为求治疗来医院,门诊以"急性脑血管病"收住脑血管病科。体格检查:神志清楚,精神差,头晕,伴恶心、呕吐,言语不清,四肢肌力正常。EAT-10问卷评分:4分。反复唾液试验:3次/30 s。改良洼田饮水试验V级。 诊断:急性脑梗死。 P:潜在并发症　有误吸的风险。 I:①备好负压吸引装置、一次性吸痰管、口咽通气道等;②遵医嘱留置胃管,按照鼻饲管注食规范注食,定时查看是否有胃潴留,防止食物反流入气道。③拔管后选择黏稠食物,前一口吞咽后再吃下一口,若出现呛咳,应立即停止进食,给予侧卧位,鼓励咳嗽,轻叩胸背部,将食物咳出。 O:住院期间患者未发生误吸。 P:脑组织灌注不足　与局部脑动脉管腔闭塞有关。 I:①遵医嘱适当静脉输液,包括改善脑循环药物、0.9%氯化钠注射液等;②每日保证充足的饮水量,不少于2000 mL;③必要时吸氧。 O:术前保证患者灌注量充足。 P:言语沟通障碍　与言语运动中枢发生病变有关。 I:①耐心倾听,鼓励患者表达自己的感受,鼓励家属参与言语康复训练且在日常生活中加强训练;②帮助患者建立信心,保持积极乐观的心态,必要时让患者通过书写表达。
		O:患者言语水平能满足日常生活需要。 P:有跌倒、坠床风险　与患者头晕有关。 I:①告知家属须24 h陪护,将常用物品放于患者视野内且易拿取之处,卧床期间使用床档确保安全。下床如厕时,遵循起床三部曲(即平躺30 s、双腿下垂床边坐30 s、站立30 s后再行走)原则,穿防滑鞋,家属全程陪同,保持地面无湿滑;②告知患者紧急情况时按床头呼叫器,并放于易拿取处。 O:住院期间未发生跌倒、坠床。 P:营养失调　低于机体需要量。 I:①请营养师评估营养需求,制订饮食计划;②按时评估患者消化功能,回抽胃内潴留物,动态评估,根据评估结果适当调整。监测并记录患者的进食量。必要时遵医嘱使用促进胃肠蠕动的药物。 O:患者住院期间体重水平稳定。 P:潜在并发症　下肢深静脉血栓。 I:①早期卧床进行踝泵运动,遵医嘱间断穿弹力袜和间歇性充气加压泵,促进下肢血液循环;②在病情允许的情况下,应鼓励其下床活动;③保护血管,避免在下肢静脉穿刺,观察肢体末梢血液循环,观察皮肤颜色及有无肿胀,皮温感觉有无异常 O:患者住院期间未发生下肢深静脉血栓。

续表 1-29

日期	时间	护理记录
2022-10-10	21:40	患者在全身麻醉下行"基底动脉闭塞开通术",于此时安返病房,神志清,右股动脉及桡动脉穿刺处无菌敷料覆盖,弹力绷带加压包扎,末梢循环好。遵医嘱给予心电监护,鼻导管吸氧 3 L/min,替罗非班以 4 mL/h 静脉微量泵泵入,0.9%氯化钠注射液 30 mL+盐酸乌拉地尔注射液 100 mg 静脉微量泵泵入,维持收缩压在 110 ~ 120 mmHg。留置尿管通畅,妥善固定,引流尿液清晰呈淡黄色。 P:脑灌注量改变 与闭塞血管开通有关。 I:①严密监测患者血压,遵医嘱使用降压药物;②q1h 评估意识、瞳孔、言语、肌力的变化,关注患者主诉,如头痛、恶心等,如有异常,及时报告医生,必要时行头颅 CT 检查。 O:患者安静状态下收缩压波动在 115 ~ 125 mmHg,血压控制满意。
2022-10-11	17:30	患者烦躁,测血压 162/96 mmHg,心率 88 次/min,查双侧瞳孔等大等圆,直径约 3mm,对光反射均灵敏,遵医嘱将降压药更换为 0.9%氯化钠注射液 30 mL+尼卡地平注射液 20 mg 静脉微量泵泵入,根据血压水平调整泵速。 P:有坠床、外伤、管道滑脱的风险 与患者烦躁无法配合有关。 I:①密切观察、分析患者躁动的原因,排除外界因素,遵医嘱更换降压药物,严格血压控制;②加床栏以防坠床,必要时专人守护;③适当约束,约束带不可约束过紧及缠绕肢体,以免造成末梢血液回流障碍,以约束后能容纳一个手指为宜,不可过度约束,以免增加能量消耗,使颅内压进一步增高;④妥善固定、保护各种管道,防止管道扭曲、脱落、折叠;⑤消除造成患者躁动的诱因,积极处理脑水肿和高颅内压。 O:患者烦躁较前减轻。
2022-10-11	18:30	患者测血压 158/90 mmHg,再次烦躁,遵医嘱给予 0.9%氯化钠注射液 48 mL+盐酸右美托咪定 200 μg 静脉注射 2 mL 后以 2 mL/h 静脉微量泵泵入。
2022-10-13	10:00	患者生命体征平稳,遵医嘱停止 0.9%氯化钠注射液 48 mL+盐酸右美托咪定 200 μg 及 0.9%氯化钠注射液 30 mL+尼卡地平注射液 20 mg 泵入。
2022-10-19	10:00	患者好转出院。

(五)小结

脑卒中已成为我国首位致死疾病,其中缺血性脑卒中占 80%。基底动脉闭塞(basilar avtery occlusion,BAO)最为凶险,病死率可达 90%,具有病情复杂、进展快、并发症多、病死率高等特点,尽早开通闭塞血管是其治疗的关键。基底动脉的分支脑桥支中的脑桥动脉都是很细小的动脉,个体解剖差异很大,与周围临近血管吻合情况变异也比较大,基底动脉支架治疗可能会造成这些动脉的闭塞,严重时可能造成闭锁综合征甚至引起死亡。本案例分析针对该基底动脉闭塞病例围手术期进行了临床观察与总结,并进行了详细的护理计划及护理措施呈现,密切观察病情变化,做好护理评估,制订详细护理措施,严格血压管理、并发症预防管理,是该案例的护理重点,也是降低并发症,提高治愈率的重要措施。

二、案例使用说明

(一)教学目的与用途

1. 适用课程　本案例适用于《神经护理学》课程中的基底动脉闭塞患者护理部分内容的学习,主要是为护理硕士专业学位学生开发,适合具有一定理论基础的学生和护士学习。

2. 教学目的　本案例展示了基底动脉闭塞患者治疗与护理过程(图1-17)。

入院时

意识状态	神志清楚
瞳孔	灵敏,等大
肢体肌力	四肢肌力正常
血压	150/96 mmHg
治疗措施	给予抗血小板聚集、扩容、止晕、留置鼻饲管饮食、营养支持言语及吞咽康复训练

入院第8天

意识状态	神志清楚
瞳孔	灵敏,等大
肢体肌力	四肢肌力正常
血压	132/85 mmHg
治疗措施	在全身麻醉下行"基底动脉开通术",术后给予降压、抗感染、镇静治疗、言语及吞咽康复训练

术后第17天

意识状态	神志清楚
瞳孔	灵敏,等大
肢体肌力	四肢肌力正常
血压	122/76 mmHg
治疗措施	患者好转出院,在社区医院康复训练,给予健康教育与随访指导

图1-17　病情的动态进展过程

案例中患者,10 d前突发头晕,当地医院门诊输液治疗后,出现头晕加重并呕吐,入院后完善相关检查,给予抗血小板聚集药物、扩充血容量、止晕、营养支持等治疗,病情平稳后,在全身麻醉下行"基底动脉闭塞开通术",术后密切观察神志、瞳孔、生命体征及病情变化,根据术后情况给予积极控制血压、对症处理、营养支持、基础护理、并发症的预防以及早期康复等各项护理措施,准确记录护理经过。经过精心的治疗和护理,17 d后病情好转出院。体现了准确评估病情、尽早干预的重要性。

案例提供了患者入院→手术→出院全过程的责任护士完整的护理评估、计划和实施的过程。

通过本案例学习,希望学生达到以下要求。

(1)了解基底动脉闭塞的病因。

(2)了解基底动脉的解剖特点。

(3)熟悉基底动脉闭塞临床表现、辅助检查方法及治疗。

(4)掌握基底动脉闭塞患者问诊及体格检查的主要内容,资料收集详尽且全面。

(5)掌握基底动脉闭塞患者围手术期的病情观察要点,根据病情找出患者主要护理问题,制订相应的护理计划。

用途：用于专业学位研究生举行病房教学查房使用。

（二）涉及知识点

根据本案例涉及的知识点进行罗列，具体知识点项目详见下表1-30。

表1-30　本案例涉及相关知识点

序号	知识点	序号	知识点
1	基底动脉闭塞	4	吞咽障碍的康复与护理
2	吞咽功能的评估	5	脑过度灌注综合征
3	营养筛查与评定	6	肠内营养支持的护理

（三）启发思考题

1. 基底动脉闭塞患者入院后须监测及评估的主要内容有哪些？
2. 入院后针对患者提出的护理诊断/问题，是否全面，有无不妥？
3. 根据患者现存的主要护理问题，如何设计有效的护理计划？
4. 根据案例患者面临的护理诊断，须重点实施的护理措施有哪些？如何具体实施？
5. 按照护理程序，对患者实施护理措施后，效果如何评价？

（四）分析思路

本案例以一例老年基底动脉闭塞男性患者的入院诊疗经过为背景，在责任护士对该患者已完成的护理评估及护理记录的基础上，引导学生分析以"突发头晕10 d,加重伴恶心呕吐1 d"为主诉，诊断为基底动脉闭塞患者的护理重点内容。依据患者入院后病情变化及主要诊疗经历，按照北美护理协会推出的护理诊断手册，引导学生分析患者现存及潜在的护理诊断，并制订相应的护理计划；及时评价护理干预的效果，效果不好时，应找出具体原因进行分析，不断调整新出现和动态变化的护理诊断，随之调整护理计划。结合护理计划和护理记录，引导学生分析其是否全面？使其掌握基底动脉闭塞患者整个护理程序的重点，提升准确发现护理诊断/问题，制订个体化、全面的护理措施，评价护理效果的能力。案例详细分析及步骤如图1-18所示。

（五）理论依据与分析

1. 基底动脉闭塞患者入院后及术后须监测及评估的主要内容　此处可引导学生思考对于基底动脉闭塞患者除了健康史相关内容(主诉、现病史、既往史、日常生活形态、个人史、家族史、社会心理状况等)的评估外，入院后还应评估哪些内容？了解患者入院后全面

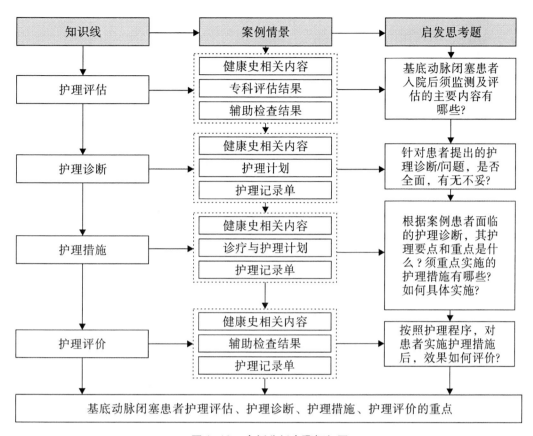

图 1-18 案例分析步骤框架图

护理评估包含哪些常规的内容(如是否应该常规评估言语功能、跌倒/坠床风险、自理能力)？从而引出该患者须重点监测和评估的内容(专科评估,如吞咽功能、营养评估)。

(1)吞咽功能评估 引导学生思考对于脑卒中患者如何早期筛查出吞咽困难的风险人群？针对此类人群如何进行吞咽障碍的评估？了解卒中后吞咽障碍的常见并发症。

吞咽障碍的临床筛查是一种通过辨认吞咽障碍的临床体征,发现存在吞咽障碍风险患者的简单评估手段。旨在于发现那些可能存在吞咽困难的患者,并需要请专业人员进行进一步全面评估吞咽的高危个体,进而决定是否需采取进一步全面评估或请其他专业人员和/或采取相应医疗服务。筛查方法应该是非侵入性的,简单可行,适用于临床环境,且应该进行过信度和校度的验证。筛查时间通常认为需要在患者进食第一口水和食物前进行(入院 24 h 内)。筛查工具通常要求简单、准确、可靠、安全、经济,以及高敏感性和高特异性,一般可选用进食评估问卷调查工具(EAT-10)(图 1-19)。在临床表现方面,显性误吸的表现比较直观,常伴随剧烈咳嗽、呼吸急促、发绀或吞咽后出现声音改变等,但也有些患者并没有明显的表现,而是出现吸入性肺炎后才被察觉。吞咽障碍的直接表现常为食物从口腔溢出、流口水、鼻腔反流、咳嗽、梗阻、食物卡在喉咙、吞咽动作不一致等;间接症状表现为体重减轻、反复胸部感染、支气管炎或肺炎、进食时间延长、咳嗽、音质改变、语言功能改变等。

吞咽障碍的评估应在筛查结果异常之后24 h内尽快进行,是临床进一步干预决策制订的基础。吞咽障碍的评估包括"床旁评估"和"仪器评估"2个部分。如果语言治疗师或者专业人员认为不需要进行仪器评估,则评估可只进行床旁评估。床旁评估通常包括:询问吞咽障碍的相关主诉;全面口面检查,吞咽器官的感觉、运动、反射等的相关体格检查,具体如下。①口腔直视观察:观察唇结构及两颊黏膜有无破损,唇沟和颊沟是否正常。②口腔器官运动及感觉功能检查:唇及颊部的运动、舌的运动、软腭运动、下颌运动。③喉功能评估:评估音质/音量变化、发音控制/范围、是否咳嗽、喉上抬幅度。④吞咽相关反射评估:咽反射、吞咽反射、呕吐反射。⑤试验性吞咽评估:令患者吞咽不同量及黏稠度的食物,通常包括水、稠糊状、固体这3种黏度的食物,从而观察吞咽过程,评价吞咽障碍的特征,可选用容积黏度吞咽测试方法(V-VST)(图1-20)。

姓名　年龄　性别　记录日期　科室　病床　住院号
目的:EAT-10在测试有无吞咽困难时提供帮助, 在您与医生就有无症状的治疗进行沟通时非常重要。
A.说明:将每一题的数字选项写在后面的方框,回答您所经历的下列问题处于什么程度?
　　0没有, 1轻度, 2中度, 3重度, 4严重

1.我的吞咽问题已经使我体重减轻　　0　1　2　3　4
2.我的吞咽问题影响到我在外就餐　　0　1　2　3　4
3.吞咽液体费力　　0　1　2　3　4
4.吞咽固体费力　　0　1　2　3　4
5.吞咽药片(丸)费力　　0　1　2　3　4
6.吞咽有疼痛　　0　1　2　3　4
7.我的吞咽问题影响到我享用食物的快感　0　1　2　3　4
8.我吞咽时有食物卡在喉咙里　　0　1　2　3　4
9.我吃东西有时会咳嗽　　0　1　2　3　4
10.我吞咽时感到紧张　　0　1　2　3　4

B.得分:
将各题的分数相加。将结果写在下面的空格
总分(最高40分) □
C.结果与建议:
如果EAT-10的每项评分超过3分,您可能在吞咽的效率和安全方面存在问题,建议您带着EAT-10的评分结果就诊,做进一步的吞咽检查和/或治疗。

不同程度		糖浆稠度			液体一水			布丁状稠度			蛋羹/蜂蜜稠度		
不同容积		5mL	10mL	20mL	5mL	10mL	20mL	5mL	10mL	20mL	5mL	10mL	20mL
安全性爱损相关指标	咳嗽												
	音质改变												
	血氧饱和度下降												
有效性受损相关指标	唇部闭合												
	口腔残留												
	分次吞咽												
	咽部残留												

图1-19　进食评估问卷调查工具(EAT-10)　　图1-20　容积黏度吞咽测试方法(V-VST)

吞咽障碍的常见并发症主要包括以下几种。①误吸和肺炎:误吸是吞咽障碍最常见且最需要处理的并发症。食物或水、口腔内分泌物等误吸入气管、肺部,可以引起窒息、

肺炎等病理生理过程。卒中后吞咽障碍引发的误吸和肺炎在合并喂养依赖、龋齿、管饲、吸烟等因素时更易发生。②营养障碍和脱水：因进食困难、进食量减少等原因，机体所需的能量、液体、营养元素等得不到满足，出现消瘦、体重下降、水/电解质紊乱等，婴儿可引起发育停滞等，甚至因营养不良导致死亡。脱水可导致患者意识障碍程度加深、发热、电解质紊乱等。③心理与社会交往障碍：因为不能经口进食，以及需要鼻饲等原因，患者不能参与正常社交活动，容易产生抑郁、社交隔离等心理障碍。对于儿童可能出现语言、交流技巧发育迟滞或障碍。

（2）营养筛查与评估　引导学生思考哪些患者需要进行营养筛查与评定？营养筛查与评定包括哪些项目？针对留置鼻胃管的患者如何监测其耐受性？

营养筛查是指应用营养筛查工具判断患者营养相关风险的过程，包括营养风险筛查和营养不良评估。适用对象包括：住院患者、营养风险或营养不良的患者及门诊有明显营养摄入不足和体重下降等情况的患者。使用经临床有效性验证的营养风险筛查工具（NRS 2002）进行营养风险筛查，总分≥3分有营养风险，需要制订营养干预计划；<3分无营养风险。须在适用对象入院后24 h内进行临床营养风险评估，首次筛查不存在营养风险的患者，每周或患者临床状况发生变化时再次进行筛查。对营养风险筛查阳性的患者，应该进行营养评定。

营养评定包括：①病史、膳食史、用药情况、体重减轻、食欲减退、胃肠道症状、发热情况、身体功能损害等方面。②体格测量，包括皮褶厚度、体重、BMI。③实验室检查，蛋白质水平、肝功能、肾功能、血脂、血糖、电解质、酸碱平衡指标、炎性因子。④人体成分分析，如脂肪、肌肉等。⑤体能测试，如步速、肌力等。对经营养评定为营养不良的患者进行营养干预，并遵循营养五阶梯治疗原则，根据患者情况采取个体化治疗和护理，告知患者营养支持的重要性和造成营养不良的危险因素，帮助其树立科学的饮食观念，指导患者自我监测，对需要遵医嘱进行肠内/肠外营养补充的患者，须观察患者依从性以保证有效性。

存在营养风险和/或营养不良、无法经口进食、胃肠道有功能且能安全使用管饲的患者，可选择管饲肠内营养。鼻胃管适用于接受肠内营养时间<4周的患者，>4周时建议放置空肠营养管或经皮内镜下胃造口术。肠内营养治疗期间，应每天监测患者对肠内营养的耐受性，包括主诉、体格检查、胃肠功能评估、胃肠道症状等，肠内营养不耐受常描述为出现恶心、呕吐、腹胀、腹泻、便秘等胃肠不耐受的症状，以及高胃残留量。

2. 针对患者提出的护理诊断/问题

（1）入院时主要护理诊断/问题

1）潜在并发症　误吸。

2）脑组织灌注不足　与局部脑动脉管腔闭塞有关。

3）语言沟通障碍　与言语运动中枢发生病变有关。

4)有跌倒、坠床风险　与患者头晕有关。

5)营养失调:低于机体需要量　与存在吞咽功能障碍有关。

6)潜在并发症　下肢深静脉血栓。

（2）术后3 d主要护理诊断/问题

1)脑灌注量改变　与闭塞血管开通有关。

2)潜在并发症　肺部感染、泌尿系统感染。

3)有坠床、外伤、管道滑脱的风险　与患者烦躁无法配合有关。

（3）出院当天主要护理诊断/问题

焦虑　与担心言语、吞咽功能异常影响日常生活有关。

3. 根据患者现存的主要护理问题,设计有效的护理计划　引导学生思考在患者住院期间,责任护士根据制订出的护理诊断/问题,如何设计有效的护理计划? 一份完整的护理计划单应包括哪些方面?

护理程序是护理计划单表格设计的核心,掌握护理程序是保证护理质量和提高护理水平的重要手段。在患者住院期间,要不断重复评估→诊断→计划→实施→评价步骤的循环过程,因此护理计划单的设计要包括护理评估、诊断、计划、实施后的效果评价几部分(表1-31)。

表1-31　本案例患者护理计划表

时间	护理诊断	诊断依据（护理评估）	目标	护理措施	护理评价
2022-10-02 10:00	潜在并发症 有误吸的风险	患者吞咽功能受损,EAT-10问卷评分为4分,反复唾液试验3次/30 s,改良洼田饮水试验Ⅴ级	住院期间患者未发生误吸	1.备好负压吸引装置、一次性吸痰管、口咽通气道等。2.遵医嘱留置胃管,按照鼻饲管注食规范注食,定时查看是否有胃潴留,防止食物反流入气道。3.拔管后应选择黏稠食物,前一口吞咽完后再吃下一口,若出现呛咳应立即停止进食,给予侧卧位,鼓励咳嗽,轻叩胸背部,将食物咳出。	2022-10-02至2022-10-19未发生误吸
2022-10-02 10:00	脑组织灌注不足 与局部脑动脉管腔闭塞有关	影像学检查提示脑部新鲜梗死灶和多发腔隙性脑梗死	术前保证患者灌注量充足	1.遵医嘱适当静脉输液,包括改善脑循环药物、0.9%氯化钠溶液等。2.每日保证充足的饮水量,不少于2000 mL。3.必要时吸氧。	2022-10-02至2022-10-19未出现灌注量异常

续表 1-31

时间	护理诊断	诊断依据（护理评估）	目标	护理措施	护理评价
2022-10-02 10:00	言语沟通障碍 与言语运动中枢发生病变有关	患者轻度运动性失语	患者言语水平能满足日常生活需要	1.耐心倾听,鼓励患者表达自己的感受,鼓励家属参与言语康复训练且在日常生活中加强训练。2.帮助患者建立信心,保持积极乐观的心态,必要时让患者通过书写表达。	2022-10-19 患者言语水平能满足日常生活需求
2022-10-02 10:00	有跌倒、坠床的风险 与头晕有关	患者有头晕并加重,跌倒/坠床风险评估为高危	住院期间未发生跌倒/坠床	1.告知家属需要 24 h 陪护,将常用物品放于患者视野内且易拿取之处,卧床期间使用床档确保安全。下床如厕时,遵循起床三部曲(即平躺 30 s、双腿下垂床边坐 30 s、站立 30 s 后再行走)原则,穿防滑鞋,家属全程陪同,保持地面无湿滑。2.告知患者紧急情况时按床头呼叫器,并放于患者触手可及处。	2022-10-02 至 2022-10-19 未发生跌倒/坠床
2022-10-02 10:00	营养失调:低于机体需要量 与存在吞咽功能障碍有关	患者营养风险筛查评估 3 分,存在营养风险	住院期间患者体重水平稳定	1.请营养师评估营养需求,制订饮食计划。2.按时评估患者消化功能,回抽胃内潴留物,动态评估,根据评估结果适当调整。监测并记录患者的进食量。必要时遵医嘱使用促进胃肠蠕动的药物。	2022-10-02 至 2022-10-19 患者体重水平稳定
2022-10-02 10:00	潜在并发症 下肢深静脉血栓	VTE 评分为 7 分,极高危	住院期间未发生下肢深静脉血栓	1.早期卧床进行踝泵运动,遵医嘱间断穿弹力袜和间歇性充气加压泵,促进下肢血液循环。2.在病情允许的情况下,应鼓励其下床活动。3.保护血管,避免在下肢静脉穿刺,观察肢体末梢血液循环,观察皮肤颜色及有无肿胀,感觉有无异常。	2022-10-02 至 2022-10-19 未出现下肢深静脉血栓

续表 1-31

时间	护理诊断	诊断依据（护理评估）	目标	护理措施	护理评价
2022-10-10 21:40	脑灌注量改变 与闭塞血管开通有关	闭塞血管开通术后动脉血管血流量增加	住院期间患者脑灌注稳定	1.严密监测患者血压,遵医嘱使用降压药物。2.q1h评估意识、瞳孔、言语、肌力的变化,关注患者主诉,如头痛、恶心等,如有异常,及时报告医生,必要时行头颅CT检查。	2022-10-10至2022-10-19 脑灌注量有波动,短时间内趋于稳定
2022-10-10 21:40	潜在并发症 肺部、泌尿系统感染	与术中麻醉插管、持续留置尿管、长时间卧床有关	住院期间患者未发生肺部或泌尿系统感染	1.定时翻身叩背,鼓励患者自行咳嗽,观察痰液的颜色、性质和量,保证充足摄水量。2.会阴冲洗每日2次,保持会阴区清洁干燥,观察尿液的颜色、性质和量。	2022-10-10至2022-10-19 未出现感染
2022-10-11 17:00	有坠床、外伤、管道滑脱的风险 与患者烦躁有关	患者术后间断烦躁,有拔管倾向	住院期间患者未发生外伤、管道滑脱	1.加强看护,使用约束带,必要时遵医嘱使用镇静药物。2.妥善固定胃管及尿管,保持管路固定贴清洁干燥。	2022-10-10至2022-10-19 未发生坠床、外伤、管道滑脱

4.需要重点实施的护理措施　引导学生思考,对患者在住院期间存在的主要护理诊断应如何设置有效的护理措施,这部分内容为需要重点掌握部分。具体护理措施如下。

(1)吞咽障碍的护理

1)口腔护理　口腔护理可以保持口腔处于舒适、洁净、湿润及没有感染的状态,降低医院相关性肺炎发生,提高吞咽障碍患者的吞咽功能,口腔护理频率为2次/d,可根据口腔状态调整频率和范围。①口腔评定:口腔,牙齿,义齿,说话、咀嚼、吞咽的能力;②口腔护理方法:新型的口腔护理方法包括冷热口腔刷洗、负压冲洗式刷牙法、冷热交替冲洗式口腔护理;③口腔护理液的选择:传统口腔护理液常选用0.9%氯化钠注射液、过氧化氢、朵贝氏液;预防口腔感染选用0.5%甲硝唑溶液;清除口腔致病菌选用0.1%氯己定含漱液、康复新液;除臭、防止口腔溃疡选用碳酸氢钠液、碘伏、复方氯己定含漱液。

2)康复训练　①口腔感觉训练:恢复吞咽功能的基础训练。口面部振动刺激、冰酸刺激、K点刺激、深层咽肌神经刺激疗法、气脉冲感觉刺激、味嗅觉刺激。②口腔运动训练:口腔运动器官操、舌压抗阻反馈训练、舌肌训练、舌制动吞咽训练法、低频电刺激疗法、球囊扩张术、针刺。③呼吸训练:指导患者采用腹式呼吸、缩唇呼吸训练、主动循环呼吸训练提高呼吸系统的反应性,达到排出分泌物、预防误吸的目的。④摄食训练:尽量采用坐位或半卧位;食物形态应本着先易后难原则选择,同时兼顾食物的色、香、味及温度等,可选择密度均匀,不易松散,容易在口腔内移动,通过咽及食道时易变形,不在黏膜上残留又不易出现误咽的食物,如菜泥、果冻、蛋羹、浓汤。每次摄食一口量:进食量一般从小剂量(1~4 mL)开始,正常人为 20 mL 左右,逐步增加并掌握合适的一口量。⑤代偿策略:调整吞咽姿势,如空吞咽、交互吞咽、点头样吞咽、侧方吞咽,还可调整进食姿势,如转头法、下颌下降姿势,每完成一次吞咽采用咳嗽动作,将进入气管内的食物排出。

3)并发症预防与护理

• 误吸、吸入性肺炎、窒息:吞咽障碍引起食物误吸是导致卒中后肺炎的首要危险因素。①动态评估吞咽功能,及时地掌握患者的吞咽情况。②增加口腔护理的频次和范围,及时清除口腔、咽部分泌物中的细菌,同时刺激口腔黏膜的神经末梢受体,进一步提高咳嗽反射状况。③选择合适的餐具,禁止吸管饮水,改变食物的形态、质地、黏度,提供充足的进食时间使患者有充分的吞咽准备,以减少误吸、增加吞咽效率。④发现误吸先检查口咽,如见异物,应立即清除。鼓励患者咳嗽,无咳嗽反射者迅速将患者头转向一侧,立即用示指裹以毛巾或布块,伸指入口至咽壁,感知异物并快速清除,或使用负压吸引装置吸出异物,随即行间断正压呼吸,先用纯氧,如误吸时间较长,可行呼气末正压通气,使肺泡重新扩张。如已确诊吸入性肺炎,需要遵医嘱应用抗菌药物。窒息的应急处理推荐首选海姆立克急救,操作要点为冲击吸入异物者的腹部及膈肌下软组织,以此产生向上的压力,进而挤压肺部残留气体形成向上的气流,使堵在气管中的异物向外冲击。

• 脱水、电解质紊乱、营养不良:须定期评估脱水状况及营养水平,例如记录 24 h 出入量、尿液颜色、血清电解质、尿比重、皮肤黏膜是否干燥。措施:在不引起误吸的前提下,对饮食结构进行优化和调整。给患者提供液体或含水量高、热量高的食物,也采用静脉补液或胃管内注水的方法,针对营养不良的患者选择合适的口服营养补充剂、肠内或肠外营养方案。

• 心理与社会交往障碍:因不能经口进食、长期留置鼻饲管等原因,会出现焦虑情绪、自我形象的改变,患者容易产生抑郁、社交隔离等精神心理症状,影响生存质量、增加家庭及社会负担等多种不良结果,所以医护人员须帮助患者树立康复信心、疏导不良情绪、耐心倾听、做好心理护理。

引导学生思考对于吞咽障碍留置胃管的患者的拔管指征以及拔管后进食注意事项。

长期留置胃管降低患者舒适度,对胃管依赖性提高,增加并发症的发生率,不利于吞咽功能的恢复。因此,及时准确地判断留置胃管患者吞咽功能的恢复情况具有重要的意义。

目前,临床上并没有专门针对留置胃管拔出时间和时机的标准,绝大多数患者在出院时、患者无法忍受时或者遵医嘱拔管。参考指征如下:①病情稳定,饮水试验基本正常。②意识清楚并有一定的认知功能。③进食训练中每餐可进食 200 mL 以上,连续 3 d

无不适。④行常规体位或体位代偿下仪器检查未见严重误吸、重度口咽腔滞留。⑤标准吞咽功能评估量表(SSA)判定结果正常。对于拔除胃管经口进食者,一定要注意所进食物的性状、温度、进食的角度及每次进食量。拔管后每周应用 SSA 进行吞咽功能评定,根据评分和分级决定是否需要再次置管。拔管后仍须进行吞咽功能训练直至完全代偿恢复,指导进食流质食物逐步过渡到半流质饮食,直至正常饮食,并适当控制食量,预防消化不良,可根据情况适当给予肠外营养补充能量,做好病情观察和综合治疗。

(2)脑过度灌注综合征(cerebral hyperperfusion syndrome,CHS)的护理

1)围手术期病情观察:严密观察患者的生命体征、意识、瞳孔、肌力、神经功能的变化,治疗和护理尽量集中,减少对患者刺激。重视患者主诉,如有头痛、恶心或神经功能的改变,应及时通知医生,必要时行头颅 CT 排除脑出血。

2)围手术期用药护理:①抗血小板聚集,术前服用氯吡格雷(75 mg,1 次/d)联合阿司匹林肠溶片(100 mg,1 次/d)标准化抗血小板聚集治疗≥3 d,若术前未标准化抗血小板聚集治疗,则术中静脉泵注替罗非班,术后常规服用6～9个月氯吡格雷联合阿司匹林肠溶片,根据复查结果调整为阿司匹林肠溶片长期服用。阿司匹林肠溶片一般应在饭前服用,若出现胃部不适或无法耐受,可改为饭后服用,服用期间尽量避免同时使用非甾体抗炎药,尤其是布洛芬可影响阿司匹林的抗血小板作用,还可能导致支气管痉挛引起哮喘发作。氯吡格雷发生漏服时,如在常规服药时间的 12 h 之内漏服,应立即补服;若超过12 h 应在下次常规时间服药,无须剂量加倍。使用抗血小板聚集药物期间定期大便隐血试验及血常规检查,不能随意停用,按时按量服用,常见不良反应有胃肠道不适、少数可能发生过敏反应,使用期间注意观察患者有无异常出血,如呕血、便血、黑便、牙龈出血、皮下淤血、咯血、月经过多等。②抗血管痉挛:术前 2 h 静脉泵注尼莫地平注射液,避免聚氯乙烯输液器材、避光、避免乙醇过敏、避免双硫仑药物反应等,严重肝功能损害者、哺乳期妇女禁用,不良反应主要有血压下降、肝炎、皮肤刺痛、胃肠道出血、血小板减少、偶见一过性头晕、头痛、面色潮红、呕吐、胃肠不适等。③稳定斑块:肝肾功能正常的患者术前常规加服阿托伐他汀。④调控血压:术后严密观察血压 3～5 d,本案例使用乌拉地尔注射液和尼卡地平注射液,注意降压速度不宜过快,根据对药物的敏感程度设置监测频率。⑤镇静药物:出现烦躁、谵妄状态时及时给予右美托嘧啶静脉泵入,右美托咪定对患者镇静和镇痛起效快,具有半衰期短、作用时间短、镇静水平易调节、容易唤醒、血流动力学稳定、呼吸抑制作用轻、谵妄等不良反应发生率低、防止严重低血压及严重心动过缓等不良事件的发生等优点。镇静期间,严密观察患者呼吸、心率、血压、血氧饱和度,每 1～2 h 唤醒患者一次,观察意识、神经功能有无改变,预防因低血压引发的脑缺血和脑梗死。

引导学生思考对于发生脑过度灌注的危险因素是什么？如何预防和减少 CHS 的发生？从而引出 CHS 临床表现和诊断的相关知识。

有研究表明,CHS 最主要的临床危险因素是高血压,包括术前长期高血压和术后血

压波动;其他常见临床危险因素包括女性、手术近期在患侧发生大面积缺血性卒中、颈动脉近闭塞(即非常严重的颈动脉狭窄伴远端血管塌陷)、对侧颈动脉狭窄≥70%以及冠心病。预防和减少CHS发生的主要措施包括选择合适的手术时机和麻醉方式、控制血压、预防性使用脱水降颅内压的药物等。

CHS的临床症状由过度灌注导致的颅内出血或血管源性脑水肿所致,临床表现为术侧搏动性头痛、眼眶痛、癫痫、局灶性神经功能障碍(视力下降、失语或肌力下降)和意识障碍,也可出现颅内压增高症状,严重时可发生脑出血。单纯脑组织肿胀型CHS的神经功能缺损常为短暂性,影像学无新鲜梗死灶。癫痫发作通常为部分性,逐步进展为全面性强直-阵挛性发作,也可表现为突发的全面性发作,且可持续至术后2周,1/3的脑过度灌注综合征患者仅表现为癫痫发作,1/3仅表现为偏瘫,余1/3同时表现为癫痫发作和偏瘫。研究显示,颈动脉支架成形术与颈动脉内膜切除术导致的脑过度灌注综合征有所不同,前者好发于术后数小时内,后者好发于术后3~6 d,最迟发生于术后28 d。影像学表现为术后患侧脑血流量增加超过基线检查时的100%,且排除新发颅内缺血灶。结合上述临床特征和影像学表现,可以诊断CHS。仅存在影像学过度灌注而无相关临床症状时,称为脑过度灌注现象。正电子发射体层成像(PET)、单光子发射计算机断层成像(SPECT)、TCD、CT和MRI等均可用于脑过度灌注综合征的诊断。

(3)肠内营养支持的护理

1)肠内营养制剂:现配现用,配置的肠内营养制剂常温保存不宜超过4 h,超过4 h应置于冰箱冷藏,24 h内未用完应丢弃;成品肠内营养制剂应根据产品说明保存。配置完成或开封后标注日期及操作人,宜将营养液加热至37~40 ℃。

2)喂养操作:无特殊体位禁忌时,喂养时应抬高床头30°~45°,喂养前回抽检查胃残留量,喂养结束后宜保持半卧位30~60 min。一次性输注者,可使用注射器缓慢注入喂养管,根据营养液总量分次喂养,每次推注量不宜超过400 mL。每次喂养前后、给药前后和胃残留量检测后,应用20~30 mL温开水脉冲式冲管。

3)喂养管的维护:经鼻喂养管宜采用弹性胶布固定喂养管。应每天检查管道及其固定装置是否在位、管道是否通畅、喂养管固定处皮肤和黏膜受压情况。长期置管时,应每隔4~6周更换导管至另一侧鼻腔。

引导学生思考肠内营养喂养过程中可能出现的不良反应,引入常见并发症的处理相关知识。

中华护理学会《成人肠内营养支持护理团体标准(2023版)》中针对并发症的护理指出以下几点。

1)胃潴留的护理:可使用≥50 mL的营养液注射器、床旁超声仪等方法评估胃残留量。胃残留量>200 mL时,应评估患者有无恶心呕吐、腹胀、肠鸣音异常等不适症状;如有不适,应减慢或暂停喂养,遵医嘱调整喂养方案或使用促胃肠动力药物。胃残留量>

500 mL,宜结合患者主诉和体征考虑暂停喂养。

2)腹泻的护理:应观察患者腹泻频次,排便的色、质、量,及时与医生沟通。对于营养液输注过快引起的腹泻,应减慢输注速度,可使用输注泵控制输注速度。对于营养液温度过低引起的低温型腹泻,可使用加温器。

3)恶心呕吐的护理:应查找造成恶心呕吐的原因。应降低输注速度,可协助患者取右侧卧位。

4)喂养管堵塞的护理:用20~30 mL温开水通过抽吸和脉冲式推注的方式冲洗喂养管。若无效,可使用5%碳酸氢钠溶液20~30 mL冲洗喂养管。以上操作均无效时,应告知医师。

5)误吸的护理:应立即暂停喂养,查找造成误吸的原因。应鼓励患者咳嗽,协助取半卧位,昏迷患者应头偏一侧。若患者出现气道梗阻或窒息症状,应立即给予负压吸引。应观察患者的生命体征,遵医嘱用药。

5.护理效果评价　按照护理程序,对患者实施护理措施后,进行效果评价。根据本案例患者的护理计划,在实施相应的护理措施后,针对不同的观察指标,持续动态地评价护理效果及护理质量。引导学生针对主要的护理问题及护理措施,实施后做出相应的效果评价。

(1)患者入院时,吞咽功能受损,给予留置胃管和饮食指导,制订循序渐进的吞咽功能康复训练,住院期间不发生误吸,出院时患者吞咽功能基本恢复。

(2)患者入院时,轻度运动性失语,制订言语康复训练计划,帮助患者选择合适的语言表达方式,出院时患者言语水平能满足日常生活需求。

(3)患者入院时,基底动脉闭塞所致脑局部血流量灌注异常,术后至出院时患者未出现异常脑灌注量和脑出血。

(4)住院期间患者跌倒、坠床预防措施妥当,未发生跌倒、坠床。

(5)住院期间患者下肢深静脉血栓、泌尿系统感染预防措施妥当,未发生下肢深静脉血栓、泌尿系统感染。

(六)背景信息

后循环卒中占全部缺血性卒中的15%~20%,而基底动脉闭塞则是其中最严重的临床疾患,若未得到及时治疗,病死率可高达80%~95%。基底动脉闭塞可出现从孤立性脑神经麻痹或偏瘫到闭锁综合征或死亡等严重程度不同的临床表现。一部分的急性基底动脉闭塞患者经过药物治疗,进入非急性期阶段,此阶段可选择的治疗方式包括药物治疗、血管内治疗及颅内外动脉搭桥治疗等,但最佳治疗手段尚不明确。

本案例患者在无明显诱因出现头晕症状,在当地医院治疗后未好转,出现头晕加重伴恶心呕吐,进一步来河南省人民医院进行治疗。在治疗期间,严密观察基底动脉闭塞开通围手术期病情变化,针对患者存在吞咽障碍、营养失调、脑灌注量改变等多种护理问题,探讨有效的护理计划,按照护理程序有序、动态开展。

本案例分析针对该基底动脉闭塞开通病例进行了详细的护理计划及护理措施呈现,将指南的基本原则与患者个体化情况进行深度融合,为患者提供合理的个体化护理方案,突出针对该类患者护理的重点、疑难点,结合相关新业务、新技术,并指出未来研究方向,以便为专业研究生实践学习提供参考。

(七)关键要点

关于基底动脉闭塞患者的护理,明确其主要的护理诊断,设置行之有效的护理目标,计划有循证依据的护理干预手段,动态进行护理评价干预效果,不断进行完善和调整,是提高其生活质量的重要过程。在护理程序的实施过程中,主要围绕以下 5 个关键要点展开。

(1)基底动脉闭塞患者护理诊断的确定、分类、排序,将危及患者生命的护理诊断优先排序,并给予密切关注。

(2)针对基底动脉闭塞患者制订护理计划,要具备可操作性强、适用性强的特点,且符合患者目前的生理需求及远期康复锻炼计划。

(3)查找相关的文献、指南,整理出该类患者的有效护理措施,注重有证可循。

(4)实现对基底动脉闭塞患者的护理效果的动态评价。

(5)家属对基底动脉闭塞的认识及掌握度,做好患者的社会支持,促进患者疾病康复的转归。

第五节 颈动脉狭窄血管内介入治疗术后患者的护理

一、案例内容

(一)基本信息

姓名:李某 性别:男性 年龄:55 岁 婚姻:已婚 籍贯:驻马店 职业:农民
入院日期:2023-01-18

(二)护理评估(病史采集:2023-01-18 08:47)

1.健康史

(1)主诉 突发言语不清20余天。

(2)现病史 患者20余天前突发言语不清,口角歪斜,左侧面部麻木伴肢体无力。就诊于当地医院,查头颅MRI提示"①右侧颞叶、额顶叶交界、顶叶皮质急性梗死;②左侧侧脑室后角旁腔隙性脑梗死;③右侧颈内动脉纤细并显影浅淡;④双侧大脑后动脉局限性狭窄"。为求治疗来河南省人民医院,门诊以"脑梗死"收住脑血管病科。入院体格检查:神志清楚,精神欠佳,言语不清,饮食正常,睡眠正常,大小便正常。

(3)日常生活型态

1)饮食:平日三餐规律进食,调味偏咸,以精细面食为主。早餐一般为粥、包子、咸菜,午餐、晚餐主要以面条、米饭、饺子,辅以蔬菜肉类。每日饮水量1500~2000 mL,以白开水为主。入院后饮食正常,体重无明显变化。

2)睡眠/休息:平时睡眠规律,一般晚9~10点入睡,早6~7点起床,午休1 h。

3)排泄:平日大小便正常,小便4~5次/d,夜间排尿1~2次,小便色清,淡黄色,无泡沫,尿量2000~2500 mL/d。大便1次/d,为成形软便。

4)自理及活动能力:平时日常生活可以自理,工作以农活为主,承担家里部分家务。发病后未影响自理能力。

(4)既往史 "高血压"20余天,最高血压218/110 mmHg,口服硝苯地平控释片20 mg每日1片,血压控制在130/80 mmHg左右;"高血糖"20余天,空腹血糖8.0~9.0 mmol/L,未服用降糖药物。否认心脏病病史,否认肝炎、结核、疟疾病史,预防接种史随当地进行,否认手术、外伤、输血、献血史,否认食物、药物过敏史。

(5)个人史

1)出生及生长情况 生于原籍,久居本地,农民,初中学历,无疫区、疫情、疫水接触史,无牧区、矿山、高氟区、低碘区居住史,无化学性物质、放射性物质、有毒物质接触史,无吸毒史。

2)婚育史 20岁结婚,配偶体健,夫妻关系和睦。育有1儿1女,均体健。

3)过敏史 否认食物、药物过敏史。

4)嗜好 饮酒史30余年,200~250 mL/次频率(1周5次);吸烟史30余年,20支/d。

(6)家族史 父亲体健,母亲亡故,因"高血压、糖尿病并发症"去世;2弟1妹均体健。否认特殊家族性遗传病史。

(7)心理状况

1)情绪状态 患者在当地医院治疗效果差,配偶及儿女担心患者以后的生活,患者言语功能缺陷使沟通交流不畅,家属不能准确理解患者需求和情绪,出现焦虑等不良情绪。

2)家属对患者所患疾病的认识 患者吸烟、饮酒史较久,家属对患者平时身体状况有基本认知,但此次发病较急,对疾病的发展以及预后未知,患者配偶为初中学历,知识水平有限,讲解的许多问题都无法理解,子女文化程度及素质较高,期盼医护人员给予更详细、具体的讲解和指导,也表示会积极配合医生的治疗,挽救患者的生命,希望经常沟通了解患者的病情。

3)重大应激事件及应对情况　患者父亲、配偶及子女近期未遇到重大应激事件,应急处置能力较差,平日无特殊爱好,久居家中;患者家人平易近人,待人和善,经常帮助他人,心思细腻,较敏感。

(8)社会状况

1)社会支持系统　夫妻关系融洽,家人和睦,配偶及子女均时刻陪护,给予精心的照护,经常给予安慰及关心。发病以来,家人对其病情非常关注,对患者给予足够的关心和照顾,此次入院,配偶、儿女轮换陪护,家里的事务已经全部安排妥当。

2)居住与工作环境　现与配偶生活在一起,生活设施完善。

3)经济状况与付费方式　父亲年老,配偶无职业。儿女未成家,家庭经济负担大。

2.体格检查

(1)生命体征　T 36.2 ℃,P 72 次/min,R 18 次/min,BP 143/76 mmHg,H 172 cm,W 72 kg。

(2)一般检查　发育正常,营养良好,正常面容,表情自如,自主体位,神志清楚,查体合作。皮肤黏膜正常。全身浅表淋巴结无肿大。头颅五官检查均正常。胸廓正常。呼吸运动正常。心脏听诊无异常。肝、脾触诊无异常。肾叩击无异常。腹部检查无异常。

(3)专科检查　神志清楚,轻度运动性失语,右利手,双侧瞳孔等大等圆,直径3.0 mm,对光反射灵敏,眼球各向运动自如,粗测视力、视野无异常,额纹对称,口角歪斜,伸舌居中,四肢肌力、肌张力正常。

3.护理评估评分汇总　具体内容详见表1-32。

表1-32　护理评估评分汇总

量表名称	分值
NIHSS 评分	2分(轻度卒中)
改良 Rankin 量表(mRS 评分)	1分
Barthel 指数评定量表	100分(无需依赖)
住院患者跌倒/坠床风险评估表	2分(低危风险)
Caprini 评估量表	6分(高危风险)
Braden 压疮评分量表	23分(无风险)
营养风险筛查(NRS 2002)	0分(无营养风险)
DVT 评分	8分(高危风险)

4. 辅助检查

（1）头颈 CTA　①两侧颈总动脉软斑,管腔轻度狭窄;②双侧颈总动脉分叉处混合斑,管腔中度狭窄;③左侧颈内动脉起始部混合斑,管腔重度狭窄;④右侧颈内动脉 C1～C3 段闭塞:虹吸部可见硬斑,管腔轻中度狭窄;⑤右侧椎动脉全程纤细,V4 段软斑,管腔中重度狭窄;⑥左侧椎动脉起始部硬斑,管腔轻度狭窄,V4 段软硬斑,管腔轻度狭窄;⑦脑动脉硬化。见图 1-21、图 1-22。

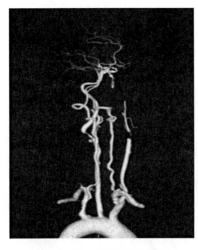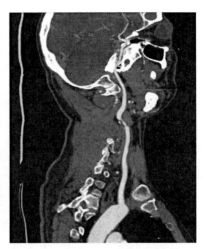

图 1-21　头颈 CTA ①　　　　　图 1-22　头颈 CTA ②

（2）磁共振平扫　①右侧半卵圆中心、放射冠区、侧脑室前角旁、颞枕叶亚急性-慢性期梗塞,周围软化灶并胶质增生;②T_2 白质高信号(推测血管源性)。见图 1-23。

（3）左颈内动脉起始段重度狭窄血管造影　见图 1-24。

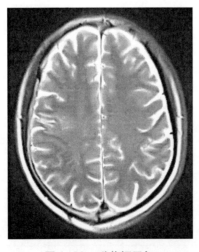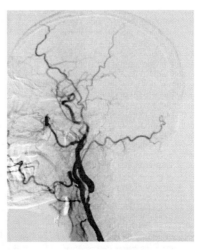

图 1-23　磁共振平扫　　　　图 1-24　左颈内动脉起始段重度
　　　　　　　　　　　　　　　　　　狭窄血管造影

（4）右椎动脉开口重度狭窄血管造影　见图1-25。

（5）右颈内动脉闭塞血管造影　见图1-26。

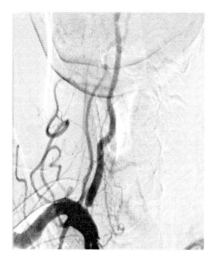 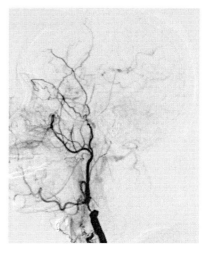

图1-25　右椎动脉开口重度狭窄血管造影　　图1-26　右颈内动脉闭塞血管造影

（6）实验室阳性结果　总蛋白62.3 g/L，白蛋白37.6 g/L，高密度脂蛋白1.09 mmol/L。脂蛋白a 66.10 mg/dL。基因检测提示：*PEARI* 为野生型，对阿司匹林应答好；*ABCBI*（2677T>G）基因型为GG突变纯和型，如血脂高，需要降脂治疗时，建议选用阿托伐他汀和普伐他汀。

（三）护理计划

具体内容见表1-33。

表1-33　护理计划表

时间	护理诊断	诊断依据	目标	护理措施
2023-01-18 09：00	脑组织灌注不足与局部脑动脉管腔狭窄有关	影像学结果显示脑动脉管腔局限狭窄	住院期间患者脑灌注量充足，生命体征平稳	1. 保持病房环境温湿度适宜，定时开窗通风，避免患者出现大汗及腹泻等情况。 2. 动态监测生命体征的变化，出现异常时遵医嘱处理。 3. 每日保证充足的饮水量≥2000 mL，必要时遵医嘱静脉输液扩容。
2023-01-18 09：00	语言沟通障碍与言语运动中枢发生病变有关	轻度运动性失语	住院期间患者对沟通的满意度提高	1. 认真耐心倾听患者说话，必要时让患者通过书写表达。 2. 在康复师指导下为患者制定口形训练、口语表达训练及朗读训练。 3. 根据病情安排每日训练时间，遵循短时间、多频率的原则。

续表 1-33

时间	护理诊断	诊断依据	目标	护理措施
2023-01-18 09:00	焦虑 与疾病相关知识缺乏、担心预后有关	言语不清伴左侧肢体无力,当地治疗效果不明显,担心预后	患者能正确面对疾病,保持良好的心态,树立战胜疾病的信心	1.向患者进行疾病相关知识讲解,介绍成功病例,增加患者战胜疾病信心。 2.介绍舒缓情绪的方法,如深呼吸,听舒缓音乐等。 3.鼓励患者培养兴趣与爱好,保持良好的心态。
2023-01-18 09:00	知识缺乏 缺乏疾病、药物及护理等相关知识	患者及配偶高龄,学历低,获取知识途径有限	患者及其家属能理解病情、病程及预后,能够积极配合并主动参与治疗护理活动,能够叙述饮食、运动、用药等注意事项	1.由健康管理师运用通俗易懂的语言向患者讲解病程及治疗。 2.针对患者的顾虑给予解释或指导,讲解用药方法及用药的不良反应。 3.定时发放健康教育处方,提供适合患者需求的学习材料,耐心给予解答。
2023-01-19 11:00	营养失调:低于机体需要量 与机体消耗增加、食欲减退有关	总蛋白、白蛋白均低于正常值水平	患者总蛋白、白蛋白水平未再下降	联系营养师,制订全面的饮食营养计划,为患者提供高热量、高蛋白、富含维生素的饮食。
2023-01-30 12:40	脑灌注量改变 与颈动脉、椎动脉狭窄处支架置入有关	术中放置支架使狭窄管腔恢复正常血流供应,且此患者术中放置支架时对颈动脉窦压力感受器产生压迫	患者住院未发生低灌注	1.定时巡视病房,遵医嘱持续心电监护,严密监测患者的血压、心率及面色、神志变化,维持血压在120~140 mmHg。遵医嘱应用扩容、升压、提升心率的药物,给予0.9%氯化钠注射液40 mL+盐酸多巴胺100 mg静脉微量泵泵入,泵入期间每30 min复测血压,必要时增加监测频率,及时调整泵速,避免血压骤升骤降。持续鼻导管低流量吸氧,以改善循环灌注不足引起的机体缺氧状态。 2.遵医嘱静脉补液以增加组织灌注量,根据患者耐受程度调节滴速,避免对心脏负担过重,注意监测电解质水平,以防电解质紊乱。保证每日饮水量不低于2000 mL,观察尿量及尿液颜色。 3.使用床栏,嘱勿剧烈活动及情绪激动,防止因低血压所致头晕而跌倒坠床。 4.严密观察有无脑再灌注损伤及脑出血的前兆症状,一旦发现协助医生处理,做好脑出血、脑梗死应急预案。 5.重视患者主诉,安慰患者,缓解其紧张焦虑情绪,消除其导致迷走神经反射的其他诱因。

续表1-33

时间	护理诊断	诊断依据	目标	护理措施
2023-01-30 12:40	潜在并发症 下肢深静脉血栓	术后股动脉穿刺侧肢体制动24 h,VTE评分9分,极高危风险	住院期间未发生下肢深静脉血栓	1.根据VTE风险分级,针对此患者采用基础预防联合机械预防措施降低VTE发生风险。 2.在病情稳定及无血栓形成的情况下指导患者踝泵运动:下肢呈伸直状态,进行背伸,即脚尖向上勾;再做趾屈,即脚尖向下伸;最后做踝关节360°环绕。从趾屈到中立位再达背伸30°,停留3 s后再缓慢回复到中立位,停留3 s。每日30～50次。 3.指导家属按摩双下肢腓肠肌和比目鱼肌,每次15～30 min,每日3次,以减少静脉的淤滞和促进静脉的回流。 4.留置鞘管侧穿弹力袜,未留置鞘管侧肢体应用间歇性充气加压泵 tid。 5.保护下肢血管,避免在下肢静脉穿刺处输液,定时评估观察肢体末梢血液循环情况、有无皮肤颜色、肢体周径改变,有无感觉异常,评估足背动脉搏动情况。
2023-01-30 12:40	潜在并发症 管道滑脱	患者卧床制动久,依从性一般,留置鞘管有不适感	患者鞘管固定良好,留置期间未发生鞘管滑脱	1.妥善固定,标识位置,定时巡视,每班交接鞘管情况,记录护理单。 2.加强看护,避免患者下肢过屈,预防导管断裂或脱出。翻身时注意鞘管保护。 3.留置鞘管处如有渗血渗液应及时更换无菌敷贴。
2023-02-02 12:40	潜在并发症 便秘	患者术后3 d无大便	患者能够1～3 d排便1次,掌握保持大便通畅的饮食方法及辅助措施	1.每日饮用1500～2000 mL水,充足的水分能使身体排出较多的尿量,减少膀胱和尿道细菌感染的机会,也能使粪便软化,防止便秘的发生。 2.指导进食含粗纤维多的食物,多吃新鲜蔬菜和水果,每天顺时针按摩腹部,必要时遵医嘱给予缓泻剂。 3.在病情允许时尽早进行床上或离床活动。
2023-02-06 13:00	脑灌注量改变与术后闭塞血管开通有关	闭塞血管开通后血流增加	住院期间未发生脑过度灌注	1.严密监测患者血压,遵医嘱用药以保持血压稳定。 2.观察患者意识、神经功能的变化,关注患者主诉,如头痛、恶心等,如有异常,及时报告医生,必要时行头颅CT检查。

续表 1-33

时间	护理诊断	诊断依据	目标	护理措施
2023-02-06 13:00	潜在并发症 泌尿系统 感染	与留置导尿管有关	住院期间患者未出现泌尿系统感染	1. 保证每日饮水量 2000 mL 以上,可每 2 h 夹闭尿管 1 次,保持会阴部清洁,会阴冲洗 bid。 2. 及时评估排尿情况,尽早拔除尿管,拔管动作轻柔避免损伤尿道,拔除尿管前使用中药热奄包,指导按摩、热敷,促进小便顺利排出,避免反复插尿管刺激尿道,造成泌尿系统感染。

(四)护理记录

具体内容见表 1-34。

表 1-34　护理记录表

日期	时间	护理记录
2023-01-18	08:47	患者中年男性,20 余天前突发言语不清,口角歪斜,左侧面部麻木,伴左侧肢体无力。就诊于当地医院,查头颅 MRI 提示:①右侧颞叶、额顶叶交界、顶叶皮质急性梗死;②左侧侧脑室后角旁腔隙性脑梗塞;③右侧颈内动脉纤细并显影浅淡;④双侧大脑后动脉局限性狭窄;为求治疗来河南省人民医院,门诊以"脑梗死"收入院。入院体格检查:神志清,精神欠佳,言语不清,四肢肌力正常,饮食正常,睡眠正常,大便正常,小便困难。 P1:脑组织灌注不足　与局部脑动脉管腔狭窄有关。 I:①保持病房环境温湿度适宜,避免患者出现大汗及腹泻等情况;②动态监测生命体征的变化,出现异常及时遵医嘱处理;③每日保证充足的饮水量≥2000 mL,必要时遵医嘱静脉输液扩容。 O:患者术前病情稳定,未发生脑组织灌注量不足。 P2:语言沟通障碍　与言语运动中枢发生病变有关。 I:①耐心倾听,必要时让患者通过书写表达;②在康复师指导下为患者制订口形训练、口语表达训练及朗读训练;③根据患者情况安排每日训练时间,遵循短时间、多频率的原则。 O:患者能准确表达,沟通效果改善。
2023-01-19	11:00	患者化验结果回示:总蛋白 62.3 g/L,白蛋白 37.6 g/L。 P:营养失调:低于机体需要量　与机体消耗增加、食欲减退有关。 I:联系营养师,制订全面的饮食营养计划,为患者提供高热量、高蛋白、富含维生素的饮食。 O:患者白蛋白水平未再下降。

续表 1-34

日期	时间	护理记录
2023-01-30	12:40	患者局麻下行"左侧颈内动脉开口支架成形术+右侧椎动脉开口支架成形术"。术后右桡动脉穿刺处无菌敷料覆盖,弹力绷带包扎,末梢循环好。右股动脉穿刺留置鞘管处,无菌敷贴妥善固定,遵医嘱给予持续心电监护,患者 HR 56 次/min,R 16 次/min,BP 57/31 mmHg。术后带回 0.9% 氯化钠注射液 40 mL+盐酸多巴胺注射液 100 mg 以 3 mL/h 静脉微量泵泵入,遵医嘱调至 6 mL/h 静脉微量泵泵入。5 min 后,BP 72/43 mmHg。10 min 后,BP 116/62 mmHg。 P1:脑灌注量改变　与颈动脉、椎动脉狭窄处支架置入有关。 I:①严密监测神经功能水平和生命体征,药物泵入期间每 30 min 复测血压,必要时增加监测频率;②遵医嘱静脉补液,监测电解质水平,保证每日饮水量不低于 2000 mL;③使用床栏,嘱勿剧烈活动及情绪激动,做好脑出血、脑梗死应急预案。 O:患者安静状态下收缩压波动在 118~128 mmHg,控制效果可。 P2:有下肢静脉血栓形成风险　与术后穿刺侧肢体制动有关。 I:①指导患者踝泵运动,按摩双下肢腓肠肌和比目鱼肌;②留置鞘管侧穿弹力袜,未留置鞘管侧肢体应用间歇性充气加压泵 tid。 O:住院期间未发生下肢静脉血栓。 P3:有管道滑脱的风险　与留置鞘管有关。 I:①观察鞘管固定是否良好,标识位置,定时巡视,每班交接鞘管情况,记录护理单。留置鞘管处如有渗血渗液及时更换无菌敷贴。②术后病情稳定时可于术后 6 h 拔管,拔管后局部按压 20 min 后按常规股动脉穿刺处绷带加压方法加压包扎,执行股动脉穿刺处护理措施。 O:未发生鞘管滑脱。
2023-01-31	16:40	患者神志清,医生拔除右股动脉穿刺处鞘管,穿刺处无菌敷料覆盖,弹力绷带加压包扎。
2023-02-01	08:30	患者神志清,血压稳定,遵医嘱停止盐酸多巴胺组静脉泵入,嘱下床活动。
2023-02-06	13:00	患者在全身麻醉下行"右颈内动脉闭塞开通术",术后麻醉已清醒,四肢活动正常,遵医嘱给予持续心电监护,鼻导管吸氧 3L/min,HR 56 次/min,R 13 次/min,BP 114/67mmHg,右股动脉穿刺处无渗血,皮下有淤青,告知主管医生,嘱严密观察,绷带加压包扎,右下肢制动 12 h,右足背动脉搏动好,指导患者做踝泵运动,每次 20~30 组,每 1~2 h 1 组,给予气垫床应用。留置导尿管通畅,妥善固定,引流尿液清晰呈淡黄色。 P:潜在并发症　泌尿系统感染。 I:①保证每日饮水量 2000 mL 以上,可每 2 h 夹闭尿管 1 次,保持会阴部清洁,会阴冲洗 bid;②使用中药热奄包,指导按摩、热敷。 O:患者住院期间未发生泌尿系统感染。
2023-02-07	12:30	遵医嘱拔除尿管,排尿顺利。
2023-02-11	10:30	患者治愈出院。

(五)小结

颈动脉狭窄是指血液由心脏通向脑和其他部位的主要血管(颈动脉)出现狭窄的疾

病。颈动脉狭窄的危害是使供血动脉区脑组织缺血、缺氧,严重者造成神经功能障碍。颈动脉管腔狭窄多由于颈动脉的粥样硬化斑块导致,其发病率较高,在 60 岁以上人群中颈动脉狭窄患者占 9%,多发生在颈总动脉分叉处和颈内动脉起始段。有些狭窄性病变甚至可能逐渐发展至完全闭塞性病变。目前,血管内治疗已经成为颈动脉狭窄血运重建治疗的重要手段。本案例针对 1 例颈动脉串联病变血管内治疗术后的临床观察进行了总结,并进行了详细的护理计划及护理措施呈现,密切观察病情变化,做好护理评估,制订详细护理措施,严格血压管理、并发症预防管理是该案例的护理重点,也是减少并发症发生,提高治愈率的重要措施。

二、案例使用说明

(一)教学目的与用途

1. 适用课程　本案例适用于《卒中护理专科课程》中的颈动脉狭窄血管内治疗患者护理部分内容的学习,主要是为脑血管病专业老师开发,适合具有一定理论基础的学生和护士学习。

2. 教学目的　本案例展示了颈动脉狭窄患者血管内治疗护理过程(图 1-27)。案例中患者入院后完善相关检查,给予抗血小板药物、扩充血容量治疗,病情平稳后,先行"全脑血管造影术+左侧颈内动脉支架置入术+右椎动脉开口支架植入术",稳定后行第 2 次手术"右侧颈动脉闭塞开通术",术后密切观察神志、肌力、瞳孔、生命体征及病情变化,根据术后情况给予积极控制血压和心率、用药观察、营养支持、基础护理、并发症的预防以及早期康复等各项护理措施,准确记录护理经过。经过精心的治疗和护理,24 d 后病情治愈出院。体现了准确评估病情、尽早干预的重要性。案例提供了患者入院→手术→出院全过程的责任护士完整的护理评估、计划和实施的过程。

通过本案例学习,希望学生达到以下要求。

(1)了解颈动脉狭窄的病因、解剖特点和临床表现。

(2)熟悉颈动脉狭窄的临床表现、辅助检查方法及治疗方法。

(3)熟悉卒中后失语的相关知识。

(4)掌握颈动脉狭窄患者问诊及体格检查的主要内容,资料收集详尽且全面。

(5)掌握颈动脉狭窄血管内治疗围手术期的观察、护理要点及并发症管理。

(6)掌握颈动脉狭窄患者的病情观察要点,根据病情找出患者主要护理问题,制订相应的护理计划。

用途:用于专业学位研究生进行病房教学查房使用。

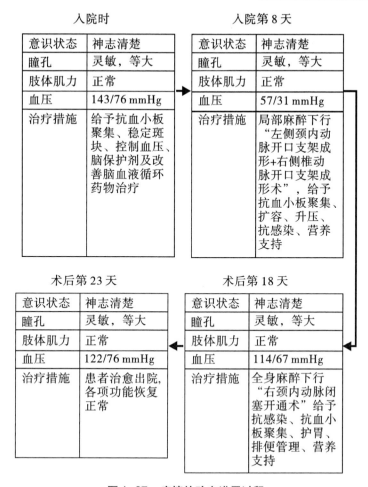

图1-27　病情的动态进展过程

(二)涉及知识点

根据本案例涉及的知识点进行罗列,具体知识点项目详见表1-35。

表1-35　本案例涉及相关知识点

序号	知识点	序号	知识点
1	颈动脉狭窄	5	心脏功能的评估
2	颈动脉压力感受器	6	颈动脉狭窄介入术后并发症
3	卒中后失语评估与护理	7	股动脉穿刺点的护理
4	穿刺动脉的评估	8	预防下肢深静脉血栓的护理

(三)启发思考题

1. 颈动脉狭窄患者入院后须监测及评估的主要内容有哪些?

2. 入院后针对患者提出的护理诊断/问题,是否全面,有无不妥?

3. 根据患者现存的主要护理问题,如何设计有效的护理计划?

4. 根据案例患者面临的护理诊断,须重点实施的护理措施有哪些? 具体如何实施?

5. 按照护理程序,对患者实施护理措施后,效果如何评价?

(四)思路分析

本案例以 1 例中年颈动脉狭窄男性患者的入院诊疗经过为背景,在责任护士对该患者已完成的护理评估及护理记录的基础上,引导学生分析以"突发言语不清 20 余天"为主诉,诊断为脑梗死、颈动脉狭窄患者的护理重点内容。依据患者入院后病情变化及主要诊疗经历,按照北美护理协会推出的护理诊断手册,引导学生分析患者现存及潜在的护理诊断,并制订相应的护理计划;及时评价护理干预的效果,效果不好时,应找出具体原因进行分析,不断调整新出现和动态变化的护理诊断,随之调整护理计划。结合护理计划和护理记录,引导学生分析其是否全面,使其掌握颈动脉狭窄患者整个护理程序的重点,提升准确发现护理诊断/问题,制订个体化、全面的护理措施,评价护理效果的能力。案例详细分析及步骤如图 1-28 所示。

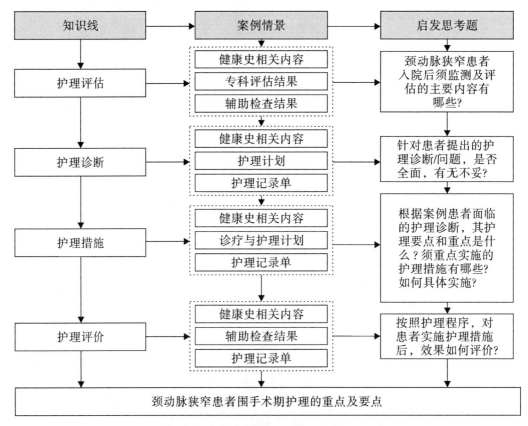

图 1-28 案例分析步骤框架图

(五)理论依据与分析

1.颈动脉狭窄患者入院后及术后须监测及评估的主要内容 此处可引导学生思考对于颈动脉狭窄患者除了健康史相关内容(主诉、现病史、既往史、日常生活型态、个人史、家族史、社会心理状况等)的评估外,入院后还应评估哪些内容? 了解患者入院后全面护理评估包含哪些常规的内容(如是否应该常规评估吞咽功能、跌倒/坠床风险、自理能力及营养状况)? 从而引出该患者须重点监测和评估的内容(专科评估,如语言功能、穿刺动脉、心脏功能等)。

(1)卒中后失语评估 引导学生思考对于脑卒中患者如何识别语言障碍和判断其类型? 针对语言障碍可采取的治疗方案? 可提供哪些措施提高此类患者的配合程度?

卒中后失语(post-stroke aphasia,PSA)指脑卒中导致优势大脑半球语言功能区受损而引起的获得性语言障碍,出现自发言语、听理解、复述、命名、阅读和书写6个部分语言功能不同程度受损。PSA占全部失语症的80%,首次卒中后PSA发生率可达32%。尽管急性期PSA患者有一定程度的自发性恢复,多数仍会遗留一定程度言语功能障碍。PSA不仅严重影响患者交流,而且由于理解力下降、发音困难等使患者无法理解康复指令,难以配合其他康复训练,影响脑卒中的整体预后。卒中后失语的临床表现有:①自发性语言障碍,包括非流利性失语、流利性失语;②复述障碍;③命名障碍;④听理解障碍;⑤阅读障碍;⑥书写障碍。护理人员应用简易有效的工具进行言语筛查,推荐的筛查工具有:语言筛查量表(LAST量表)(图1-29)。脑卒中急性期病情稳定后进行系统的PSA评定有助于指导PSA患者的康复治疗及评估康复疗效。PSA按照八分类法可分为:①运动性失语(Broca失语);②感觉性失语(Wernicke失语);③传导性失语;④经皮质运动性失语;⑤经皮质感觉性失语;⑥经皮质混合性失语;⑦完全性失语;⑧命名性失语。评定内容应包括PSA分型和严重程度。可通过自发语、听理解、复述3个步骤进行PSA分型(图1-30),同时进行听理解、自发言语、复述、命名、阅读和书写等6个方面的全面评估和PSA严重程度的评估。

(2)穿刺动脉的评估 引导学生思考神经介入手术如何选择穿刺动脉及不同穿刺动脉的优缺点? 如何判断所选择穿刺动脉的功能状态?

股总动脉因其直径大、定位明显、易穿刺,现成为理想的置管血管。经股动脉入路(transfemoral approach,TFA)是介入治疗首选入路。了解这一区域的血管及解剖结构有助于减少进入血管时的并发症。腹股沟韧带起于髂前上棘,止于耻骨结节。髂外动脉在腹股沟韧带下方出骨盆后被称为股总动脉。股总动脉从腹股沟韧带穿过股骨头内1/3,至远端股骨头下方靠近股骨颈和股骨小转子结合处分叉成股浅动脉和股深动脉。在股总动脉水平,股静脉位于动脉内侧,股神经位于动脉外侧。术前应评估患者是否存在外周血管病(peripheral vascular disease,PVD)和血管手术史。外周血管病的症状包括跛行、静息语言筛查量表(LAST，language screening test)作为语言功能的正式筛查量表，患者回答问题时间为5秒，包含5个检查项目，共15个问题目录，1分为回答完美，0分为回答不完美(包括回答错误，回答失败等)，量表最高分15分(中位分值10分)

	评估内容	最高分
命名	•对5个黑白图片进行命名，图片内容均为日常熟悉，别称或缩写均算正确(如短吻鳄-鳄鱼，TV-电视机)	5分
复述	•复述一个名词包括4个音节； •复述一个18单词的语句包括11个音节和3个辅音	2分
自动言语	•从1数到10，且无错误和遗漏	1分
图片再认	•识别4个黑白图片	4分
言语指令	•患者执行3个语言指令(简单的、半复杂的和复杂的)包括：使用身体的某一部分或者房间内的简单物体	3分

图1-29　语言筛查量表

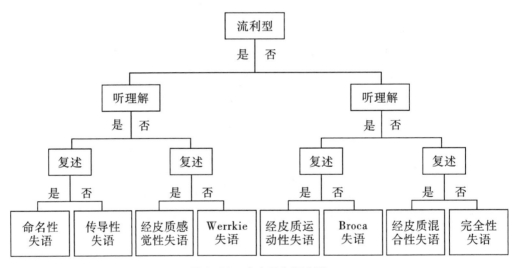

图1-30　卒中后失语分型

痛和远端缺血性组织缺失。由于外周血管病经常是无症状的,故检查双侧股动脉、腘动脉、胫骨后动脉和足背动脉搏动同等重要,注意脉搏是否缺失、减弱或正常(通常0、1、2个或以上)。动脉上皮肤有切口的,提示之前做过血管介入,包括动脉旁路移植和内膜切除。此外,股动脉听诊听及杂音时,提示存在狭窄。如果股动脉搏动消失或减弱,很可能是腹主动脉、髂动脉闭塞性疾病,提示需要进行术前影像学检查,如CT扫描或磁共振血管造影。影像检查结果可能导致选择不同的穿刺点(对侧股动脉、肱动脉或桡动脉)。如果股动脉搏动正常,但远端搏动减弱或缺失,很可能是股动脉-腘动脉疾病。尽管这不是股动脉入路的禁忌证,但是在手术前获得踝-肱指数和/或进一步进行影像学检查建立恰当的基线信息是很重要的。

经桡动脉入路(transradial approach,TRA)作为一种新型方式具有较高的安全性和有效性。桡动脉的生理解剖为,由肱动脉移行发出,沿桡骨一侧走行,越过掌骨与尺动脉交汇,形成掌深弓。桡、尺动脉除主支交汇外,还发出多个分支交汇形成侧支循环,故桡动脉发生阻塞后,手掌部通常依然有侧支循环供血。TRA 通常是在腕横纹上 1～2 cm、桡动脉搏动最为明显处进行穿刺,因其位置较浅,便于穿刺和止血。而桡动脉闭塞(radial artery occlusion,RAO)是 TRA 的一种比较常见并发症,虽然通常没有症状,但这可能会影响到后续桡动脉介入通路的建立。所以,为了保证近端桡动脉通畅,人们开始尝试在更远位置进行穿刺。远端经桡动脉入路(distal transradial accesss,DTRA)是在腕舟骨或大多角骨上方的解剖鼻烟窝水平上穿刺桡动脉,降低了因 RAO 而手部缺血的风险,保留了近端桡动脉以备未来使用,并对于左侧入路和手臂旋后受限患者也具有人体工程学优势。TRA 或 DTRA 均取采用改良艾伦试验和 BARBEAU 试验评估手部侧支灌注功能及桡动脉闭塞后手部缺血风险。改良艾伦试验具体做法如下:①患者抬高被检查的手,紧握 30 s;②检查者同时压迫桡动脉和尺动脉,阻断血液;③此患者保持抬手姿势,张开双掌,正常情况下,手掌仍发白;④继续压迫桡动脉的同时,松开尺动脉,手掌在 5～15 s 内充血变红,提示正常。BARBEAU 试验具体做法如下:患者平举被检查侧手,拇指末节连接氧饱和度指套;记录基础氧饱和度数值和波形;同时压迫尺动脉和桡动脉,使屏幕显示脉氧波形为直线;氧饱和度数值降至 0 后,再观察 5 s;松开尺动脉,分别记录脉氧波形和数值恢复基础值的时间,大于 10 s 提示血管可能存在问题。临床上还可以借助高频超声检查测量桡动脉和尺动脉血流动力学参数。

(3)心脏功能的评估 心源性栓塞性卒中(cardio embolic stroke,CES),简称心源性卒中,是指来自心脏和主动脉弓的栓子通过循环导致脑动脉栓塞引起相应脑功能障碍的临床综合征。在非急性期可通过行心脏听诊确定有无病理性杂音、标准 12 导联心电图检查及超声心动图等检查明确栓塞来源,针对心功能异常的患者尽早保护干预。

由于颈动脉狭窄多在颈总动脉分叉处或颈内动脉起始处,置入支架时往往需要覆盖颈动脉窦。在进行支架置入过程中或置入后颈动脉压力感受器受扩张刺激引起迷走神经张力升高,反射性引起心率减慢、血压下降。手术操作时间越长,对颈动脉窦的刺激就越大,术后持续性低血压、低心率的风险越大。因此,术前应做好患者心功能评估。心功能Ⅲ级以上、明显肺功能异常者全身麻醉耐受差,手术风险大;基础心率≤50 次/min,阿托品试验阳性或动态心电图监测有长间歇者,须在临时心脏起搏器保护下手术。合并严重冠状动脉狭窄者,应避免术中、术后长时间低血压,以防低血流灌注诱发急性冠脉综合征。

2.针对患者提出的护理诊断/问题

(1)入院时主要护理诊断/问题

1)脑组织灌注不足 与局部脑动脉管腔狭窄有关。

2)语言沟通障碍　与言语运动中枢发生病变有关。

3)焦虑　与疾病相关知识缺乏、担心预后有关。

4)知识缺乏　缺乏疾病、药物及护理等相关知识。

(2)术后3 d主要护理诊断/问题

1)脑灌注量改变　与颈动脉支架置入有关。

2)潜在并发症　脑出血、脑梗死。

4)有下肢深静脉血栓形成风险　与术后穿刺侧肢体制动有关。

5)有管道滑脱的风险　与留置鞘管有关。

6)有便秘的风险　与卧床制动有关。

(3)出院当天主要护理诊断/问题

焦虑　与担心疾病预后不佳有关。

3. 根据患者现存的主要护理问题,设计有效的护理计划　引导学生思考在患者住院期间,责任护士根据制定出的护理诊断/问题,如何设计有效的护理计划? 一份完整的护理计划单应包括哪些方面?

护理程序是护理计划单表格设计的核心,掌握护理程序是保证护理质量和提高护理水平的重要手段。在患者住院期间,要不断重复评估→诊断→计划→实施→评价步骤的循环过程,因此护理计划单的设计要包括护理评估、诊断、计划、实施后的效果评价几部分(表1-36)。

表1-36　本案例患者护理计划表

时间	护理诊断	诊断依据 (护理评估)	目标	护理措施	护理评价
2023-01-18 09:00	脑组织灌注不足　与局部脑动脉管腔狭窄有关	影像学结果提示脑动脉局限性狭窄	住院期间患者脑灌注量充足,生命体重平衡	1. 保持病房环境温湿度适宜,定时开窗通风,避免患者出现大汗及腹泻等情况。 2. 动态监测生命体征的变化,出现异常时遵医嘱处理。 3. 每日保证充足的饮水量≥2000 mL,必要时遵医嘱静脉输液扩容。	2023-01-18至2023-01-30病情稳定
2023-01-18 09:00	语言沟通障碍　与言语运动中枢发生病变有关	轻度运动性失语	住院期间患者对沟通的满意度提高	1. 认真耐心倾听患者说话,必要时让患者通过书写表达。 2. 在康复师指导下为患者制定口形训练、口语表达训练及朗读训练。 3. 根据病情安排每日训练时间,遵循短时间、多频率的原则。	2023-02-11患者与家属沟通无困难

续表 1-36

时间	护理诊断	诊断依据（护理评估）	目标	护理措施	护理评价
2023-01-18 09:00	焦虑 与疾病相关知识缺乏、担心预后有关	言语不清伴左侧肢体无力,当地治疗效果不明显,担心预后	提高对疾病相关知识的认识,焦虑缓解	1. 向患者进行疾病相关知识讲解,介绍成功病例,增加患者战胜疾病信心。 2. 介绍舒缓情绪的方法,如深呼吸、听舒缓音乐等。 3. 鼓励患者培养兴趣与爱好,保持良好的心态。	2023-01-31 患者及家属焦虑缓解
2023-01-30 12:40	脑灌注量改变 与颈动脉支架置入、椎动脉狭窄处有关	术中放置支架使狭窄管腔恢复正常血液供应,且于术中放置支架压力颈动脉窦压力感受器	住院期间患者未发生低灌注	1. 定时巡视病房,遵医嘱持续心电监护,严密监测患者的血压、心率及面色、神志变化,维持血压在 120 ~ 140 mmHg。遵医嘱应用扩容、升压、提升心率的药物,给予 0.9% 氯化钠注射液 40 mL+盐酸多巴胺 100 mg 静脉微量泵泵入,泵入期间每 30 min 复测血压,必要时增加监测频率,及时调整泵速,避免血压骤升骤降。持续鼻导管低流量吸氧,以改善循环灌注不足引起的机体缺氧状态。 2. 遵医嘱静脉补液以增加组织灌注量,根据患者耐受程度调节滴速,避免心脏负担过重,注意监测电解质水平,以防电解质紊乱。保证饮水量不低于 2000 mL/d,观察尿量及尿液颜色。 3. 使用床栏,嘱勿剧烈活动及情绪激动,防止因低血压所致头晕所致的跌倒坠床。 4. 严密观察有无脑再灌注损伤及脑出血的前兆症状,一旦发现协助医生处理,做好脑出血、脑梗死应急预案。 5. 重视患者主诉,安慰患者,缓解其紧张焦虑情绪,消除其导致迷走神经反射的其他诱因。	2023-01-30 至 2023-02-06 患者术后病情平稳,未出现脑灌注量异常

续表 1-36

时间	护理诊断	诊断依据（护理评估）	目标	护理措施	护理评价
2023-01-30 12:40	有下肢深静脉血栓形成风险 与术后穿刺侧肢体制动有关	术后股动脉穿刺侧肢体制动24 h。评分9分,高危风险	住院期间未发生下肢深静脉血栓	1.根据VTE风险分级,针对此患者采用基础预防联合机械预防措施减少VTE发生。2.在病情稳定及无血栓形成的情况下指导患者踝泵运动:下肢呈伸直状态,进行背伸,即脚尖向上勾;再做跖屈,即脚尖向下伸;最后做踝关节360°环绕。从跖屈到中立位再达背伸30°,停留3 s后再缓慢回复到中立位,停留3 s。每日30~50次。3.指导家属按摩双下肢腓肠肌和比目鱼肌,每次15~30 min,每日3次,以减少静脉的淤滞和促进静脉的回流。4.留置鞘管侧穿弹力袜,未留置鞘管侧肢体应用间歇性充气加压泵 tid。5.保护下肢血管,避免在下肢静脉穿刺输液,定时评估观察肢体末梢血液循环情况、有无皮肤颜色、肢体周径改变,有无感觉异常,评估足背动脉搏动情况。	2023-02-11 未发生静脉血栓
2023-01-30 12:40	有管道滑脱的风险 与留置鞘管	卧床时间久,依从性一般,留置鞘管有不适感	住院期间患者未发生鞘管滑脱	1.妥善固定,标识位置,定时巡视。2.加强看护,避免患者下肢过屈,预防导管断裂或脱出;翻身时注意鞘管保护。3.留置鞘管处如有渗血渗液及时更换无菌敷贴。	2023-01-31 未发生管道滑脱
2023-02-06 13:00	脑灌注量改变 与血管开通有关	闭塞血管开通后血流增加	住院期间未发生脑过度灌注	1.严密监测患者血压,遵医嘱使用降压药物。2.观察患者意识、神经功能的变化,关注患者主诉,如头痛、恶心等,如有异常,及时报告医生,必要时行头颅CT检查。	2023-02-11 患者病情稳定,未出现脑灌注量异常

4. 需要重点实施的护理措施 引导学生思考,对患者在住院期间存在的主要护理诊断

应如何设置有效的护理措施,这部分内容为需要重点掌握部分。具体护理措施有以下几项。

(1)卒中后失语的治疗方式　包括康复治疗和药物治疗。康复治疗包括言语和语言疗法、强制诱导训练、音乐疗法、计算机辅助的语言治疗、经颅磁刺激、经颅直流电刺激等一个或多个联合的康复方案。药物治疗推荐多奈哌齐、吡拉西坦、加兰他敏、盐酸美金刚等药物治疗辅助传统的语言疗法。干预的药物分为影响单胺类神经递质药物(溴隐亭、左旋多巴、右旋苯丙胺等)、影响胆碱类神经递质药物(多奈哌齐、加兰他敏、吡拉西坦等)和影响氨基酸类神经递质药物(盐酸美金刚),其中后两类药物研究较多。多奈哌齐联合言语治疗可减轻 PSA 的严重程度,改善语音的输出和输入,提高患者对词汇-语义的处理能力;吡拉西坦可改善书面语言、复述和自发言语;盐酸美金刚可显著改善自发言语、理解、命名和日常交流,获益在 6 个月的随访中持续存在。但药物干预的确切作用机制及其长期使用的不良反应和疗效仍须进行大规模的临床试验。

针对 PSA 患者应注意以心理为导向的干预措施提高患者的交流意愿,干预方法有补偿性训练、支持性谈话、对话治疗、情景治疗等,以增加对话参与、就业参与、喜爱的休闲活动参与和工作成就感。同时提供有利于 PSA 患者个体功能、自主和愉快的氛围,以期最大限度改善 PSA 患者的功能、活动和参与度。

引导患者思考该患者颈动脉狭窄的病因有哪些? 引入病因导致疾病发生的原因相关知识。

结合病史和检查结果,该患者脑动脉狭窄的病因主要与高血压、糖尿病有关。

高血压:由于动脉压持续升高,可引发全身小动脉粥样硬化,从而影响组织器官的血液供应,造成各种严重后果,成为高血压的并发症。高血压患者的血压越高,脑卒中的发生率越高。

糖尿病:糖尿病的特点是脂质代谢紊乱。脂质沉积在动脉内膜下并损伤动脉内膜,减慢将周围组织内过量脂质送往肝脏代谢的过程,促进动脉粥样硬化的发生,导致动脉血栓的形成。

(2)股动脉穿刺处的护理　①股动脉穿刺者须结合穿刺情况和患者耐受程度选择合适体位,绷带压迫止血者穿刺侧肢体平伸制动 6~8 h,沙袋压迫 4~6 h;封堵器压迫止血者穿刺侧肢体平伸制动 4~6 h,沙袋压迫 2~4 h。②患者卧床期间定时轴线翻身,交替变换体位(如仰卧位、向患侧翻身 60°或向健侧翻身 20°~30°),每日进行踝泵运动 5~8 次,10~20 组/次。③咳嗽、排便时须用手紧压穿刺部位,床上排便屈髋角度不宜超过 30°。④皮肤受压部位及术侧肢体定时给予按摩,可在腰背部垫软枕,以减轻体位不适感,进而避免皮肤压力性损伤及腰背部疼痛。⑤术后下床活动时间根据患者病情及治疗情况遵医嘱执行。⑥术后观察:术后 8 h 内 1 h 观察 1 次穿刺点,无异常情况每 2 h 观察 1 次,评估并记录穿刺部位有无出血或血肿、敷料是否清洁干燥、压迫止血的装置(纱布卷或绷带、沙袋等)有无偏移、压力是否合适,每 2 h 观察穿刺侧肢体的皮温、肤色、足背动脉博动、末梢血运及肢体感觉情况,双侧肢体进行对比性观察,如有穿刺侧趾端苍白、小腿剧烈疼痛、皮温下降、感觉迟钝则提示有股动脉栓塞的可能,应及时通知医生处理。⑦术后留置导管鞘者,密切注意导管鞘固定情况,拔除导管鞘后的护理遵照以上执行。

引导学生用循证思维思考患者术后卧床制动最佳时间。

目前国内对于介入术后卧床制动时间尚无统一的规范,关于卧床制动2~24 h的文献报道均有,究竟多长时间卧床制动既能降低患者的不适又不提高/增加穿刺点出血和局部血肿的风险,一直是临床医务人员探讨的热点。介入造影患者围手术期股动脉穿刺部位监测与管理循证证据建议:1 h床头抬高15°,2 h翻身指导,6 h床头抬高30°,解除肢体制动及绷带减压,12 h床头抬高45°,床上活动指导,18 h床头抬高60°,24 h下床活动指导。能减少腰背酸痛不适、尿潴留、失眠焦虑等不良反应,且不增加局部出血的风险,证据结果具有高度的一致性。但应注意结合临床情景、专业人员判断和患者意愿。

(3)下肢静脉血栓护理 引导学生加强对静脉血栓栓塞症(venous thromboembolism,VTE)包括肺血栓栓塞症(pulmonary thromboembolism,PTE)和深静脉血栓(deep vein thrombosis,DVT)形成的认识与重视。启发学生思考如果患者发生下肢深静脉血栓后,应该如何处理,应该注意哪些?

1)使用 Caprini 血栓风险评估表,需要对其进行 DVT 风险评估。

2)避免在膝下垫硬枕和过度屈髋,病情允许时可抬高患肢,促进静脉回流。

3)术后早期卧床进行踝泵运动,穿弹力袜,间歇性充气压力泵,促进下肢血液循环保护血管。

4)避免在下肢和瘫痪肢体穿刺,观察肢体末梢血液循环,触摸足背动脉、皮肤温度,观察皮肤颜色及有无肿胀,感觉有无异常。

5)在病情允许的情况下,尽早开始康复治疗,进行肢体的主动或被动活动。如踝泵运动、股四头肌功能锻炼等。

根据《下肢深静脉血栓形成介入治疗护理规范专家共识》指出,发生 DVT 后,首先应进行专科评估如生命体征、肢体症状/体征、肢体肿胀程度、足背动脉搏动、有无使用抗凝或溶栓药物及有无气喘、胸闷等呼吸道症状;其次须进行下肢周径测量,协助患者平卧,其注意事项为:①首次测量须同时测量患肢和健肢周径,以作对比观察,便于判断肢体肿胀程度;后续重点关注患肢周径,计算患肢周径差并记录;测量时需同时记录患肢皮肤颜色、温度、足背动脉搏动,并倾听患者主诉。②定皮尺、定部位、定时间监测,用油性笔画出皮尺宽度的双线标记,便于固定皮尺摆放位置,严格按照标记位置测量。③告知患者平卧位并垫高患肢,有利于肿胀消退。最后协助医生进行药物治疗、介入治疗、手术治疗的护理。下肢静脉彩色多普勒超声是对疑似 DVT 患者进行影像学检查的首选方法,静脉造影是 DVT 诊断的"金标准",CT 血管造影(CTA)是确诊肺栓塞的首选检查方法和"金标准"。

5.按照护理程序,对患者实施护理措施后,进行效果评价 根据本案例患者的护理计划,在实施相应的护理措施后,针对不同的观察指标,持续动态地评价护理效果及护理质量。引导学生针对主要的护理问题及护理措施,实施后做出相应的效果评价。

(1)患者入院后,住院期间每日保证充足的营养和水分供应,未发生病情变化。

(2)住院期间患者跌倒、坠床措施妥当,住院期间未发生跌倒、坠床。

(3)住院期间患者下肢深静脉血栓、泌尿系统感染预防措施妥当,住院期间未发生下肢深静脉血栓、泌尿系统感染。

(4)术后血压管理效果好,患者平稳度过脑过度灌注期,顺利出院。

(六)背景信息

缺血性脑血管病为临床上的一种常见病、多发病,其高发病率、高致残率和高致死率严重威胁人类的健康。颈动脉狭窄引起的脑缺血约占缺血性脑血管病患者的60%。颈动脉支架置入术(carotid artery stenosis,CAS)是解除颈动脉狭窄的主要方法之一,因其创伤性小在临床中逐渐被广泛应用。脑高灌注综合征的发病机制可能与大脑半球长期慢性缺血低灌注下脑血管自主调节机制损伤有关,表现为偏侧头痛、癫痫发作、局灶性神经功能缺损及颅内出血等临床症状。有文献报道,颈动脉支架术患者脑高灌注综合征的发生率为0.3%~20.0%。其中最为严重者可导致颅内出血,发生率为0.36%~4.50%,这是由于支架置入后血流量急剧增加,血压过高或波动过大,以及大量的抗凝治疗引起,一旦出现,往往难以控制,有较高的病死率和致残率,应引起密切关注。因此,系统化的整体护理对患者术后并发症的预防也非常重要。

(七)关键要点

关于颈动脉狭窄患者的护理,明确其主要的护理诊断,设置行之有效的护理目标,计划有循证依据的护理干预手段,动态进行护理评价干预效果,不断进行完善和调整,是提高其生活质量的重要过程。在护理程序的实施过程中,主要围绕以下5个关键要点展开。

(1)颈动脉狭窄患者护理诊断的确定、分类、排序,将危及患者生命的护理诊断优先排序,并给予密切关注。

(2)针对颈动脉狭窄患者制订护理计划,要具备可操作性强、适用性强的特点,且符合患者目前的生理需求及远期康复锻炼计划。

(3)查找相关的文献、指南,整理出该类患者的有效护理措施,注重有证可循。

(4)实现对颈动脉狭窄患者的护理效果的动态评价。

(5)家属对颈动脉狭窄的认识及掌握度,做好患者的社会支持,促进患者疾病康复的转归。

第六节　颈内动脉剥脱术患者的护理

一、案例内容

(一)基本信息

姓名:董某　性别:男性　年龄:60岁　婚姻:已婚　籍贯:郑州　职业:农民　身高:170 cm　体重:72 kg　入院日期:2022-06-21

(二)护理评估(病史采集:2022-06-21 14:30)

1.健康史

(1)主诉　发作性左侧肢体无力半月余。

(2)现病史　半个月前患者无明显诱因出现左侧肢体无力,伴视物模糊,自述眼冒金星,伴大汗,持续约10 min后症状自行缓解,遗留左上肢轻微疼痛,前往当地医院诊治,以"脑梗死"住院治疗(具体用药不详),住院期间,上述症状再发3次,性质同前,每次持续时间不等,3~10 min,未见明显好转,今为求进一步诊治来河南省人民医院。以"右侧颈内动脉闭塞"为诊断入院。

(3)日常生活型态　饮食:平日三餐正常,以面食为主,早餐一般为粥和馒头,午餐以米饭为主,晚餐主要以面条、粥为主,辅以青菜和肉蛋,口味清淡。每日饮水量1000~1500 mL,以白开水为主。睡眠:平时睡眠规律,一般晚10~11点入睡,早5~6点起床。排泄:平日大小便正常,小便5~6次/d,夜间排尿1~2次,小便色清,淡黄色,无泡沫,尿量1800~2000 mL/d。大便1次/d,为成形软便。嗜好:吸烟史40年,最多40支/d;饮酒10余年,平均250 mL/d,未戒烟酒。

(4)既往史　"糖尿病"病史1月余,未忌口、未治疗,"脑梗死"病史1年余,无明显后遗症遗留。"冠心病"病史8年余,分别于2014年及2022年行"冠脉支架置入术",术后恢复尚可。否认高血压病史,否认肝炎、结核、疟疾病史,否认食物、药物过敏史。

(5)个人史　28岁结婚,配偶体健,夫妻关系和睦,育有1儿3女,均体健。父母自然死亡;同胞8人,均体健,否认家族性遗传史。

(6)心理状况　焦虑,担心预后。家属近期未遇到重大应激事件,应急处置能力较差。家属学历较低,冠脉支架置入术后也未引起重视,对疾病的症状以及预后完全都不了解。

(7)社会状况　务农,无固定收入,经济状况尚可,参与新农合医保。发病以来,家人对其病情非常关注,对患者给予足够的关心和照顾。

2.体格检查

（1）生命体征　T 36.5 ℃,P 76 次/min,R 18 次/min,BP 142/93 mmHg。

（2）一般情况　神志清,查体合作。皮肤黏膜:全身皮肤黏膜无黄染,无皮疹、皮下出血、无眼睑水肿,无听力粗试障碍。颈部:颈软无抵抗,颈动脉搏动正常,颈静脉正常,气管居中,无压痛、震颤、血管杂音。肺部:双肺呼吸音清晰,双肺未闻及干湿啰音,无胸膜摩擦音。心脏:心前区无隆起,心尖搏动正常,心浊音界正常,心率72 次/min,律齐,各瓣膜听诊区未闻及杂音,无心包摩擦音。腹部:腹平坦,无腹壁静脉曲张,腹部柔软,无压痛、反跳痛,腹部无包块。肝未触及,脾未触及,墨菲征阴性,肾无叩击痛,无移动性浊音。

（3）专科检查　神经系统:高级认知功能粗测正常,反应正常;双侧瞳孔等大等圆,直径约3.0 mm,直接、间接对光反射灵敏,眼球活动自如;双侧额纹对称,口角无偏斜,伸舌居中,言语清晰;四肢腱反射正常,四肢肌张力正常,左上肢肌力4级,左下肢肌力4级,右上肢肌力5级,右下肢肌力5级,生理反射存在,病理反射未引出;共济运动检查无异常,闭目难立征检查无异常。

3.护理评估评分汇总　见表1-37。

表1-37　护理评估评分汇总

量表名称	分值
NIHSS 评分	12 分(中度卒中)
改良 Rankin 量表(mRS 评分)	4 分(中重度残疾)
Barthel 指数评定量表	50 分(中度依赖)
住院患者跌倒/坠床风险评估表	5 分(高危风险)
Caprini 评估量表	6 分(高危风险)
Braden 压疮评分量表	14 分(轻度危险)
营养风险筛查(NRS 2002)	3 分(有营养风险)

4.辅助检查

（1）检验结果　白蛋白37.3 g/L,其余结果未见异常。

（2）检查结果

1）头颅 MRI+MRA（图1-31、图1-32）　①右侧额叶、半卵圆中心陈旧性腔隙性梗死;②左侧放射冠、丘脑缺血灶可能;③双侧上颌窦、筛窦炎;④脑 MRA 示右侧颈内动脉未见明确显影,请结合临床及病史;⑤右侧大脑中动脉显影浅淡;⑥右侧大脑前动脉A1 段显影浅淡,断续显影;⑦左侧颈内动脉、左侧椎动脉V4 段、C4 段局部突起,小动脉瘤不除外,建议结合 CTA 检查。

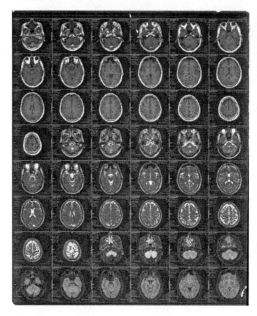

图1-31　头颅MRI

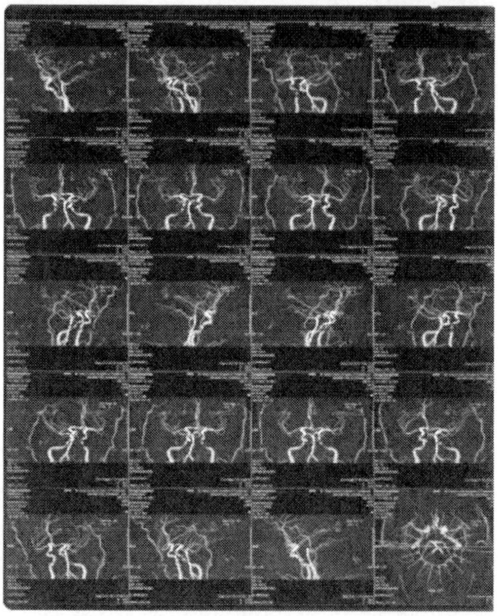

图1-32　头颅MRA

2）头部灌注PWI　右侧大脑半球灌注延迟，提示灌注不足。见图1-33、图1-34。

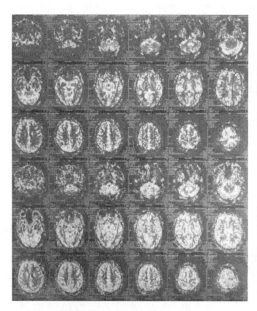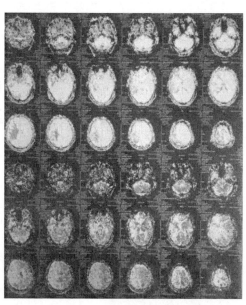

图1-33　头部灌注PWI①

图1-34　头部灌注PWI②

3）全脑血管造影（DSA）　见图1-35。

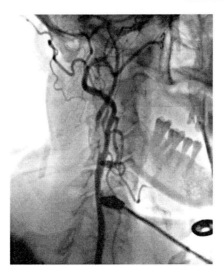

图 1-35　全脑 DSA

（三）护理计划

具体内容见表 1-38。

表 1-38　护理计划表

时间	护理诊断	诊断依据	目标	护理措施
2022-07-05 16:00	有脑组织灌注过高的危险　与长期缺血区域自动调节功能未恢复有关	患者行颈内动脉剥脱术后管径扩大，脑组织灌注增高	患者不出现头痛、脑出血、脑梗死或及时发现病情变化，立即给予处理	1. 保持病房环境安静，避免患者情绪激动。 2. 严密监测生命体征，监测血压变化。 3. 当患者出现躁动时，护士须判断引起躁动的原因，切忌盲目地进行保护性约束处理以免引起颅内压增高症状进一步加重。因疾病原因造成躁动，须与医生进行沟通，给予镇静药物。
2022-07-05 16:00	疼痛　与活动牵拉颈部伤口有关	疼痛评估表	患者疼痛较前减轻	1. 保持病房环境安静，转移注意力。 2. 评估患者疼痛程度，必要时遵医嘱给予止痛剂。 3. 术后早期颈部制动，更换体位时动作幅度不可过大。
2022-07-05 16:00	有窒息的危险　与术区血肿有关	颈动脉和气管解剖距离近，皮下血肿易压迫气管	患者不出现窒息现象或及时发现异常，立即给予处理	1. 观察伤口敷料情况，血液污染应及时提醒医生给予更换。 2. 密切观察伤口周围情况，若发现声音嘶哑及咳嗽困难、呼吸困难、气道受压情况应立即报告医生，必要时配合医生进行插管，及时协助患者排痰，同时湿化气道。 3. 嘱患者减少颈部活动，避免用力咳嗽、打喷嚏及用力排便，以免增加颈部压力诱发伤口出血。

续表 1-38

时间	护理诊断	诊断依据	目标	护理措施
2022-07-07 10:00	便秘 与患者饮食习惯和术后卧床有关	患者进食粗纤维少,术后3 d无大便	患者便秘症状得到解决,询问记录患者排便情况	1. 指导患者进食清淡易消化、糖尿病饮食,多食粗纤维食物。 2. 给予患者使用穴位贴敷(神阙穴)、中药热奄包(天枢穴),给予患者腹部按摩,促进肠道蠕动。 3. 遵医嘱给予开塞露应用。
2022-07-07 10:00	潜在并发症急性冠脉综合征、脑神经损伤	手术刺激颈动脉压力感受器造成心律失常,颈动脉周围神经丰富,手术牵拉水肿可能造成神经损伤	患者未出现心前区不适感、意识障碍、肢体障碍、面神经损伤、误吸等现象,或是及时发现异常并立即处理	1. 观察患者心率,心率<45 次/min 时,应警惕各种心律失常,遵医嘱及时请心内科会诊。 2. 嘱患者多做伸舌、鼓腮等动作,观察患者同侧鼻唇沟有无变浅,观察患者进食情况。 3. 术后鼓励患者床上主动运动,观察患者有无出现肢体感觉或视觉障碍。 4. 观察患者若出现声音嘶哑或咳嗽困难,及时协助患者排痰同时湿化气道。必要时遵医嘱给予患者鼻饲。

(四)护理记录

具体内容见表 1-39。

表 1-39　护理记录单

日期	时间	护理记录
2022-06-21	10:30	患者男性,半个月前患者无明显诱因出现左侧肢体无力,伴视物模糊,自述眼冒金星,伴大汗,持续约 10 min 后症状自行缓解,遗留左上肢轻微疼痛,前往当地医院诊治,住院期间,上述症状再发 3 次,性质同前,每次持续时间不等,3～10 min,未见明显好转,于今日入院。诊断:①右侧颈内动脉闭塞;②颅内动脉瘤;③脑梗死;④冠脉支架植入术后。 P:脑灌注不足　与血管狭窄引起供血不足有关。 I:①密切观察患者病情变化,遵医嘱应用改善循环药物,监测患者血压及血糖。②嘱患者卧床休息,保持病房安静,预防患者跌倒坠床风险。③给予健康宣教,指导患者清淡饮食,多饮水,按时服药。 O:患者在术前未发生上述症状。
2020-06-27	22:00	2022-06-27 患者在局部麻醉下行"主动脉弓+全脑血管造影术",术后安全返回病房,右股动脉穿刺处无渗血,绷带加压包扎,沙袋压迫 8 h,右下肢制动 12 h,指导患者行踝泵运动,术后大量饮水。 P:有皮肤受损的危险　与术后卧床有关。 I:①术前在患者骶尾处应用减压贴。②术后使用气垫床,定时按摩受压部位皮肤。③定时协助患者翻身,保证患者右下肢呈伸直状态,避免屈髋。 O:患者未发生压疮。

续表 1-39

日期	时间	护理记录
2020-07-04	16:00	患者在全身麻醉下行"颈内动脉剥脱+颈内动脉球囊扩张+支架植入术",术程约 6 h,全身麻醉未清醒,术后转麻醉 ICU 继续治疗。
2020-07-05	15:00	患者由麻醉 ICU 转回病房,T 36.5 ℃,P 87 次/min,R 18 次/min,BP 122/81 mmHg,神志清,精神可,双侧瞳孔等大等圆,直径约 3.0mm,四肢肌张力正常,左上肢肌力 4 级,左下肢肌力 4 级,右侧肌力正常,颈内深静脉置管通畅,外露长度 8 cm,妥善固定。右侧颈部切口敷料清洁,保留右颈部皮瓣下引流管且引流通畅,引流出少量血性引流液。 P:有窒息的危险　与术区血肿有关。 I:①观察伤口敷料情况,血液污染应及时提醒医生给予更换。②密切观察伤口周围情况,若发现声音嘶哑、咳嗽困难、呼吸困难、气道受压情况应立即报告医生,必要时配合医生进行插管,及时协助患者排痰,同时湿化气道。③嘱患者减少颈部活动,避免用力咳嗽、打喷嚏及用力排便,以免增加颈部压力诱发伤口出血。 O:患者术后未出现窒息现象。
2020-07-06	10:00	患者颈部敷料有少量渗液,由医生在无菌操作下给予患者颈部换药一次。 P:潜在并发症　感染。 I:①观察患者意识、瞳孔、生命体征及头痛、呕吐等情况。②观察引流管及引流壶内引流液的颜色、性状、量。③观察伤口有无渗出,敷料是否清洁干燥,发现后及时更换。 O:患者生命体征平稳,瞳孔、意识较前无变化,引流管引流通畅,引流液成血性。
2020-07-10	10:00	患者术后颈部引流管引流通畅,引流液性状和量正常,未出现颈部皮下血肿,管床医生在无菌操作下拔除颈部引流管,拔出后按压 20 min,伤口未再出血。
2020-07-12	11:00	患者恢复良好,遵医嘱给予办理出院。

(五)小结

颈动脉狭窄发生于颈总动脉分叉处,累及颈内动脉及颈外动脉起始部,该部位的内膜下存在控制血压的感受器——颈动脉窦,在颈动脉的分离过程中极易损伤颈动脉窦神经,类似低血压发作,同时窦神经的负性反馈被阻断,从而导致高血压,因此颈内动脉剥脱术后的患者血压波动较大,极不稳定,颈部伤口急性血肿形成是颈动脉剥脱术后严重并发症之一,因血肿进展可迅速压迫气管,在短时间内窒息而危及患者生命。本案例针对此类手术患者的临床观察进行了总结,并呈现了详细的护理计划及护理措施,密切观察病情变化,做好血压监测、呼吸道护理、引流管护理,预防术后伤口感染并重视预防各种并发症的发生,是该案例的护理重点,也是降低病死率,提高治愈率的重要措施。

二、案例使用说明

(一)教学目的与用途

1. **适用课程**　本案例适用于《外科护理学》课程中的颈内动脉狭窄护理相关内容的学习。

2. **教学目的**　本案例展示了颈内动脉剥脱术患者病情动态进展过程。案例中患者于半个月前无明显诱因出现左侧肢体无力,伴视物模糊、大汗,持续约 10 min 后症状自行缓解,遗留左上肢轻微疼痛→当地住院期间,上述症状再发 3 次,性质同前,每次持续时间不等,3~10 min,未见明显好转→来院行颈内动脉剥脱+球囊扩张+支架植入术→术后好转(图 1-36),未再出现上述症状,体现了准确评估病情、尽早干预、及时手术治疗的重要性。

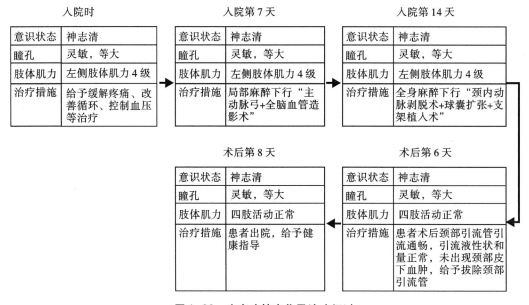

图 1-36　患者病情变化及治疗经过

案例提供了患者入院后责任护士完整的护理评估、计划和实施的过程。通过本案例学习,希望学生达到以下要求。

(1)了解颈动脉狭窄的病因及好发部位。

(2)了解颈动脉狭窄的狭窄率分级。

(3)熟悉颈动脉狭窄的临床表现、辅助检查方法及治疗方法。

(4)熟悉颈动脉剥脱术的手术方式。

(5)掌握颈动脉狭窄患者问诊及体格检查的主要内容,资料收集详尽且全面。

(6)掌握颈动脉剥脱术患者的围术期护理要点,根据病情找出患者主要护理问题,制订相应的护理计划。

（7）掌握皮下引流管的护理及呼吸道的护理。

用途：用于护理专业学生进行病房教学查房或疑难危重病例分析使用。

（二）涉及知识点

将案例涉及的知识点进行罗列，具体知识点项目详见表1-40。

表1-40　本案例涉及相关知识点

序号	知识点	序号	知识点
1	颈动脉解剖	4	肌力分级
2	颈内动脉闭塞的病因	5	血压监测
3	颈动脉窦	6	窒息的处理

（三）启发思考题

1. 颈内动脉闭塞患者入院后须监测及评估的主要内容有哪些？

2. 针对患者提出的护理诊断/问题，是否全面？有无不妥？

3. 根据患者现存的主要护理问题，如何设计有效的护理计划？

4. 需要重点实施的护理措施有哪些？如何具体实施？

5. 按照护理程序，对患者实施护理措施后，效果如何评价？

（四）分析思路

本案例以1例中年男性，右侧颈内动脉闭塞患者的入院诊疗经过为背景，在责任护士对该患者已完成的护理评估及护理记录的基础上，引导学生分析颈内动脉剥脱术后患者的护理重点内容。依据患者入院后病情变化及主要诊疗经历，按照北美护理协会推出的护理诊断手册，引导学生分析患者现存及潜在的护理诊断，并制订相应的护理计划；及时评价护理干预的效果，效果不好时，应找出具体原因进行分析，不断调整新出现和动态变化的护理诊断，随之调整护理计划。结合护理计划和护理记录，引导学生分析其是否全面，使其提升准确发现护理诊断/问题、制订个体化、全面的护理措施、评价护理效果的能力。

（五）理论依据及分析

1. 颈内动脉闭塞的临床表现及入院后须监测及评估的主要内容

（1）体格检查　所有颈动脉狭窄患者都要进行神经系统体格检查，包括表情状态、面部是否对称、语言、意识、运动功能、肢体肌力和肌张力、共济失调试验、感觉功能等，部分患者可有脑卒中的体征，偶可发现精神和智力异常。

部分颈动脉狭窄患者颈动脉搏动减弱,提示近心端病变,易被常规多普勒检查遗漏;听诊区域在双侧颈三角及锁骨上方区,部分患者可闻及血管杂音。一般来说,音调高、时间长的杂音提示狭窄严重,但轻度狭窄和完全闭塞前可由于血流速度变慢而没有杂音。

(2)颈总动脉压迫试验 在术前3~4 d进行颈总动脉压迫试验,一天进行2~3次,一次压迫时间不超过30 min,主要是为了更好地建立患侧脑组织的侧支循环,以健侧颈动脉供血可满足双侧脑血管灌流需要为目标,可很好地预防术后脑卒中的发生。主要方法为用拇指在健侧环状软骨平面、胸锁乳突肌前缘,朝第6颈椎横突方向,向后、向内压迫颈总动脉,以颞浅动脉和面动脉搏动消失为有效标准。

(3)术前血压监测时间窗 在术前须将血压控制在较基础血压下降20%~30%的水平,血压控制在(120~140)/(70~90)mmHg。基于此,须选用精准且高效的血压监测时间窗、监测方式以及个性化的血压范围,护理人员在术前协助患者完成动态血压监测,准确掌握患者基础血压水平,为术后个性化血压管理提供依据。

不同研究对于血压监测时间窗的推荐不尽相同。术前3 d每日3次分别于06:00、14:00、19:00测量血压,以了解术前基础血压水平。此外,为了更加精准评估颈内动脉在颅内的供血情况,术前3 d通过磁共振监测大脑中动脉的血流,掌握相应供血区的血流动力学变化。清晨是心脑血管意外发生的高峰期,颈动脉狭窄患者的血压水平处于高峰,术前监测患者不同时段血压,能精准掌握患者基础血压水平。术前24 h动态血压监测,能连续多时段测量血压,相较于术前磁共振检查,能准确且经济地评估血压水平,为临床护理人员早期识别和观察脑血管意外提供参考依据。

指导患者按时正确地服用降压药物,从而有效控制血压,进而让患者平稳地渡过手术,降低发生相关并发症的风险,准确地掌握患者术前的血压波动范围,为术中和术后的血压控制范围提供有效依据。

2.针对患者提出全面的护理诊断/问题

(1)入院时主要护理诊断/问题

1)脑灌注不足 与颈内动脉闭塞导致血液循环障碍有关。

2)有跌倒坠床的风险 与运动神经元损伤所致运动功能降低有关。

(2)术后3 d主要护理诊断/问题

1)脑灌注过度综合征 与术后血流动力学改变有关。

2)潜在并发症 颈部血肿/窒息。

3)营养失调:低于机体需要量 与术后卧床有关。

4)有下肢深静脉血栓的风险 与长期卧床、肌无力等导致的血流缓慢有关。

5)便秘 与长期卧床有关。

(3)出院当天主要护理诊断/问题

1)有皮肤完整性受损的危险 与持续卧床、颈部切口有关。

2）有跌倒的风险　与术后卧床、肌力下降有关。

3. 根据患者现存的主要护理问题,设计有效的护理计划　引导学生思考在患者住院期间,责任护士根据制订出的护理诊断/问题,如何设计有效的护理计划?一份完整的护理计划单应包括哪些方面?

护理程序是护理计划单表格设计的核心,掌握护理程序是保证护理质量和提高护理学科水平的重要手段。在患者住院期间,要不断重复评估→诊断→计划→实施→评价步骤的循环过程,因此护理计划单的设计要包括护理评估、诊断、计划、实施后的效果评价几部分。本案例患者护理计划单如表1-41。

表1-41　本案例患者护理计划单

时间	护理诊断	诊断依据	目标	护理措施	护理评价
2022-07-05 16:00	有脑组织灌注过高的危险　与长期缺血区域自动调节功能未恢复有关	患者行颈内动脉剥脱术后管径扩大,脑组织灌注增高	患者不出现头痛、脑出血、脑梗死或及时发现病情变化,立即给予处理	1. 保持病房环境安静,避免患者情绪激动。 2. 严密监测生命体征,监测血压变化。 3. 当患者出现躁动时,护士须判断引起躁动的原因,切忌盲目地进行保护性约束处理以免引起颅内压增高症状进一步加重。若因疾病原因造成躁动,须与医生进行沟通,给予镇静药物。	患者未出现头痛等症状
2022-07-05 16:00	疼痛　与活动牵拉颈部伤口有关	疼痛评估表	患者疼痛较前减轻	1. 保持病房环境安静,转移注意力。 2. 评估患者疼痛程度,必要时遵医嘱给予止痛剂。 3. 术后早期颈部制动,更换体位时动作幅度不可过大。	患者疼痛评分由3分变为1分
2022-07-05 16:00	有窒息的危险　与术区血肿有关	颈动脉和气管解剖距离近,皮下血肿易压迫气管	患者不出现窒息现象或是及时发现异常,立即给予处理	1. 观察伤口敷料情况,血液污染应及时提醒医生给予更换。 2. 密切观察伤口周围情况,若发现声音嘶哑及咳嗽困难、呼吸困难、气道受压情况应立即报告医生,必要时配合医生进行插管,及时协助患者排痰,同时湿化气道。 3. 嘱患者减少颈部活动,避免用力咳嗽、打喷嚏及用力排便,以免增加颈部压力诱发伤口出血。	患者未出现窒息现象

续表1-41

时间	护理诊断	诊断依据	目标	护理措施	护理评价
2022-07-07 10:00	潜在并发症 急性冠脉综合征、脑神经损伤	手术刺激颈动脉压力感受器造成心律失常,颈动脉周围神经丰富,手术牵拉水肿可能造成神经损伤	患者未出现心前区不适感、意识障碍、肢体障碍、面神经损伤、误吸等现象,或及时发现异常并立即处理	1.观察患者心率,心率<45次/min时,应警惕各种心律失常,遵医嘱及时请心内科会诊。 2.嘱患者多做伸舌、鼓腮等动作,观察患者同侧鼻唇沟有无变浅,观察患者进食情况。 3.术后鼓励患者床上主动运动,观察患者有无出现肢体感觉或视觉障碍。 4.观察患者若出现声音嘶哑及咳嗽困难,及时协助患者排痰,同时湿化气道。必要时遵医嘱给予患者鼻饲。	患者未出现心前区不适及肢体障碍

4.需要重点实施的护理措施 引导学生思考,对患者在住院期间存在的主要护理诊断应如何设置有效的护理措施,这部分内容为需要重点掌握部分。

(1)高灌注综合征 部分颈动脉狭窄的患者长期处于脑缺血状态,术后血流突然开通,脑部血流骤然增加,可能出现脑组织过度灌注,引起头痛、兴奋、幻觉等,严重者出现癫痫发作、脑出血。术后严密观察有无中枢神经系统症状,例如躁动抽搐、精神恍惚、意识障碍、兴奋多语,并严格监测血压。多普勒检测同侧大脑流速,如超出原流速的100%,则给予甘露醇脱水,同时控制血压,较基础血压降低15%~20%,将收缩压控制在120~140 mmHg或者更低。

(2)颈动脉剥脱术后颈部切口并发症的处理

1)伤口出血 术后避免头颈部大幅度活动,必要时使用颈托固定颈部,注意密切观察有无颈部疼痛及呼吸困难,局部伤口有无肿胀、敷料渗血,如渗血较多及时通知医生换药,并判断是伤口渗血还是吻合口漏血。观察引流液的颜色和量,防止引流管扭曲、滑脱、打折,若无负压或引流量超过2/3,需要及时倾倒,如术后1~2 d可根据头颈部血管CTA了解血管腔及术区情况并及时拔管。

2)颈部血肿 术后2 h是颈部手术切口最易形成血肿的时期,是术后最危急的并发症。大多与局部止血不彻底、动脉缝合不严密有关,观察颈部肿胀情况,若颈部轻度肿胀,无须处理;若颈部血肿渐进性增大,影响颈部活动,通知医生及时处理。同时要注意有无说话含糊、呼吸困难等气管压迫症状,当出现呼吸困难时,紧急进行气管插管、改善通气,必要时可拆除颈部缝线,减轻气道狭窄以改善通气。若出现上述症状应紧急送手术室进行血肿清除术。

3）神经损伤　由于颈动脉周围解剖复杂，神经组织丰富，血管神经变异繁多，如舌下神经、迷走神经、喉上神经、面神经分支等，这些神经的损伤多为手术牵拉所致，也可因围手术期出血过多压迫所致，表现为进食呛咳、声音嘶哑、音调低、说话费力、鼓腮漏气、鼻唇沟变浅及霍纳征等。及时了解是否有神经损伤的症状，做到及时发现，尽早进行康复干预，术后应鼓励患者发音，一侧喉返神经损伤可引起患者声音嘶哑，双侧损伤可引起患者失音，严重时可引起呼吸困难甚至窒息。但需要鉴别声音嘶哑是气管插管导致还是神经受损引起，多为气管插管导致，给予雾化治疗 2～3 d 多能恢复。

4）霍纳征　主要是颈交感神经阻滞的后果，病变部位源于三叉神经和颅中窝。由于颈部血管、神经解剖关系复杂，因术中神经的牵拉或损伤等会为患者带来所不能接受的严重的并发症，所以术后的精心护理尤其重要，准确及时地观察病情可有效减少和降低并发症的发生。

（3）术后血压的控制　术后 24～48 h 血压常有波动，是神经系统并发症的好发时间，目前对术后收缩压控制的量化目标还没有共识，多数认为收缩压控制在 110～140 mmHg 为宜。术后血压控制在术前平均血压的 80%～85%，或者收缩压波动范围控制在术前基础血压的 20% 以内是较为贴合临床实际的目标血压范围。血压变化可引起脑灌注改变，血压过高易发生脑出血和脑水肿，血压过低易发生脑缺血同时诱发脑血管痉挛引起脑梗死。

引起血压升高变动的因素很多，但大部分可通过详尽、有针对性的护理措施预防，具体可通过以下几点进行：①术后抬高床头 30°，以利于颅内静脉血回流，减轻脑水肿，降低颅内压。②术后给予必要的镇痛镇静，在术后严重高血压的患者中，全身麻醉术后谵妄是引起血压增高最常见的原因，而术后伤口不适、疼痛也可以引起血压反射性增高。③各种治疗、操作注意动作轻柔和集中时间进行。④避免受凉，以防咳嗽。⑤有条件的可安排安静、光线柔和的独立房间，减少探视。⑥加强饮食宣教，给予易消化的流质饮食，保持大便通畅，便秘者遵医嘱给予口服溶液等缓泻剂。⑦及时处理患者的头痛、呕吐及抽搐情况。

（4）引流管的护理　术后应严密观察伤口是否渗血渗液，引流液的量、颜色及性质，引流是否通畅等，及时发现异常。指导患者在术后抬高床头 30°～40°，避免颈部活动过度，勿用力咳嗽打喷嚏，保持大便通畅，以免血压增高造成颈部压力过高引起出血。同时协助患者翻身时保持头颈躯干呈一直线，防止颈部过度活动引起血管吻合口撕裂出血及引流管滑脱。术后第 1 天引流液的颜色较深，量稍多（50～100 mL），之后每日减少，颜色变浅。若持续引流大量鲜红色血性液或引流液突然增多，提示有出血的可能，若术后第 1 天无明显引流物，则应关注患者颈部肿胀、气管压迫情况，排除引流管堵塞。一旦发生切口血肿，若血肿小于 20 mL 且无明显呼吸困难和气管偏移，可用沙袋局部压迫。血肿大于 20 mL，患者明显呼吸困难且不断加重，或突发急性呼吸窘迫窒息，则必须清除血肿,必要时行气管切开,因此术后患者床头应必备气管切开包,以便紧急处理上述症状。

5.按照护理程序,对患者实施护理措施后进行效果评价 护理敏感性患者结局,简称护理结局,是指可以测得连续变化的、应答于护理措施的个人、家庭或社区的状态、行为或感知。《护理结局分类(NOC)》中涉及到领域、类别、结局、指标和度量尺度5个层次,7个领域,32个类别。每一项护理结局都是一个完整的量表,量表采用5分制的Likert型度量尺度,从1分最不期望的患者状态到5分最期望的患者状态。

根据本案例患者的护理计划,在提出护理诊断"有窒息的危险 与颈部切口有关"后,根据护理诊断,得出患者主要存在"吞咽状态"护理结局,并根据护理结局选择相应护理措施,通过对患者病情的了解及分析,为患者制订个性化的护理方案,并设定护理目标,采用吞咽状态结局量表(表1-42),包含窒息、咳嗽、作呕、吞咽费力等指标,每个指标按Likert 5级评分法,1分、2分、3分、4分、5分,分别表示极重度、重度、中度、轻度、无。根据结局得分变化情况,对护理效果进行评价,分值的差异说明措施是否有效,而结局可能改善、没有变化甚至恶化。

表1-42 吞咽状态结局量表

评估时间	窒息	咳嗽	作呕	吞咽费力
入院	5分	4分	5分	4分
出院	5分	5分	5分	5分

(六)背景信息

颈内动脉闭塞(internal carotid artery occlusion,ICAO)是导致缺血性卒中的重要因素之一,按照发病的急缓可将其分为急性颈内动脉闭塞(acute internal carotid artery occlusion,AICAO)和慢性颈内动脉闭塞(chronic internal carotid artery occlusion,CICAO)。通常闭塞时间超过4周分类为CICAO,闭塞时间在1周内的归类为AICAO,闭塞时间1~4周的患者在临床上较少见,无明确的分类。绝大部分患者因出现急性缺血性卒中(acute ischemic stroke,AIS)而被诊断出AICAO,多数CICAO患者在早期无明显临床症状。本案例分析针对该CICAO患者的围手术期进行了详细的护理计划及护理措施呈现,将指南和教材的基本护理原则与患者个体化情况进行深化融合,为患者提供合理的个体化护理方案,突出针对该类患者护理重点,链接相关新业务、新技术,并指出未来研究方向,以便为专业研究生实践学习提供参考。

(七)关键要点

关于颈内动脉闭塞患者的护理,明确其主要的护理诊断,设置行之有效的护理目标,采取有循证依据的护理措施,动态评价干预措施效果,不断进行完善和调整,是提高其生活质量的重要过程。在护理程序的实施过程中,主要围绕以下关键要点展开。

(1)颈内动脉闭塞患者护理诊断的确定、分类、排序,将危及患者生命的护理诊断优先排序,并给予密切关注。

(2)针对颈内动脉闭塞患者制订护理计划,要具备可操作性强、适用性强的特点,且符合患者目前的生理需求及远期康复锻炼计划。

(3)查找相关的书籍、文献、指南,整理出该类患者的有效护理措施,注重有证可循。

(4)实现对颈内动脉闭塞患者护理效果的动态评价。

(5)家属对颈内动脉闭塞的认识及掌握度,做好患者的社会支持,促进患者疾病康复的转归。

第二章 出血性卒中护理教学案例

第一节 颅内动脉瘤患者的护理

一、案例内容

(一)基本信息

姓名:李某　性别:女性　年龄:68 岁　婚姻:已婚　籍贯:平顶山市　职业:农民
入院日期:2022-08-29　16:28

(二)护理评估(病史采集:2022-08-29 16:28)

1.健康史

(1)主诉　头痛伴恶心呕吐、意识模糊 14 h。

(2)现病史　14 h 前夜间如厕后突发头痛,疼痛剧烈,难以忍受,休息后不缓解。伴恶心呕吐,呕吐物为胃内容物,此后逐渐出现意识模糊,肢体无力。无头晕、胸痛、言语不清、听力障碍、视力模糊等。遂急诊于郑州市某医院,查 CTA 示(2022-08-29):①蛛网膜下腔出血及脑室出血;②双侧基底节区腔隙性脑梗死;③左侧颈内动脉 C7 段动脉瘤;④双侧颈内动脉 C6 段硬化斑块,管腔轻度狭窄。诊断为"①脑动脉瘤;②蛛网膜下腔出血;③高血压",给予对症处理,疗效可。现为求进一步诊疗,患者家属要求转入河南省人民医院,以"颅内动脉瘤破裂"为诊断急诊收治于脑血管病科。自发病以来,患者呈嗜睡状态,未进食,排小便 1 次,未排大便。

(3)日常生活型态

1)饮食　平日 3 餐/d,每餐主食 100 g 左右,以面食为主,早餐一般为粥和馒头,午餐、晚餐辅以青菜和肉蛋等,口味较重。每日饮水量 1500～2000 mL,以白开水为主。发病以来,患者未进食水。

2)睡眠/休息 平时睡眠规律,一般晚9~10点入睡,早6~7点起床,中午习惯午睡1 h,睡眠质量尚可。发病以来,患者呈嗜睡状态,睡眠不可查。

3)排泄 平日大小便正常,小便5~6次/d,夜间排尿1~2次,小便色清,淡黄色,无泡沫,尿量2000~2500 mL/d。大便1次/d,为成形软便,发病以来,排小便1次,未排大便。

4)自理及活动能力 平时日常生活完全可以自理,正常活动,承担家里大部分家务。

(4)既往史 患"脑梗死"8年余,规律服药,未遗留后遗症。"高血压"8年余,规律服药,控制不详。否认糖尿病、心脏病病史,否认肝炎、结核、疟疾病史,预防接种史随当地进行,否认手术、外伤、输血、献血史,否认食物、药物过敏史。

(5)个人史

1)出生及生长情况 生于原籍,久居当地,农民,小学学历,无疫区、疫情、疫水接触史,无牧区、矿山、高氟区、低碘区居住史,无化学性物质、放射性物质、有毒物质接触史,无吸毒史,无冶游史。

2)月经婚育史 初潮14岁,每次持续4~5 d,周期30 d,绝经年龄50岁,已停经18余年。月经量中等,颜色正常。无血块,无痛经史。27岁结婚,配偶体健,夫妻关系和睦。育有1男1女,均体健。

3)过敏史 否认食物、药物过敏史。

4)嗜好 无特殊不良嗜好。

(6)家族史 父母已故,死因不详;同胞4人,1哥1姐1妹,均体健。家族中无类似疾病发生,否认家族性遗传病史。

(7)心理状况(包括情绪状态、对健康及疾病的理解和期望、应激)

1)情绪状态 患者呈嗜睡状态,情绪状态不可查。患者子女担心患者生命安全及预后情况,出现焦虑等不良情绪。

2)对所患疾病的认识 患者子女均为大学本科学历,有一定的文化知识基础,但对颅内动脉瘤知识缺乏,期盼医护人员给予更详细、具体的讲解和指导,希望经常沟通了解患者的病情,也表示会积极配合医生的治疗,挽救患者的生命。

3)重大应激事件及应对情况 近期未遇到重大应激性事件。平日无特殊爱好,久居家中,平易近人,心思细腻,较敏感,应急处置能力较差。遇到困难或不顺心的事情易冲动、焦躁。

(8)社会状况

1)社会支持系统 家人和睦,子女均时刻陪护,给予精心的照护,经常给予安慰及关心。发病以来,家人对其病情非常关注,对患者给予足够的关心和照顾,此次入院,子女陪同前来,家里的事务已经全部安排妥当,患者可以安心治病。

2)居住与工作环境 现与儿子生活在一起,小区环境优美,购物方便,设施齐全,自由职业者。

3)经济状况与付费方式　患者为自由职业者,务农,无固定收入,经济状况较差,参与新农合医保。

2.体格检查

(1)生命体征　T 36.6 ℃,P 72 次/min,R 18 次/min,BP 146/76 mmHg,身高 162 cm,体重 60 kg。

(2)一般检查　发育正常,营养良好,正常面容,表情痛苦,自主体位,神志嗜睡,查体不合作。皮肤黏膜正常。全身浅表淋巴结无肿大。头颅五官检查均正常。胸廓正常。呼吸运动正常。心脏听诊无异常。肝、脾触诊无异常。肾叩诊无异常。腹部检查无异常。检查提示:颈强直,有抵抗、颈动脉搏动正常。

(3)专科检查　患者呈嗜睡状态,查体欠配合。双侧瞳孔等大等圆,直径约 3 mm,直接及间接对光反射灵敏,鼻唇沟对称,伸舌居中,口角无偏斜,无吞咽困难、饮水呛咳;四肢肌力、肌张力正常,双侧肱二、三头肌腱反射正常,双侧膝、跟腱反射正常,双侧巴宾斯基征阴性。粗测深浅感觉无异常。颈强直,脑膜刺激征阳性。

3.入院护理评估评分　详见表 2-1。

表 2-1　入院护理评估评分

量表名称	分值
疼痛评估(数字评分法)	6 分(中度疼痛)
Barthel 指数评定量表	15 分(重度依赖)
住院患者跌倒/坠床风险评估表	3 分(低危风险)
Braden 压疮评分量表	13 分(中度危险)
营养风险筛查(NRS 2002)	3 分(有营养风险)

4.辅助检查

(1)头部 16 排 CT 提示　蛛网膜下腔出血、双侧脑室内积血;左侧基底节区,放射冠区陈旧性腔隙性梗死;幕上脑室扩张积水;双侧脑室白质稍低密度。见图 2-1。

(2)胸部 16 排 CT 提示　右肺中、下叶炎性改变,双肺陈旧性病灶,见图 2-2。

(3)12 导联心电图提示　异位心律;房性期前收缩,伴室内差异性传导;部分导联 ST-T 异常。

(4)彩色多普勒超声检查提示　二尖瓣、三尖瓣、主动脉瓣轻度反流,左心室松弛功能减退,右侧小腿段肌间静脉内低回声(考虑血栓形成)。

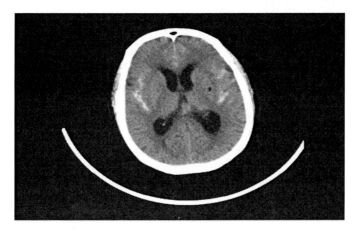

图 2-1 头部 16 排 CT

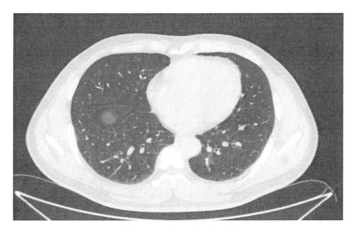

图 2-2 胸部 16 排 CT

(5)实验室检查及阳性结果

1)血常规　红细胞计数 $3.71×10^{12}/L↓$,血红蛋白 114 g/L↓,血小板计数 $124×10^9/L↓$。

2)脑利尿钠肽前体　NT 脑利尿钠肽前体测定 232pg/mL↑。

3)肝功能十一项　白蛋白 36.5 g/L↓。

4)空腹血糖　6.61 mmol/L↑。

5)肾功能+电解质　K^+ 3.45 mmol/L↓,Na^+ 135 mmol/L↓,Ca^+ 1.95 mmol/L↓。

6)凝血四项+D-二聚体　D-二聚体 0.76 μg/mL↑。

(三)护理计划

具体内容详见表 2-2。

表2-2 护理计划表

时间	护理诊断	诊断依据	目标	护理措施
2022-08-29 18:00	疼痛 与出血刺激硬脑膜或颅内压增高有关	患者因突发头痛,疼痛难忍入院,疼痛评分5分	患者住院期间疼痛评分≤3分,能够耐受	1.密切关注患者疼痛的部位、性质、程度、持续时间,观察有无伴随症状。 2.当疼痛突然加剧时,须警惕颅内高压与脑疝。 3.为患者提供安静的环境,遵医嘱应用镇痛类药物并评估用药后效果。 4.耐心向家属讲解头痛的原因,保持患者及家属情绪稳定。
2022-08-29 18:00	意识状态的改变 与动脉瘤破裂出血、脑血管痉挛、脑水肿等有关	患者呈嗜睡状态,查体欠配合	患者术后意识状态转为清醒,未发生意识状态加深	1.严密观察患者的意识、瞳孔的变化,言语、肢体活动情况。 2.如患者出现剧烈头痛、面色苍白、频繁呕吐、意识障碍加重、瞳孔不等大及肢体感觉异常,应警惕颅内再次出血,遵医嘱给予对症处理,并及时记录。 3.遵医嘱应用尼莫地平药物,预防脑血管痉挛的发生。 4.对于颅内压增高的患者,还可以使用渗透性脱水剂(如甘露醇、高渗盐水、甘油果糖等)治疗。
2022-08-29 18:00	营养失调 低于机体需要量 与患者频繁呕吐有关	患者营养风险筛查评估得分3分,存在营养风险	住院期间患者体重不变或略增加;未发生电解质紊乱	1.监测并记录患者的进食量。 2.遵医嘱给予止吐药物应用,补充电解质,定期监测电解质变化。 3.给予营养测评,根据患者的营养需求,与营养师一起共同制订饮食计划并动态调整。
2022-08-29 18:00	潜在并发症再出血,与患者血压不稳定有关	患者动脉瘤破裂出血、血压高、情绪易激动	患者及家属掌握预防出血的护理措施,未发生再出血	1.绝对卧床4~6周并抬高床头15°~30°,避免搬动或过早下床活动。 2.保持病室安静、舒适,避免不良的声、光刺激,限制探视。 3.告知患者及家属避免导致血压和颅内压增高的诱因,如精神紧张、情绪激动、剧烈咳嗽、用力排便等,必要时遵医嘱用药。 4.遵医嘱合理控制血压,维持血压稳定,避免骤升骤降,必要时给予降压药物应用。
2022-08-29 18:00	潜在并发症下肢深静脉血栓,与长期卧床有关	患者意识障碍,自主活动弱,自理能力评分为15分,评估等级为重度依赖	住院期间患者未发生下肢静脉血栓	1.定时评估患者双下肢情况,发现肿胀、疼痛、皮肤温度和色泽变化及感觉异常等,及时通知医生并处理。 2.指导患者术后双下肢行踝泵运动,自下而上按摩双侧下肢,必要时行气压治疗。

(四)护理记录

具体内容详见表2-3。

表2-3 护理记录单

日期	时间	护理记录
2022-08-29	16:56	患者老年女性,急性病程,既往高血压病史,14 h 前(2022-08-29 02:00 左右)夜间如厕后突发头痛,疼痛剧烈,难以忍受,休息后不缓解。伴恶心呕吐,呕吐物为胃内容物,之后逐渐出现意识模糊,肢体无力。急查头颅 CTA 示:①蛛网膜下腔出血;②左侧颈内动脉 C7 段动脉瘤。入院时疼痛评分 6 分,间断头痛,呈炸裂样疼痛,遵医嘱给予 0.9% 氯化钠注射液 48 mL+酒石酸布托啡诺注射液 4 mg 以 2 mL/h 持续静脉泵入,密切观察用药后效果。 诊断:颅内动脉瘤。 P:疼痛 与出血刺激硬脑膜或颅内压增高有关。 I:①密切关注患者疼痛的部位、性质、程度、持续时间,观察有无伴随症状。②当疼痛突然加剧时,需警惕颅内高压与脑疝。③为患者提供安静的环境,遵医嘱应用止痛类药物并评估用药后效果。④耐心向家属讲解头痛的原因,保持患者及家属情绪稳定。 O:患者疼痛评分≤3 分,能够耐受。
2022-08-29	17:30	患者头痛症状较前减轻,疼痛评分 2 分
2022-08-29	18:30	患者呈嗜睡状态,精神差,言语流利,四肢活动正常,持续心电监护示:窦性心律,律齐,吸氧 3 L/min,遵医嘱给予尼莫地平注射液 50 mL(10 mg)以 3 mL/h 泵入,输液顺利,无反应。 P:意识状态的改变 与动脉瘤破裂出血、脑血管痉挛、脑水肿等有关。 I:①严密观察患者的意识、瞳孔、言语、肢体活动情况的变化。②如患者出现剧烈头痛、频繁呕吐、意识障碍加重、瞳孔不等大等情况,应警惕颅内再次出血,并立即通知医生。③遵医嘱应用尼莫地平药物,预防脑血管痉挛的发生。④颅内压增高的患者,还可以遵医嘱使用渗透性脱水剂,如甘露醇、高渗盐水、甘油果糖等。 O:患者术后意识状态好转,意识障碍程度未再加深。
2022-08-29	20:30	患者拟于次日于全身麻醉下行"颅内动脉瘤介入栓塞术",积极完善术前准备,相关注意事项已告知并给予心理疏导。

续表 2-3

日期	时间	护理记录
2022-08-30	21:20	患者今日在全身麻醉下行"颅内动脉瘤介入栓塞术",术后安返病房,全身麻醉已清醒,双侧瞳孔等大等圆,对光反射灵敏,给予心电监护及氧气吸入,心电示波:窦性心律,律齐,面罩湿化吸氧 3 L/min,卡普里尼评分 6 分,疼痛评估 2 分,术后给予替罗非班针 5 mg 以 6 mL/h 静脉泵入,尼莫地平针 10 mg 以 5 mL/h 静脉泵入,0.9% 氯化钠注射液 48 mL+酒石酸布托啡诺注射液 4 mg 以 2 mL/h 静脉泵入,右股动脉穿刺处无渗血,皮下有淤青,告知主管医生,嘱严密观察,绷带加压包扎,砂袋压迫 8 h,右下肢制动 12 h,右足背动脉搏动好,指导患者做踝泵运动,每次 20～30 组,每 1～2 h 一组,给予气垫床应用。术后带入留置尿管通畅,固定好,引流尿液清晰呈淡黄色,遵医嘱禁食水 6 h,术后注意事项已告知。 P:潜在并发症 脑血管痉挛。 I:①密切观察有无头痛、恶心、呕吐、张口困难及肢体活动障碍等神经系统症状,发生异常情况应及时告知医师,遵医嘱给予妥善处理。②遵医嘱应用尼莫地平药物微量泵持续静脉泵入,及时观察用药后效果。 O:患者住院期间未发生脑血管痉挛。
2022-09-01	10:30	患者术后第 1 天,神志清楚,意识状态较前好转,遵医嘱给予阿司匹林肠溶片 100 mg、氯吡格雷片 300 mg 口服,调节替罗非班针 5 mg 以 3 mL/h 静脉泵入,2 h 后遵医嘱停止替罗非班药针泵入。
2022-09-01	12:30	患者恶心呕吐一次,呕吐出胃内容物约 50 mL,告知值班医生,遵医嘱给予甲氧氯普胺针 10 mg 肌肉注射。患者在局麻下行"腰椎穿刺术",术中顺利,引流出暗红色脑脊液约 20 mL,嘱其去枕平卧 4～6 h。 P:有颅内压增高的风险 与血性脑脊液吸收缓慢或脑水肿有关。 I:①严密观察患者瞳孔、意识、血压的变化、有无颅内压增高征象,即头痛、呕吐、视乳头水肿。②抬高床头 15°～30° 以利脑静脉回流,从而减轻脑水肿,降低颅内压,遵医嘱应用脱水降颅内压药物,并观察用药效果。③充足给氧可以改善脑缺氧可使脑血管收缩,降低脑血流量。④控制液体摄入量,维持电解质平衡。⑤保持呼吸道通畅,及时清理口腔及呼吸道分泌物;避免剧烈咳嗽及用力排便,遵医嘱应用轻泻剂以防止便秘。 O:患者无颅内压增高的表现,未发生与颅内压增高的相关并发症。
2022-09-05	08:30	患者情绪激动,烦躁,测血压 158/96 mmHg,遵医嘱调节尼莫地平针 10 mg 以 8 mL/h 静脉泵入,安抚患者及家属情绪。 P:潜在并发症 再出血。 I:①告知患者及家属避免导致血压和颅内压增高的诱因,如精神紧张、情绪激动、剧烈咳嗽、用力排便等,必要时遵医嘱用药。②遵医嘱合理控制血压,维持血压稳定,避免骤升骤降,必要时给予降压药物应用。③保持病室安静、舒适,避免不良的声、光刺激,限制探视;嘱患者绝对卧床 4～6 周并抬高床头 15°～30°,避免搬动或过早下床活动。④与患者建立良好的护患关系,及时发现并满足患者合理需求,给予心理护理,讲述成功案例,帮助患者树立战胜疾病的信心。 O:患者情绪平稳,未发生再出血。

续表2-3

日期	时间	护理记录
2022-09-06	10:30	遵医嘱拔除留置尿管,患者自主排出淡黄色尿液约300 mL。
2022-09-09	15:00	患者疼痛评分0分,遵医嘱暂停0.9%氯化钠注射液48 mL+酒石酸布托啡诺注射液药物泵入。
2022-09-13	08:30	患者神志清楚,精神欠佳,四肢活动正常,遵医嘱停止心电监护及氧气吸入,停止尼莫地平药物泵入,嘱患者适当下床活动。
2022-09-15	10:57	患者经治疗后治愈出院,出院宣教已告知。

(五)小结

颅内动脉瘤(intracranial aneurysm,IA)是由于局部血管异常改变产生的脑血管瘤样凸起,是引起蛛网膜下腔出血(subarachnoid hemorrhage,SAH)的首位原因,发病率为3.6%~6.0%,发病高峰年龄在40~60岁,以女性多见,其致残、致死率较高,是最常见的出血性脑卒中之一。随着技术方法、材料发展及神经介入医师经验积累,血管内治疗已成为颅内动脉瘤首选治疗方法,合适的手术方案以及全面的围手术期护理有助于降低破裂动脉瘤再出血率及死亡率。因此,本案例分析针对颅内动脉瘤病例进行了临床观察总结,并制订了详细的护理计划及护理措施,其中密切观察病情变化,做好疼痛管理和营养支持,并重视预防各种并发症的发生,是该案例的护理重点,也是降低病死率,提高治愈率的重要措施。

二、案例使用说明

(一)教学目的与用途

1. 适用课程 本案例适用于《外科护理学》课程中的颅内动脉瘤护理相关内容的学习,主要是为护理专业学生和护士开发,适合具有一定理论基础的护理专业学生和护士学习。

2. 教学目的 本案例展示了颅内动脉瘤破裂蛛网膜下腔出血的患者病情动态进展过程(图2-3),即患者由发病前至发病后急诊行血管内介入治疗术再至患者治愈出院的整个过程中责任护士完整的护理评估、计划和实施的过程。

案例中患者以"头痛伴恶心呕吐、意识模糊14 h"急诊入院,入院后患者呈嗜睡状态、频繁呕吐、头痛剧烈,上述病情发展是患者出血后刺激硬脑膜或颅内压增高所致,通过尽早手术治疗以及各项护理干预,患者术后头痛症状逐渐好转,同时避免了患者再次破裂出血的风险,有效避免各项并发症的发生,体现了准确评估病情、尽早干预、及时手术治疗的重要性。

通过本案例学习,使学生能够按照教学目标完成以下案例实践的学习任务。

(1)了解颅内动脉瘤的相关知识,如动脉瘤分类和主要临床表现。

(2)了解颅内动脉瘤血管内介入治疗手术的适应证、禁忌证、手术过程。

(3)熟悉颅内动脉瘤破裂后患者相关并发症,如破裂再出血、脑血管痉挛等。

(4)掌握动脉瘤性蛛网膜下腔出血患者疾病严重程度的评估以及意识状态的评估。

(5)掌握蛛网膜下腔出血患者疼痛评估的方法。

(6)掌握动脉瘤性蛛网膜下腔出血患者行"腰椎穿刺术"的目的及术后护理要点。

(7)掌握动脉瘤性蛛网膜下腔出血患者的主要护理诊断、护理措施。

用途:用于护理专业学生及护士进行病房教学查房或疑难危重病例分析使用。

入院时

意识状态	嗜睡
瞳孔	灵敏,等大
肢体肌力	四肢肌力正常
血压	142/82 mmHg
治疗措施	给予缓解疼痛、改善循环、控制血压等治疗

入院第1天

意识状态	嗜睡
瞳孔	灵敏,等大
肢体肌力	四肢肌力正常
血压	138/76 mmHg
治疗措施	全身麻醉(简称全麻)下行"全脑血管造影术+颅内动脉瘤支架辅助栓塞术"

术后第1天

意识状态	嗜睡
瞳孔	灵敏,等大
肢体肌力	四肢肌力正常
血压	142/82 mmHg
治疗措施	给予缓解疼痛、改善循环、控制血压等治疗

出院当天(入院第16天)

意识状态	清醒
瞳孔	灵敏,等大
肢体肌力	四肢肌力正常
血压	122/72 mmHg
治疗措施	患者治愈出院

术后第3天

意识状态	清醒
瞳孔	灵敏,等大
肢体肌力	四肢肌力正常
血压	158/96 mmHg
治疗措施	患者烦躁,安抚患者及家属情绪,给予降压、抗血管痉挛药物治疗

图 2-3 病情的动态进展过程

(二)涉及知识点

本案例涉及的知识点详见表 2-4。

表 2-4 本案例涉及相关知识点

序号	知识点	序号	知识点
1	颅内动脉瘤	5	腰椎穿刺术
2	蛛网膜下腔出血	6	脑脊液循环
3	疾病严重程度评估	7	脑血管痉挛
4	意识状态评估	8	疼痛评估

(三)启发思考题

1. 颅内动脉瘤破裂伴蛛网膜下腔出血的患者入院后须监测及评估的主要内容有哪些?

2. 针对患者提出的护理诊断/问题,是否全面,有无不妥?

3. 根据患者现存的主要护理问题,如何设计有效的护理计划?

4. 根据案例患者面临的护理诊断,其围手术期的护理要点和重点是什么?须重点实施的护理措施有哪些?如何具体实施?

5. 按照护理程序,对患者实施护理措施后,效果如何评价?

(四)分析思路

本案例以 1 例"头痛伴恶心呕吐、意识模糊 14 h"的女性患者的入院诊疗经过为背景,在责任护士对该患者已完成的护理评估及护理记录的基础上,引导学生分析颅内动脉瘤破裂伴蛛网膜下腔出血患者围手术期的护理要点和重点。

通过分析该患者的病史、临床症状、体征,按照北美出版的护理诊断教材,根据患者围手术期现存的护理问题,逐一列出患者现存护理诊断;针对每一个护理诊断,结合患者具体情况,制订有针对性、个体化的护理措施;实施护理措施后,按时评价护理措施的效果,若实施后效果不佳,应找出具体原因并进行分析,不断调整新出现和动态变化的护理诊断,随之调整护理计划。同时引导学生分析其护理程序是否全面,使其掌握蛛网膜下腔出血患者围手术期的护理重点,提升学生准确提出护理诊断、制订护理措施的能力。本案例详细分析及步骤如图所示(图 2-4)。

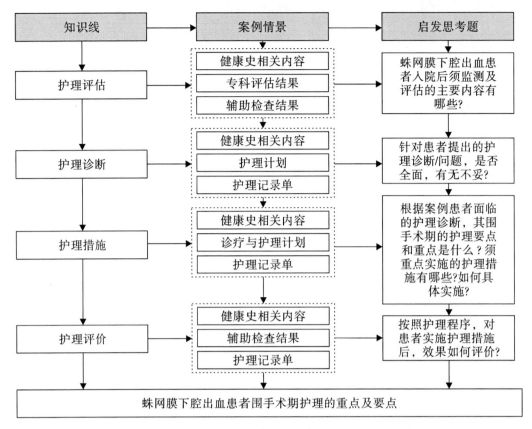

图2-4　案例分析步骤

（五）理论依据及分析

参照《中国颅内破裂动脉瘤诊疗指南2021》《中国脑血管病临床管理指南》《外科护理学》《神经病学》《脑血管病介入治疗学》《神经介入治疗护理学基础》等，给学生的案例学习提供理论支持。

1. 动脉瘤性蛛网膜下腔出血患者入院后须监测及评估的主要内容　此处可引导学生思考对于动脉瘤性蛛网膜下腔出血患者除了健康史相关内容（主诉、现病史、既往史、日常生活形态、个人史、家族史、社会心理状况等）的评估外，入院后还应评估哪些内容？了解患者入院后全面护理评估包含哪些常规的内容（如是否应该常规评估跌倒风险、自理能力及营养状况）？从而引出该患者须重点监测和评估的内容——蛛网膜下腔出血患者疾病严重程度的评估、意识状态的评估、疼痛的评估等。

（1）神经疾病严重程度的评估　目前，对神经疾病临床症状的评估仍依据临床病情分级，主要的分级系统包括 Hunt-Hess 分级（表2-5）和世界神经外科医师联盟（world federation of neurological surgeons，WFNS）量表（表2-6），分级越高，代表病情越严重，并且与预后呈正相关。

表 2-5　Hunt-Hess 量表

分数(分)	临床表现
1	无症状,或轻度头痛,轻度颈项强直
2	中等至重度头痛,颈项强直或脑神经麻痹
3	嗜睡或混乱,轻度局灶神经功能损害
4	昏迷,中等至重度偏瘫
5	深昏迷,去脑强直,濒死状态

注:对于严重的全身性疾病(例如高血压肾病、糖尿病、严重动脉硬化、慢性阻塞性肺病)或血管造影发现严重血管痉挛者,评分加 1 分。

表 2-6　WFNS 量表

分级	标准
I	GCS 15 分
II	GCS 13 ~ 14 分,无局灶性神经系统缺损症状及体征
III	GCS 13 ~ 14 分,伴局灶性神经系统缺损症状及体征
IV	GCS 7 ~ 12 分
V	GCS 3 ~ 6 分

注:WFNS,世界神经外科医师联盟蛛网膜下腔出血分级;GCS,格拉斯哥昏迷评分

（2）意识状态的评估　通过视诊、问诊和体格检查评估患者有无意识障碍,根据临床表现分为嗜睡、意识模糊、昏睡、浅昏迷、中昏迷和深昏迷。常用国际通用的格拉斯哥昏迷评分(Glasgow coma scale,GCS)评估意识障碍程度,见表 2-7。GCS 得分范围为 3 ~ 15 分,分数越低,病情越重。其中>8 分恢复机会较大;<7 分预后较差;3 ~ 5 分并伴有脑干反射消失的患者有死亡的潜在危险。采用目测法、瞳孔笔等评估双侧瞳孔大小、是否等大、对光反射是否正常。

表 2-7　格拉斯哥昏迷评分

检查项目	临床表现	GCS 评分
A 睁眼反应	自动睁眼	4
	呼之睁眼	3
	疼痛引起睁眼	2
	不睁眼	1

续表2-7

检查项目	临床表现	GCS 评分
B 言语反应	定向正常	5
	应答错误	4
	言语错乱	3
	言语难辨	2
	不语	1
C 运动反应	能按指令动作	6
	对针痛能定位	5
	对针痛能躲避	4
	刺痛肢体屈曲反应	3
	刺痛肢体过伸反应	2
	无运动	1

(3)疼痛的评估　引导学生思考疼痛评估的方法有哪些？镇痛药物应如何选择？

疼痛评估是指护士根据患者认知水平和年龄选择简单易行合适的疼痛评估工具或量表,按频率动态对患者的疼痛进行评估。正确的疼痛评估内容包括正确评估疼痛的部位、性质、强度、时机、发生与持续时间、诱发因素、伴随症状及心理反应等,并正确填写疼痛评估记录单。

单维度疼痛量表是临床上最常用的疼痛评估量表类型,主要包括数字分级评分法(numerical rating scale,NRS)、视觉模拟评分法(visual analogue scale,VAS)、面部表情疼痛评估法(faces pain scale revised,FPS-R)等。这些评估量表主要通过数字、文字、图像等形式使患者可以将主观疼痛感受客观地表达出来,具有简单易行、评估快速等特点。其中数字疼痛评分法和视觉模拟评分法适用于意识清楚、能正确表达的患者;面部表情疼痛量表适用于文化程度较低、认知功能障碍或轻度意识障碍者。

1)数字评分法　用0～10代表不同程度的疼痛,0为无痛,10为最痛,让患者自己说出一个最能代表自身疼痛程度的数字。

2)视觉模拟评分法　这是用一条10 cm长的直线,一端为0,表示无痛;另一端为10,表示最痛;中间部分表示不同程度的疼痛,让患者标记出最能代表其疼痛强度的点。这种评估方法简便易行,但精确度稍差。

3)面部表情疼痛评估表　从快乐到悲伤6个不同表现的面容,让患者选择一张最能表达其疼痛的脸谱,易于接受(图2-5)。

疼痛评估是一个动态、规律、全面的过程,是实施镇痛措施的基础。疼痛药物治疗应结合世界卫生组织镇痛三阶梯治疗原则,根据患者疼痛的性质、程度、正在接受的治疗和

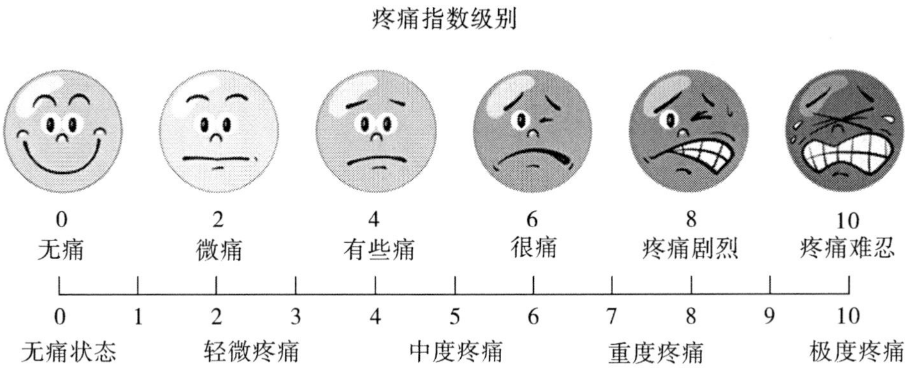

疼痛指数级别

图2-5 常用的疼痛评估尺

伴随疾病等情况,合理地选择止痛药物和辅助镇痛药物,个体化调整用药剂量、给药频率,以期获得最佳止痛效果。

2.针对患者提出的护理诊断/问题

(1)入院时主要护理诊断/问题

1)疼痛 与出血刺激硬脑膜或颅内压增高有关。

2)意识状态的改变 与动脉瘤破裂出血、脑血管痉挛、脑水肿等有关。

3)营养失调:低于机体需要量 与患者频繁呕吐有关。

4)潜在并发症 再出血。

5)潜在并发症 下肢深静脉血栓。

(2)术后3 d主要护理诊断/问题

1)潜在并发症 脑血管痉挛。

2)潜在并发症 再出血。

3)颅内压增高 与血性脑脊液吸收缓慢或脑水肿有关。

(3)出院当天主要护理诊断/问题

焦虑 与担心疾病预后不佳有关。

3.根据患者现存的主要护理问题,设计有效的护理计划 引导学生思考在患者住院期间,责任护士根据制患者的护理诊断/问题,如何设计有效的护理计划? 一份完整的护理计划单应包括哪些方面?

护理程序是护理计划单表格设计的核心,掌握护理程序是保证护理质量和提高护理水平的重要手段。护理程序通常包括评估、诊断、计划实施、评价五个基本步骤。在患者住院期间,要不断重复评估→诊断→计划→实施→评价步骤的循环过程,因此护理计划单的设计要包括以上几个部分(表2-8)。

表2-8 护理计划单

时间	护理诊断	诊断依据（护理评估）	目标	护理措施	护理评价
2022-08-29 18:00	疼痛 与出血刺激硬脑膜或颅内压增高有关	患者因突发头痛，疼痛难忍入院，疼痛评分6分	患者疼痛评分≤3分，能够耐受	1.密切关注患者疼痛的部位、性质、程度、持续时间，观察有无伴随症状。2.当疼痛突然加剧时，须警惕颅内高压与脑疝。3.为患者提供安静的环境，遵医嘱应用止痛类药物并评估用药后效果。4.耐心向家属讲解头痛的原因，保持患者及家属情绪稳定。	2022-09-05 08:30 患者清醒，采用数字评分法疼痛评分1分
2022-08-29 18:00	意识状态的改变 与动脉瘤破裂出血、脑血管痉挛、脑水肿等有关	患者呈嗜睡状态，查体欠配合	患者术后意识状态转为清醒，未发生意识状态加深	1.严密观察患者的意识、瞳孔的变化，言语、肢体活动情况。2.如患者出现剧烈头痛、面色苍白、频繁呕吐、意识障碍加重、瞳孔不等大及肢体感觉异常，应警惕颅内再次出血，遵医嘱给予对症处理，并及时记录。3.遵医嘱应用尼莫地平药物，预防脑血管痉挛的发生。4.对于颅内压增高的患者，还可以使用渗透性脱水剂（如甘露醇、高渗盐水、甘油果糖等）治疗。	2022-09-01 10:30 患者术后第1天，神志清楚，意识状态较前好转，未再加深
2022-08-29 18:00	潜在并发症再出血	动脉瘤破裂出血	患者及家属掌握预防出血的护理措施，未发生再出血	1.绝对卧床4~6周并抬高床头15°~30°，避免搬动或过早下床活动。2.保持病室安静、舒适，避免不良的声、光刺激，限制探视。3.告知患者及家属避免导致血压和颅内压增高的诱因，如精神紧张、情绪激动、剧烈咳嗽、用力排便等，必要时遵医嘱用药。	2022-09-15 08:30 患者未发生再出血

续表2-8

时间	护理诊断	诊断依据（护理评估）	目标	护理措施	护理评价
2022-09-01 10:00	潜在并发症血管痉挛	与动脉瘤破裂出血及血管内介入治疗有关	住院期间患者未发生血管痉挛	1. 密切观察有无头痛、恶心、呕吐、张口困难及肢体活动障碍等神经系统症状，发生异常情况应及时告知医师，遵医嘱给予妥善处理。 2. 遵医嘱应用尼莫地平和替罗非班等药物，及时观察用药后效果。	2022-09-15 08:30 患者未发生血管痉挛

4. 需要重点实施的护理措施 引导学生思考，对患者在住院期间存在的主要护理诊断应如何设置有效的护理措施，这部分内容为需要重点掌握部分。具体护理措施有以下内容。

（1）疼痛的管理

1）抬高床头15°~30°，以利于颅内静脉回流，减轻脑水肿。

2）为患者提供安静的环境，教会患者缓解疼痛的方法，如深呼吸、听舒缓的音乐、转移注意力等。

3）耐心向患者及家属讲解头痛的原因，保持患者情绪稳定。

4）动态评估头痛情况，采用疼痛评分工具（如视觉模拟评分表、数字评分法等）对患者头痛程度进行评分，评估患者头痛的性质、疼痛评分及持续时间，遵循世界卫生组织镇痛三阶梯治疗原则遵医嘱应用止痛药物，及时观察用药效果。

5）若患者突然头痛加剧时，须警惕颅内高压与脑疝的发生，应及时告知医师给予处理。

引导学生思考引起颅内压增高为什么会头痛加剧？引起颅内压增高的因素有哪些？

头痛是颅内压增高的典型症状之一，颅内压增高之所以会引起头痛，主要是因为压力对于硬脑膜和血管神经所造成的压迫刺激导致的。头痛的轻重与颅内压有直接的关系，压力越高头痛的程度越重。

引起颅内压增高的因素有高血压、用力排便、咳嗽、情绪激动、剧烈运动、过早下床等，这些因素均与颅内压增高有密切关系，所以要告知患者保持心态平和，饮食均衡，减少大幅度的肢体活动，避免这些诱因。

（2）潜在并发症再出血的护理

1）颅内动脉瘤破裂再出血是颅内动脉瘤最严重的并发症，故应识别颅内动脉瘤术后破裂再出血的危险因素，如情绪激动、剧烈活动、用力大便、血压骤升骤降、屏气、打喷嚏、剧烈咳嗽等。

2）在血压管理方面，控制收缩压≤160 mmHg，但过度降压治疗也会增加继发性脑缺血的风险。目前尚无最佳的血压控制目标值，一般应该参考患者发病前的基础血压来修正目标值，如高于基础血压的20%左右，避免低血压。因此，应密切监测患者的血压水平，遵医嘱给予钙通道阻滞剂或β受体阻滞剂。

引导学生思考如何识别破裂再出血的征兆？一旦发生动脉瘤破裂再出血应该如何处理？

术后需要严密观察患者的意识、瞳孔的变化，言语、肢体活动情况，如患者出现剧烈疼痛、一侧动眼神经麻痹、面色苍白、频繁呕吐、意识障碍加重、瞳孔不等大、对光反射消失及肢体感觉异常，应警惕颅内再次出血或血栓形成，一旦破裂出血，应遵医嘱立即快速静脉滴注20%甘露醇，以脱水利尿降低颅内压，然后保持呼吸道通畅，适当抬高头部15°~30°，以减轻脑水肿。充足给氧，改善脑缺氧，神志清者，安抚患者情绪，如出现躁动不安，及时遵医嘱使用镇静及镇痛药物；如需要急诊手术者，配合医生完成术前准备，并及时记录。

（3）潜在并发症脑血管痉挛的护理

1）密切观察有无头痛、恶心、呕吐、张口困难及肢体活动障碍等神经系统症状，发生异常情况应及时告知医师，遵医嘱给予妥善处理。

2）推荐口服尼莫地平预防脑血管痉挛，若患者无法口服药物，可考虑尼莫地平持续泵入作为替代治疗。

3）维持体液平衡和正常循环血容量。

引导学生思考为什么术后会发生血管痉挛？如何鉴别脑血管痉挛和脑梗死？

血管痉挛可由手术操作刺激以及术后拔除动脉鞘刺激血管迷走神经等导致。脑血管痉挛是破裂颅内动脉瘤引起动脉瘤性SAH后的一种严重并发症，主要通过DSA检查发现，近半数患者可无症状。脑血管痉挛常发生在动脉瘤破裂后的3~4 d，高峰期在出血后7~10 d，2~3周可逐渐缓解。DSA是诊断脑血管痉挛的"金标准"。血管痉挛是迟发性脑缺血的主要病因。脑梗死又称缺血性脑卒中，指各种脑血管病变所致脑部血液供应障碍，导致局部脑组织缺血、缺氧性坏死而迅速出现相应神经功能缺损的一类临床综合征，发病一般有诱因，可表现为言语不利、肢体无力等，计算机断层扫描（computed tomography，CT）是疑似脑梗死患者的首选检查，磁共振成像可协助明确脑梗死诊断。

（4）腰椎穿刺术的护理

1）术前向患者说明腰椎穿刺的目的，解释腰椎穿刺的特殊体位、过程与注意事项，取得患者的理解和配合。

2）术后及时询问患者有无头痛、头晕、恶心、腰背痛，观察穿刺点有无渗液、渗血、局部感染等，循证研究显示，腰椎穿刺术后不必常规去枕平卧4~6 h，可根据患者情况垫枕休息，缩短卧床时间，提高舒适度。

3）严密观察患者有无低颅内压综合征的表现,包括坐起后头痛明显加剧、平卧或头低位时减轻或缓解,以及是否伴有恶心、呕吐、眩晕、昏厥等症状。一旦出现低颅内压综合征,嘱患者多饮水、遵医嘱加强补液量。

4）对于颅内压增高的患者,腰椎穿刺时以细针穿刺、缓慢滴出脑脊液,避免脑脊液放液过快过多发生脑疝,必要时在穿刺前遵医嘱使用甘露醇等脱水剂后再行穿刺。一旦出现脑疝,立即采取抢救措施。

引导学生思考颅内压的正常值是多少？引入脑脊液循环及性质等相关知识,查阅相关文献,思考蛛网膜下腔出血的患者为什么要进行腰椎穿刺术？

脑脊液的压力:成人的正常值80 ~ 180 mmH$_2$O,低颅内压<70 mmH$_2$O,高颅内压为> 200 mmH$_2$O。

蛛网膜下腔位于蛛网膜和软脑膜之间,是一个由两层脑膜构成的一个腔隙,内含脑脊液,与脊髓蛛网膜下腔相通。脑脊液的循环途径是通过侧脑室的脉络丛产生的脑脊液流向第三脑室,再和第三脑室所产生的脑脊液一起流入第四脑室,经过中脑水管,与第四脑室所产生的脑脊液一起通过第四脑室的中孔流入到蛛网膜,再沿第四脑室的中孔和侧外孔流向位于大脑背面的蛛网膜下腔,然后回到硬脑膜窦的位置,最后再流入血液中。脑脊液不仅对大脑起到保护支持作用,在清除代谢产物及炎性渗出物方面,发挥着身体其他部位淋巴液所起的作用。

无色透明的正常脑脊液可以帮助排除最近2 ~ 3周内发病的SAH;均匀血性的脑脊液可支持SAH的诊断,但须注意排除穿刺过程中损伤出血的可能;脑脊液黄变是红细胞裂解生成的氧合血红蛋白及胆红素所致,脑脊液黄变提示陈旧性SAH。

腰椎穿刺术是通过穿刺第3 ~ 4或第4 ~ 5腰椎间隙进入蛛网膜下腔获取脑脊液,用于中枢神经系统疾病的诊断和鉴别诊断或注入药物、行内外引流术进行治疗的技术,已逐渐应用于临床动脉瘤性蛛网膜下腔出血(aSAH)的治疗中。应用腰椎穿刺术进行脑脊液引流有以下作用:①降低颅内压、减少脑积水,促进积血吸收,减少脑血管痉挛的发生,减轻患者的头痛症状。②减少脑脊液中胶原蛋白的含量,降低血性脑脊液对蛛网膜下腔的刺激,脑脊液的理化成分逐渐恢复正常。③改变脑脊液的动力学,促进脑脊液的流动,降低脑积水的发生,同时避免蛛网膜的粘连。

5. 按照护理程序,对患者实施护理措施后的效果评价　根据本案例患者的护理计划,在实施相应的护理措施后,针对不同的观察指标,持续动态地评价护理效果及护理质量。引导学生针对主要的护理问题及护理措施,实施后做出相应的效果评价。

(1)患者入院时,运用数字评分法进行疼痛评分为6分(中度疼痛),给予药物镇痛后及相关护理措施后,患者术后每天疼痛评分<3分,疼痛可耐受,出院时疼痛评分0分,较入院时缓解。

(2)患者入院时评估意识状态为嗜睡,术后第1天评估患者意识状态为清醒,术后意识障碍程度较入院时减轻,出院时意识状态未再加深。

(3)患者在住院期间为预防并发症的发生,进行了腰椎穿刺术,从术前到术后整个恢复过程使用抗血管痉挛药物,经过相关的观察与护理,未发生再出血、脑血管痉挛等并发症。

(六)背景信息

颅内动脉瘤是造成蛛网膜下腔出血的重要原因,其致残率、致死率极高。aSAH 是严重损伤中枢神经系统并对全身多个器官产生病理影响的急性脑血管疾病,由于动脉瘤破裂出血,对脑组织造成的原发性损伤,加之动脉瘤早期再破裂出血、急性脑积水、脑血管痉挛等继发性脑损伤,以及疾病中后期循环、呼吸等系统并发症的影响,其临床治疗涉及多个专业学科知识及技术,通常需要神经外科、脑血管病介入、神经重症监护等多学科协作,将早期紧急处置、神经重症监护与治疗有机结合,才能降低病死率和致残率,改善患者的预后。

本案例分析呈现了该动脉瘤性蛛网膜下腔出血的患者的围手术期详细的护理计划及护理措施,将指南和教材的基本护理原则与患者个体化情况进行深化融合,为患者提供合理的个体化护理方案,突出针对该类患者护理重点,链接相关新业务、新技术,并指出未来研究方向,以便为专业研究生实践学习提供参考。

(七)关键要点

关于颅内动脉瘤破裂出血患者的护理,明确其主要的护理诊断,设置行之有效的护理目标,采取有循证依据的护理措施,动态评价干预措施效果,不断进行完善和调整,是取得提高其生活质量目标的重要过程。在护理程序的实施过程中,主要围绕以下关键要点展开。

(1)动脉瘤性蛛网膜下腔出血患者护理诊断的确定、分类、排序,将危及患者生命的护理诊断优先排序,并给予密切关注。

(2)针对动脉瘤性蛛网膜下腔出血患者制订护理计划,要具备可操作性强、适用性强的特点,且符合患者目前的生理需求及远期康复锻炼计划。

(3)查找相关的书籍、文献、指南,整理出该类患者的有效护理措施,注重有证可循。

(4)实现对动脉瘤性蛛网膜下腔出血患者护理效果的动态评价。

(5)家属对动脉瘤性蛛网膜下腔出血的认识及掌握度,做好患者的社会支持,促进患者疾病康复的转归。

第二节　蛛网膜下腔出血合并消化道出血患者的护理

一、案例内容

(一)基本信息

姓名:李某某　性别:女性　年龄:69 岁　婚姻:已婚　籍贯:平顶山市　职业:农民

入院日期:2022-06-04　19:41

(二)护理评估(病史采集:2022-06-04 20:10)

1.健康史

(1)主诉　突发头痛、恶心、呕吐 1 d,加重 4 h。

(2)现病史　患者 1 d 前无明显诱因出现头痛,为枕部持续性钝痛,恶心、呕吐,呕吐物为胃内容,无头晕、视物模糊,无意识障碍,无运动障碍、大小便失禁等,遂于当地医院就诊,行头颈 CTA(2022-06-04)示:左侧颈内动脉交通段、左侧大脑中动脉 M1 段分叉区及基底动脉尖段动脉瘤,当地医院给予保守治疗;4 h 前症状加重,今为求进一步诊疗,遂来河南省人民医院就诊,门诊以"蛛网膜下腔出血"为诊断急诊收住于脑血管病科。发病以来,呈嗜睡状态,饮食欠佳,大小便正常,体重无明显变化。

(3)日常生活型态

1)饮食　平日 3 餐/d,每餐主食 100 mL 左右,以面食为主,早餐一般为粥和馒头,午餐、晚餐辅以青菜和肉蛋等,口味较重。每日饮水量 1500～2000 mL,以白开水为主。发病以来,患者未进食水。

2)睡眠/休息　平时睡眠规律,一般晚 9～10 点入睡,早 6～7 点起床,中午习惯午睡 1 h,睡眠质量尚可。发病以来,患者呈嗜睡状态,睡眠不可查。

3)排泄　平日大小便正常,小便 5～6 次/d,夜间排尿 1～2 次,小便色清,淡黄色,无泡沫,尿量 2000～2500 mL/d。大便 1 次/d,为成形软便。发病以来,排小便 1 次,未排大便。

4)自理及活动能力　平时日常生活完全可以自理,正常活动,承担家里大部分家务。

(4)既往史　6 年前患"脑梗死",5 月余前患"消化道出血",在当地医院就诊治疗,未愈,2 月余前于河南省人民医院消化科就诊,明确诊断:①升结肠血管畸形合并出血可能;②直肠息肉;③结肠息肉;④内痔;⑤高脂血症。全身麻醉下行"内镜下金属夹夹持止血术",术后对症治疗。否认高血压、心脏病病史,否认糖尿病病史,否认肝炎、结核、疟疾病史,预防接种史随当地进行,15 年前受外伤至肋骨骨折,否认输血、献血史。

(5)个人史

1)出生及生长情况　生于原籍,久居本地,退休人员,初中学历,无疫区、疫情、疫水接触史,无牧区、矿山、高氟区、低碘区居住史,无化学性物质、放射性物质、有毒物质接触史,无吸毒史,否认吸烟史,否认饮酒史,无冶游史。

2)月经婚育史　初潮 15 岁,每次持续 6 d,周期 28 d,绝经年龄 54 岁,已停经 14 余年。月经量中等,颜色正常。无血块,无痛经史。29 岁结婚,配偶体健,夫妻关系和睦。育有 2 女,均体健。

3)过敏史　否认食物、药物过敏史。

4)嗜好　无特殊不良嗜好。

(6)家族史　父母已故,父亲故于"脑栓塞/脑梗死",母亲故于"食管癌";1 姐 1 弟 1 妹,均体健。家族中无类似疾病发生,否认家族性遗传病史。

(7)心理状况(包括情绪状态、对健康及疾病的理解和期望、应激)

1)情绪状态　患者清醒状态时情绪低落。患者子女担心患者生命安全及预后情况,出现焦虑等不良情绪。

2)对所患疾病的认识　患者子女均为大学学历,有一定的文化知识基础,但缺乏蛛网膜下腔出血知识,期盼医护人员给予更详细、具体的讲解和指导,希望经常沟通了解患者的病情,也表示会积极配合医生的治疗,挽救患者的生命。

3)重大应激事件及应对情况　患者于 5 月余前患"消化道出血",2 月余前在河南省人民医院行"内镜下金属夹夹持止血术"。平日无特殊爱好,久居家中,平易近人,心思细腻,较敏感,应急处置能力较差。遇到困难或不顺心的事情易情绪低落。

(8)社会状况

1)社会支持系统　家人和睦,子女均时刻陪护,给予精心的照护,经常给予安慰及关心。发病以来,家人对其病情非常关注,对患者给予足够的关心和照顾,此次入院,子女陪同前来,家里的事务已经全部安排妥当,患者可以安心治病。

2)居住与工作环境　现与儿子生活在一起,小区环境优美,购物方便,设施齐全,自由职业者。

3)经济状况与付费方式　患者为自由职业者,无固定收入,经济状况较差,参与新农合医保。

2.体格检查

(1)生命体征　T 36.7 ℃,P 87 次/min,R 18 次/min,BP 136/82 mmHg,H 160 cm,W 70 kg。

(2)一般检查　发育正常,营养中等,正常面容,表情痛苦,强迫体位,神志清,查体合作。皮肤黏膜正常。全身浅表淋巴结无肿大。头颅五官检查均正常。颈部检查提示:颈强直,有抵抗,颈动脉博动正常。胸廓检查正常。呼吸运动正常。心脏听诊正常。肝、脾触诊无异常。肾叩诊无异常。腹部检查均正常。

3.专科检查　患者神志清楚,查体配合。双侧瞳孔等大等圆,直径约3mm,直接及间接对光反射均灵敏,鼻唇沟对称,伸舌居中,口角无偏斜,无吞咽困难、饮水呛咳;四肢肌力正常,肌张力正常,双侧肱二、三头肌腱反射正常,双侧膝、跟腱反射正常,双侧巴宾斯基征阴性。粗测深浅感觉无异常。颈强直,脑膜刺激征阳性。

4.辅助检查

(1)全脑血管造影　①左侧大脑中动脉 M2 段动脉瘤,大小约 2.54 mm×2.24 mm,瘤颈约 2.16 mm;②左侧脉络膜前动脉小动脉瘤,大小约 0.98 mm×0.76 mm;③左侧后交通动脉动脉瘤,大小约 4.26 mm×3.05 mm,瘤颈约 4.63 mm;④右侧小脑上动脉起始处可见两个小动脉瘤,大小分别约 1.52 mm×1.43 mm,1.60 mm×1.08 mm;⑤右侧大脑后动脉和基底动脉顶部可见梭形瘤样扩张,基底动脉顶端大小约 1.96 mm×1.19 mm。见图 2-6。

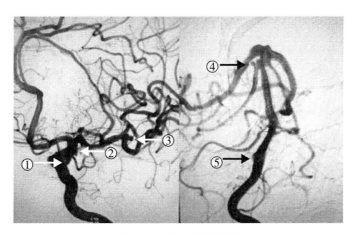

图 2-6　全脑血管造影

(2)实验室检查及阳性结果

1)血常规　白细胞计数 9.66×10⁹/L↑,中性粒细胞计数 7.66×10⁹/L↑,红细胞计数 3.34×10¹²/L↓,血红蛋白 83 g/L↓。

2)凝血六项　D-二聚体测定 11.87 μg/mL↑。

3)脑利尿钠肽前体　NT 脑利尿钠肽前体测定 130 pg/mL↑。

4)肝功能十一项　总蛋白 63.6 g/L↓,白蛋白 35.8 g/L↓。

5)肾功能+电解质+心肌酶　K⁺3.37 mmol/L↓。葡萄糖 6.7 mmol/L↑。肌酸激酶 247 IU/L↑。

6)脑脊液生化　脑脊液蛋白 2.01 g/L↑,乳酸 2.64 mmol/L↑。

7)脑脊液常规　白细胞计数 255×10⁶/L↑。

5.入院护理评估评分　详见表2-9。

表2-9　入院护理评估评分

量表名称	分值
疼痛评分(数字评分法)	3分(轻度疼痛)
Barthel 指数评定量表	10分(中度依赖)
住院患者跌倒/坠床风险评估表	1分(低危风险)
Caprini 评估量表	6分(高危风险)
营养风险筛查(NRS 2002)	1分(有营养风险)

(三)护理计划

具体内容详见表2-10。

表2-10　护理计划表

时间	护理诊断	诊断依据	目标	护理措施
2022-06-04 18:00	疼痛 与血液进入蛛网膜腔里对脑膜产生的刺激或颅内高压有关	患者因突发头痛,疼痛难忍入院,疼痛评分5分	患者住院期间疼痛评分≤3分,能够耐受	1.正确评估患者疼痛的位置、性质、程度、持续时间,观察有无伴随症状,并记录疼痛评估单。2.对患者进行评估时,应关注患者疼痛的诱发因素,如血压、情绪等。3.疼痛评分>3分时,应及时告知医生,遵医嘱给予对症处理,如需要用药,应观察患者用药后的反应。4.疼痛评分≤3分时,对患者实施非药物治疗的疼痛护理方法,如耳穴压豆、心理护理、辅助疗法(音乐疗法、转移注意力、放松训练)等。5.对患者实施疼痛护理后,应再次进行评估。6.及时对患者进行健康教育,缓解患者的紧张、焦虑。
2022-06-05 01:00	潜在并发症颅内动脉瘤破裂再出血、脑梗死、脑血管痉挛	患者入院时颅内动脉瘤破裂出血,且行"全脑血管造影术+颅内动脉瘤支架辅助栓塞术"	住院期间患者未发生以上潜在并发症	1.密切观察患者意识、瞳孔,密切观察患者意识、瞳孔、肢体肌力、言语等神经功能症状及生命体征的变化。2.保持病室安静,减少探视,抬高床头15°~30°。3.观察患者是否出现头痛、呕吐或进行性意识障碍,原有症状加重或出现新的肢体功能障碍等。4.动态观察CT变化。

续表2-10

时间	护理诊断	诊断依据	目标	护理措施
2022-06-07 15:00	电解质紊乱与使用脱水药物、禁食水有关	患者住院期间使用脱水药物,且消化道出血,禁食水,导致患者出现电解质紊乱	患者电解质紊乱得到纠正	1.药物治疗,遵医嘱及时给予补钾、补钠。 2.饮食调整,遵循"少量多餐"的原则。 3.严密观察患者出入量,及时调整。 4.动态监测电解质。
2022-06-12 13:00	体液不足/营养失调与消化道出血及禁食水有关	患者既往有消化道出血史,术后使用抗凝药物,住院期间出现3次血便,每次量约200 mL,急查血常规示血红蛋白57 g/L,潜血试验"阳性",禁食水	住院期间患者液体不足得到改善	1.患者发生便血时,立即告知医生,遵医嘱快速给予静脉补液。 2.关注患者有无意识状态的改变,监测患者的心率、呼吸、血压,观察患者有无头晕、心悸、四肢厥冷等症状。 3.嘱患者禁食水。 4.患者留置胃管,遵医嘱给予冰0.9%氯化钠注射液250 mL胃管注入。 5.准确记录患者24 h出入水量,并记录患者呕血或黑便情况。
2022-06-13 15:00	体温过高与肺部感染、泌尿系统感染有关	患者尿常规和胸部CT提示有感染	患者体温下降,住院期间未再发生体温升高	1.密切观察患者生命体征,定时测量体温,注意发热的过程、热型、持续时间、伴随症状。 2.采用有效的降温措施,体温<38.5 ℃时采用物理降温,通常应用温水擦浴、冰袋冷敷、冰毯等,体温>38.5 ℃时,遵医嘱给予药物降温。 3.寻找发热的原因及诱因,积极预防及治疗感染,遵医嘱使用抗生素。 4.补充营养和水分,每天应保证足够的热量和液体的摄入,给予清淡、易消化的高热量、高蛋白、丰富维生素流质或半流质饮食。 5.注意口腔、皮肤的护理。

（四）护理记录

具体内容详见表2-11。

表2-11 护理记录单

日期	时间	护理记录
2022-06-04	19:41	患者老年女性,急性病程,既往脑梗死病史,1 d 前无明显诱因出现头痛,为枕部持续性钝痛,恶心、呕吐,呕吐物为胃内容物,于当地医院给予保守治疗。4 h 前症状加重。外院头颅 CTA 示:左侧颈内动脉交通段动脉瘤;左侧大脑中动脉 M1 段分叉部动脉瘤;基底动脉动脉瘤。 诊断:蛛网膜下腔出血。 P:疼痛 与出血刺激硬脑膜或颅内压增高有关。 I:①正确评估患者疼痛的位置、性质、程度、持续时间,观察有无伴随症状,并记录疼痛评估单。②对患者进行评估时,应关注患者疼痛的诱发因素,如血压、情绪等。③疼痛评分>3 时,应及时告知医生,遵医嘱给予对症处理,如需用药,应观察患者用药后的反应。④疼痛评分≤3 分时,对患者实施非药物治疗的疼痛护理方法,如耳穴压豆、心理护理、辅助疗法(音乐疗法、转移注意力、放松训练)等。⑤对患者实施疼痛护理后,应再次进行评估。⑥及时对患者进行健康教育,缓解患者的紧张、焦虑。 O:患者疼痛评分≤3 分,能够耐受。
2022-06-04	21:00	患者拟于今日在在全身麻醉下行"全脑血管造影术+颅内动脉瘤介入栓塞术",于此时赴导管室手术,给予心理疏导
2022-06-04	23:50	患者今日在全身麻醉下行"全脑血管造影术+颅内动脉瘤介入栓塞术",术后安返病房,全身麻醉已清醒,双侧瞳孔等大等圆,对光反射灵敏,给予心电监护及氧气吸入。心电示波:窦性心律,律齐。面罩湿化吸氧 3 L/min,VTE 评分 4 分。已采取相应护理措施,替罗非班针 5 mg 以 6 mL/h 静脉泵入,尼莫地平 10 mg 以 5 mL/h 静脉泵入。右股动脉穿刺处无渗血,皮下有瘀青,告知主管医生,嘱严密观察,绷带加压包扎,沙袋压迫 8 h,右下肢制动 12 h,右足背动脉搏动好,指导患者做踝泵运动,每次 20 ~ 30 组,每 1 ~ 2 h 1 组,给予气垫床应用。术后留置导尿管通畅,固定好,引流尿液清晰呈淡黄色,遵医嘱禁食水 6 h,术后注意事项已告知。 P:潜在并发症 颅内动脉瘤破裂再出血、脑梗死、脑血管痉挛。 I:①密切观察患者意识、瞳孔,密切观察患者意识、瞳孔、肢体肌力、言语等神经功能症状及生命体征的变化。②保持病室安静,减少探视,抬高床头 15° ~ 30°。③观察患者是否出现头痛、呕吐或进行性意识障碍,原有症状加重或出现新的肢体功能障碍等。④动态观察 CT 变化。 O:患者术后未发生再出血、脑梗死、脑血管痉挛相关并发症。
2022-06-06	11:18	术后第 2 天,患者诉间断头痛、头晕、恶心,考虑蛛网膜下腔出血导致颅内压增高、刺激脑膜,今日行腰椎穿刺术置换脑脊液以改善症状,测量侧卧位脑脊液压力为 255 mmH$_2$O,并留取脑脊液标本送检,密切观察患者病情变化。

续表2-11

日期	时间	护理记录
2022-06-08	13:30	患者今晨出现便血,给予生长抑素等对症治疗,中午再次便血,呈暗红色,量约200 mL,请消化科会诊,建议给予抑酸、护胃、生长抑素止血、输血等对症治疗。停用阿司匹林肠溶片口服,暂禁食水。 P:体液不足　与消化道出血及禁食水有关。 I:①患者发生便血时,立即告知医生,遵医嘱快速给予静脉补液。②关注患者有无意识状态的改变,监测患者的心率、呼吸、血压,观察患者有无头晕、心悸、四肢厥冷等症状。③嘱患者禁食水。④患者留置胃管,遵医嘱给予冰0.9%氯化钠注射液250 mL鼻饲管注入。⑤准确记录患者24 h出入水量,并记录患者呕血或黑便情况。
2022-06-08	20:40	患者血常规结果:红细胞计数2.27×10^{12}/L,血红蛋白57 g/L,遵医嘱给予悬浮红细胞4 U静脉输注。输血后患者生命体征:体温37.2 ℃,脉搏102次/min,呼吸25次/min,血压143/81 mmHg。
2022-06-11	16:00	患者体温升高,测腋温38.6 ℃。 P:体温升高　与肺部感染、泌尿系统感染有关。 I:①每日给予q2h翻身叩背,每次叩背时间不小于5 min,进行机械排痰bid。②遵医嘱正确、准时使用抗生素。③进行尿管护理时,严格执行无菌操作技术。④向患者讲解导致感染发生的危险因素,指导患者掌握预防感染的措施。 O:患者体温降至正常。
2022-06-12	13:01	患者再次出现便血,黑红色稀水样,约200 mL,遵医嘱转至重症监护室进行治疗。
2022-06-14	11:20	患者由重症监护室转至病房,神志清,诉头痛、头晕、心慌、恶心症状较前好转。
2022-06-15	00:50	患者突发胸痛,向后背部放射,急查心电图,结果:部分导联ST段抬高,遵医嘱给予对症处理。
2022-06-15	10:03	患者目前无消化道出血,体温正常,无恶心、呕吐,遵医嘱今日起流质饮食,急查电解质,结果:K$^+$ 3.4 mmol/L,Na$^+$ 133 mmol/L,遵医嘱给予补钾和补钠治疗。
2022-06-19	12:00	患者电解质紊乱症状缓解,患者长期卧床,有下肢深静脉血栓形成的风险。 P:潜在并发症　下肢深静脉血栓。 I:①定时评估患者双下肢情况,发现肿胀、疼痛、皮肤温度和色泽变化及感觉异常等,及时通知医生并处理。②指导患者术后双下肢行踝泵运动,自下而上按摩双下肢。③遵医嘱给予双下肢气压治疗bid。 O:患者住院期间未发生深静脉血栓。
2022-06-22	10:30	患者目前无消化道出血,无恶心、呕吐,于今日出院。

(五)小结

蛛网膜下腔出血(subarachnoid hemorrhage,SAH)是一种常见的出血性脑血管疾病,占所有脑卒中的5%～10%,颅内动脉瘤是SAH最常见的病因(85%)。其致残、致死率高,给社会经济带来巨大负担,是一项重要的公共卫生问题。本案例分析详细呈现了针对该动脉瘤性蛛网膜下腔出血病例的护理计划及护理措施,将指南的基本原则与患者个体化情况进行深度融合,为患者提供合理的个体化护理方案,突出针对该类患者护理重点,结合相关新业务、新技术,并指出未来研究方向,以便为护理专业学生实践学习提供参考。

二、案例使用说明

(一)教学目的与用途

1.适用课程　本案例适用于《外科护理学》课程中的蛛网膜下腔出血患者护理相关内容的学习,主要是为护理专业学生和护士开发,适合具有一定理论基础的护理专业学生和护士学习。

2.教学目的　本案例展示了蛛网膜下腔出血合并消化道出血的患者病情动态进展过程(图2-7)。

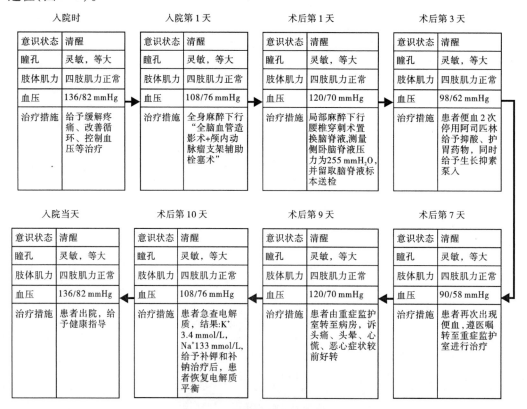

图2-7　病情的动态进展过程

上述病情逐渐好转,体现了准确评估病情、尽早干预、及时手术治疗的重要性。

通过学习本案例,学生能够按照教学目标完成案例实践的学习任务。

(1)了解蛛网膜下腔出血和消化道出血治疗的相关知识,如蛛网膜下腔出血血管内介入治疗手术的适应证、禁忌证、手术过程以及消化道出血的治疗要点和注意事项等。

(2)掌握抗血小板药物的应用原则及护理观察要点。

(3)掌握蛛网膜下腔出血的护理诊断、护理措施;掌握镇静镇痛评估方法。

用途:用于护理专业学生及护士进行病房教学查房或疑难危重病例分析使用。

(二)涉及知识点

将本案例涉及的知识点进行罗列,具体知识点项目详见下表2-12。

表2-12　本案例涉及相关知识点

序号	知识点	序号	知识点
1	蛛网膜下腔出血	5	腰椎穿刺术
2	颅内动脉瘤	6	抗血小板药物
3	脑血管痉挛	7	消化道出血
4	疼痛	8	脑耗盐综合征

(三)启发思考题

1.蛛网膜下腔出血合并消化道出血患者入院后须监测及评估的主要内容有哪些?

2.针对患者提出的护理诊断/问题,是否全面,有无不妥?

3.根据患者现存的主要护理问题,如何设计有效的护理计划?

4.根据本案例患者面临的护理诊断,其围手术期的护理要点和重点是什么? 须重点实施的护理措施有哪些? 如何具体实施?

5.按照护理程序,对患者实施护理措施后,效果如何评价?

(四)分析思路

本案例以1例"突发头痛、恶心、呕吐1 d,加重4 h余"的女性患者的入院诊疗经过为背景,在责任护士对该患者已完成的护理评估及护理记录的基础上,引导学生分析蛛网膜下腔出血合并消化道出血患者围手术期护理要点和重点。

通过分析该患者的病史、临床症状、体征,按照北美护理诊断教材,根据患者围手术期现存的护理问题,逐一列出患者现存护理诊断;针对每个护理诊断,结合患者具体情况,制订有针对性、个体化的护理措施,实施护理措施后,及时评价护理措施的效果,若实施后效果不佳,应找出具体原因,并进行分析,不断调整新出现和动态变化的护理诊断,随之调整护理计划。并引导学生分析其护理程序是否全面,使其掌握蛛网膜下腔出血合并消化道出血患者围手术期的护理重点,提升学生准确提出护理诊断/护理问题及制定个体化、全面化的护理措施的能力。案例详细分析及步骤如图 2-8 所示。

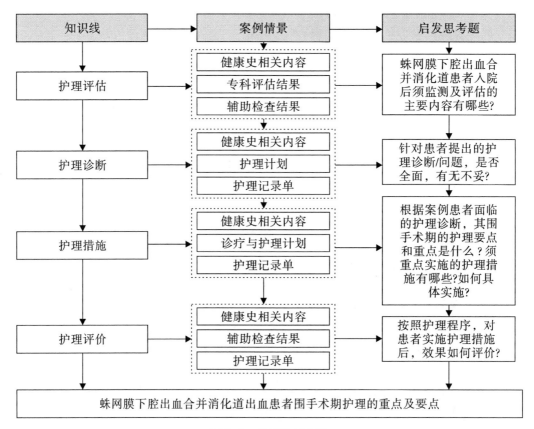

图 2-8　案例分析步骤

(五)理论依据及分析

参照《中国颅内破裂动脉瘤诊疗指南 2021》《中国蛛网膜下腔出血诊治指南 2019》《中国脑血管病临床管理指南(节选版)——蛛网膜下腔出血临床管理》《外科护理学》《神经病学》《脑血管病介入治疗学》《急诊介入护理学》《内科护理学》等,给学生的案例学习提供理论支持。

1. 蛛网膜下腔出血合并消化道出血患者入院后须监测及评估的主要内容　此处可引导学生思考对于蛛网膜下腔出血患者除了健康史相关内容(主诉、现病史、既往史、日常生活形态、个人史、家族史、社会心理状况等)的评估外,入院后还应评估哪些内容? 了解患者入院后全面护理评估包含哪些常规的内容(如是否应该常规评估跌倒风险、自理能力及营养状况)?从而引出该患者须重点监测和评估的内容,如疾病严重程度评估、疼痛的评估等。具体内容详见第二章第一节。另外,根据患者的既往史,还要引导学生重点评估患者有无消化道出血情况。

近年来服用非甾体抗炎药、阿司匹林或其他抗血小板药物、抗凝药物也逐渐成为消化道出血的病因之一。典型表现为突然发作的便血,即暗红色或鲜红色血液通过直肠排出,出血量较大时可以伴有头晕、黑蒙、心率增快、血压下降等周围循环衰竭征象。

引导学生思考该患者有"升结肠血管畸形合并出血"的既往病史,患者入院后在重点监测及评估神经系统疾病严重程度的同时,也要重点评估患者是否还存在消化道出血以及消化道出血程度的评估。

(1)消化道出血的识别:①眼观。观察神志是否清楚;贫血貌,皮肤、睑结膜、口唇、甲床苍白程度,睑结膜与甲床更可信。②手感。握住手腕感觉皮肤是否湿冷、桡动脉搏动是否有力,计算心率。生命体征,血压、心率、呼吸。③询问出血量及时间、尿量、有无头晕、晕厥。④出血量判断。黑便提示>50 mL;呕血提示胃内积血>250 mL;头晕、乏力、心慌提示>400 mL;周围循环衰竭(脉搏细速,血压下降、冷汗)提示>1000 mL。

(2)消化道出血程度评估 心率、血压及尿量是检测消化道出血患者是否存在周围循环衰竭的常用指标,将临床症状和休克指数(心率/收缩压)结合应用更有价值。临床上常用消化道出血病情严重程度分级量表来评估患者消化道出血程度,见表2-13。

表2-13 消化道出血病情严重程度分级

分数(分)	失血量(mL)	血压(mmHg)	脉搏(次/min)	血红蛋白(g/L)	症状	休克指数
轻度	<500	基本正常	正常	无变化	头晕	0.5
中度	500~1000	下降	>100	70~100	晕厥、口渴、少尿	1.0
重度	>500	收缩压<80	>120	<70	肢冷、少尿、意识模糊	>1.5

注:休克指数=心率(b/min)/收缩压(mmHg),指数为0.5:血容量正常;指数为1:约丢失20%~30%血容量;指数>1:约丢失30%~50%血容量。

2.针对患者提出的护理诊断/问题

(1)入院时主要护理诊断/问题

疼痛 与出血刺激硬脑膜或颅内压增高有关。

(2)术后3 d主要护理诊断/问题

1)体液不足/营养失调:低于机体需要量 与消化道出血及禁食禁水有关。

2)疼痛 与血液进入蛛网膜下腔刺激硬脑膜或颅内压增高有关。

3）潜在并发症　失血性休克　与消化道反复出血有关。

4）潜在并发症　颅内动脉瘤破裂再出血、脑梗死、脑血管痉挛。

5）潜在并发症　下肢深静脉血栓栓塞。

6）电解质紊乱　与使用脱水药物、禁食禁水有关。

7）体温过高　与肺部感染、泌尿系感染有关。

8）恐惧、焦虑　与患者担心疾病预后有关。

（3）出院当天主要护理诊断/问题

焦虑　与担心疾病预后不佳有关。

3. 根据患者现存的主要护理问题，设计有效的护理计划　引导学生思考在患者住院期间，责任护士根据制订出的护理诊断/问题，如何设计有效的护理计划？一份完整的护理计划单应包括哪些方面？

护理程序是护理计划单表格设计的核心，掌握护理程序是保证护理质量和提高护理水平的重要手段。在患者住院期间，要不断重复评估→诊断→计划→实施→评价步骤的循环过程，因此护理计划单的设计要包括护理评估、诊断、计划、实施后的效果评价几部分（表2-14）。

表2-14　护理计划单

时间	护理诊断	诊断依据（护理评估）	目标	护理措施	护理评价
2022-06-04 18:00	疼痛　与血液进入蛛网膜腔里对脑膜产生的刺激或颅内压增高有关	患者因突发头痛，疼痛难忍入院，疼痛评分6分	患者住院期间疼痛评分≤3分，能够耐受	1. 正确评估患者疼痛的位置、性质、程度、持续时间，观察有无伴随症状，并记录疼痛评估单。 2. 对患者进行评估时，应关注患者疼痛的诱发因素，如血压、情绪等。 3. 疼痛评分>3分时，应及时告知医生，遵医嘱给予对症处理，如需要用药，应观察患者用药后的反应。 4. 疼痛评分<3分时，对患者实施非药物治疗的疼痛护理方法，如耳穴压豆、心理护理、辅助疗法（音乐疗法、转移注意力、放松训练）等。 5. 对患者实施疼痛护理后，应再次进行评估。 6. 及时对患者进行健康教育，缓解患者的紧张、焦虑。	2022-06-22 01:00 患者清醒，采用数字疼痛评估法疼痛评分1分

续表2-14

时间	护理诊断	诊断依据（护理评估）	目标	护理措施	护理评价
2022-06-04 23:50	潜在并发症 颅内动脉瘤破裂再出血、脑梗死、脑血管痉挛	患者为动脉瘤性蛛网膜下腔出血，并于当日全身麻醉下行"颅内动脉瘤支架辅助栓塞术"	患者术后未发生颅内动脉瘤破裂再出血、脑梗死、脑血管痉挛等相关并发症	1.密切观察患者意识、瞳孔、肢体肌力、言语等神经功能症状及生命体征的变化。 2.保持病室安静，减少探视，抬高床头15°~30°。 3.观察患者是否出现头痛、呕吐或进行性意识障碍，原有症状加重或新的肢体功能障碍等。 4.动态观察CT变化。	2022-06-22 10:30 患者术后未发生颅内动脉瘤破裂再出血、脑梗死、脑血管痉挛等相关并发症
2022-06-08 13:30	体液不足/营养失调：低于机体需要量 与消化道出血及禁食水有关	患者反复出现便血，禁食禁水	患者住院期间未出现体液不足或营养失调	1.患者发生便血时，立即告知医生，嘱患者严格卧床休息，减少活动。 2.建立多路静脉通路，遵医嘱快速补充液体，立即配血，做好输血准备。 3.严密观察患者有无消化道出血的发生（变化），并记录其量与性质。监测脉搏、呼吸、血压及神志等的变化。 4.遵医嘱给予肠外高营养治疗，如脂肪乳、氨基酸等。 5.给予个性化营养支持，给予高热量、高蛋白、高纤维素饮食，根据患者病情及时调整饮食方案，从禁食到流质饮食、半流质饮食、正常饮食逐渐过渡。 6.准确记录患者24 h出入水量，并记录患者呕血或黑便情况。	2022-06-22 10:30 患者住院期间营养状况良好，未出现体液不足或营养失调。
2022-06-08 13:30	潜在并发症 低血容量性休克	患者反复出现便血，血常规结果：红细胞 $2.27×10^{12}$/L，血红蛋白57 g/L	患者住院期间未发生低血容量性休克	1.持续心电监护，密切观察患者生命体征，尤其是心率、血压及意识变化，观察患者皮肤、甲床的颜色，以及有无头晕、心悸、四肢厥冷等症状。 2.绝对卧床休息，减少和消除外界不良刺激。 3.患者排黑便后应尽快清理血迹，同时安慰和关心患者，遵医嘱应用止血药物及输血。 4.备好一切急救物品及药物。	2022-06-22 10:30 患者未再出现便血与消化道出血

4.根据患者面临的护理诊断,其围手术期的护理要点和重点及须重点实施的护理措施 引导学生思考,对患者在住院期间存在的主要护理诊断应如何设置有效的护理措施,这部分内容为需要重点掌握部分。具体护理措施有以下内容。

(1)疼痛的管理 具体内容详见第二章第一节。

(2)血压的管理 具体内容详见第二章第一节。

(3)用药管理 患者行支架辅助动脉瘤栓塞术后按要求使用抗血小板药物,但患者既往有消化道出血史,再出血的风险高,如何预防、观察与护理?

《中国颅内未破裂动脉瘤诊疗指南2021》指出,颅内动脉瘤介入手术中使用的支架作为异物,可诱发血管内膜过度增生,并且在血管内容易引起血小板聚集形成血栓。栓子在血流的冲击下不断脱落而导致脑血栓形成或短暂性脑缺血发作,甚至血栓急剧形成导致血管闭塞后引起大面积脑梗塞。经临床试验证实,规范与足量的抗血小板药物治疗有利于降低术后支架血栓的发生率。目前临床上常采用的常用抗血小板药物包括双抗(阿司匹林 100 mg+波立维 75 mg)口服给药和盐酸替罗非班注射液静脉(或动脉)给药。多项研究指出,在手术前后均使用不同剂量和方案的氯吡格雷和/或阿司匹林的患者,术后卒中和短暂性脑缺血发作(TIA)的发生率显著低于不使用抗血小板聚集药物或仅在栓塞之后使用抗血小板聚集药物的患者。

引导学生思考患者行支架辅助动脉瘤栓塞术后按要求必须使用抗血小板药物,但患者既往有消化道出血史,再出血的风险高,如何预防、观察与护理?

做好双抗药物对消化道出血的影响:①规范抗血小板治疗的适应证,尽量减少抗血小板药物的长期联合应用。②对于有明确用药指征的患者,应充分评估胃肠道损伤的危险。③对于消化道出血高危患者如须植入动脉支架,应尽量选择大网孔支架,以减少双重抗血小板治疗的时间。④对胃肠道损伤高危人群,包括消化性溃疡史、胃肠道出血史、联合抗血小板治疗、合用抗凝药物、高龄等,尽量不应用或减少应用有引起胃肠道出血的药物。⑤对胃肠道损伤的高危人群,还应加强监测,养成良好的生活习惯,每天排便后注意观察大便的颜色,监测血常规、大便潜血,必要时给予 H_2 受体拮抗剂、质子泵抑制剂,预防胃肠道出血的发生。

护理观察要点:①持续生命体征监测,重点观察有无心率加快、心律失常、脉搏细弱、血压降低、脉压变小、呼吸困难、体温不升或发热。②观察精神和意识状态,有无精神疲倦、烦躁不安、嗜睡、表情淡漠、意识不清甚至昏迷。③观察皮肤和甲床色泽,肢体温暖或是湿冷,周围静脉特别是颈静脉充盈情况。④准确记录出入量,疑有休克时留置导尿管,测每小时尿量,应保持尿量>30 ml/h。⑤观察粪便的性质、颜色及量,以便估计出血量与速度,若出血量较大时,警惕失血性休克的发生。⑥定期复查血常规,大便潜血,以了解贫血程度、出血是否停止。⑦用药期间监测血小板计数,动态了解血小板聚集功能,观察有无皮肤瘀斑、牙龈出血、月经量过多、黑便等症状及体征。

（4）电解质紊乱的管理 蛛网膜下腔出血患者常常伴随电解质紊乱,尤其是低钠血症和低钾血症,引导学生思考该患者电解质紊乱的原因,如何预防与护理?

SAH 患者电解质紊乱的原因一般包括:①不适当的抗利尿激素分泌,SAH 后,体内可能会出现抗利尿激素的不适当分泌,导致水分保留而钠排泄增多,进而引起低钠血症。②脑耗盐综合征(cerebral salt wasting syndrome,CSWS),CSWS 是中枢神经系统疾病继发的下丘脑-肾脏水钠调节功能紊乱,肾脏排水排钠过度,以低钠血症、低血容量为临床表现的综合征。约发生于 30% 的患者,特别是 SAH 患者,是该类患者出现低钠血症的另一个潜在病因。③频繁呕吐和稀释性低钠血症,SAH 患者由于出血后颅内压力的增高可能会经历频繁的呕吐,导致体液浓缩和电解质稀释,特别是钠离子的稀释,从而引起低钠血症。④药物治疗,在治疗 SAH 的过程中,会使用一些渗透性利尿剂以及脱水药物,随着尿量的增多,人体内的钾离子、钠离子排出也会增多,可能导致患者出现低钠血症或低钾血症。⑤肾上腺皮质功能障碍,SAH 可能会影响肾上腺皮质的功能,导致电解质调节异常,尤其是钾的调节。⑥颅内压增高,SAH 引起的颅内压增高可能会影响电解质的分布和排泄,进一步加剧电解质紊乱。

预防与护理:①密切监测患者的生命体征和电解质水平,定期进行血液检测,监测钠、钾、钙、镁等电解质的浓度,以便及时发现和调整异常水平。②维持患者体液平衡,注意液体的摄入量和排出量,避免过量或不足,特别是在使用脱水剂或其他可能影响电解质平衡的药物时。③严格遵医嘱进行用药和护理,包括药物的使用、液体管理和电解质的补充。合理使用甘露醇等脱水药物,并密切监测电解质变化,遵医嘱适时调整用药策略。④向患者和家属解释电解质紊乱的风险和重要性,给予营养支持,为患者提供均衡的营养,指导患者通过饮食和生活方式来帮助维护电解质平衡。⑤创造安静舒适的环境,帮助患者保持情绪稳定,避免情绪波动导致的血压变化,进而影响电解质平衡。

（5）潜在并发症再出血的护理 具体内容详见第二章第一节。

（6）潜在并发症脑血管痉挛的护理 具体内容详见第二章第一节。

（7）腰椎穿刺的护理 具体内容详见第二章第一节。

5. 按照护理程序,对患者实施护理措施后,效果评价 根据本案例患者的护理计划,在实施相应的护理措施后,针对不同的观察指标,持续动态地评价护理效果及护理质量。引导学生针对主要的护理问题及护理措施,实施后做出相应的效果评价。

（1）患者入院时疼痛评分为 6 分,给予药物和非药物联合治疗后,患者疼痛缓解,疼痛评分 0 分。

（2）患者术后第 2 天,患者出现头痛、头晕、恶心,行腰椎穿刺术置换脑脊液,测量侧卧脑脊液压力为 255 mmH$_2$O,给予相关检查,提示尿路、肺部炎症,遵医嘱给予药物对症治疗,同时给予物理治疗,出院前,患者尿路、肺部炎症得以纠正。

（3）患者术后第 3 天出现两次消化道出血,且出血量较大,贫血严重,遵医嘱给予抑酸、护胃、生长抑素止血、注射悬浮红细胞等对症治疗,调整并减少抗血小板药物用量,患者出院前未再出现消化道出血,未发生失血性休克等并发症,贫血得到纠正。

(4)患者住院期间,给予脂肪乳、氨基酸等静脉高营养治疗,保持患者的机体供给量,出院时未发生营养失调,NRS 2002 营养筛查评分为 2 分,患者住院期间电解质紊乱得以纠正。

(六)背景信息

颅内动脉瘤是造成蛛网膜下腔出血的重要原因,其致残率、致死率极高。血管内治疗是蛛网膜下腔出血患者主要的治疗方式之一,支架辅助血管内治疗的患者围手术期应使用抗血小板药物治疗,而抗血小板治疗会增加患者出血的风险,阿司匹林在吸收过程中可削弱胃黏膜屏障功能,在胃酸、胃蛋白酶等内源性因素作用下,导致胃黏膜损伤。氯吡格雷可使胃肠受损伤黏膜修复受阻,不是溃疡产生的直接原因,而是通过抑制血小板聚集及新生血管形成阻碍溃疡愈合,诱发已存在的无临床症状的溃疡出血,当阿司匹林与氯吡格雷联合应用时,消化道出血发生率较单独应用一种抗血小板药物风险增加 2 ~ 3 倍。

本案例分析详细呈现了该动脉瘤性蛛网膜下腔出血合并消化道出血患者的围手术期的护理计划及护理措施,将指南和教材的基本护理原则与患者个体化情况进行深度融合,为患者提供合理的个体化护理方案,突出针对该类患者护理重点,结合相关新业务、新技术,并指出未来研究方向,以便为专业研究生实践学习提供参考。

(七)关键要点

关于蛛网膜下腔出血合并消化道出血患者的护理,明确其主要的护理诊断,设置行之有效的护理目标,采取有循证依据的护理措施,动态评价干预措施效果,不断进行完善和调整,是提高其生活质量的重要过程。在护理程序的实施过程中,主要围绕以下关键要点展开。

1. 蛛网膜下腔出血合并消化道出血患者护理诊断的确定、分类、排序,将危及患者生命的护理诊断优先排序,并给予密切关注。

2. 针对蛛网膜下腔出血合并消化道出血患者制订护理计划,要具备可操作性强、适用性强的特点,且符合患者目前的生理需求及远期康复锻炼计划。

3. 查找相关的书籍、文献、指南,整理出该类患者的有效护理措施,注重有证可循。

4. 实现对蛛网膜下腔出血合并消化道出血患者护理效果的动态评价。

5. 家属对蛛网膜下腔出血合并消化道出血的认识及掌握度,做好患者的社会支持,促进患者疾病康复的转归。

第三节　脑出血患者的护理

一、案例内容

(一)基本信息

姓名:王某某　性别:男　年龄:49 岁　婚姻:已婚　籍贯:河南　职业:工人　入院日期:2020-09-07

(二)护理评估(病史采集:2020-09-07　00:10)

1. 健康史

(1)主诉　突发右侧肢体活动不便伴言语不利约 2 h。

(2)现病史　约 2 h 前,患者在家中休息,突发右侧肢体活动不便,当时神志尚清,遂给儿子拨打电话,待其子赶到后患者已言语不利,其子急自行用车将患者送来河南省人民医院,门诊查 CT 提示:左侧基底节区出血。门诊遂以"脑出血"收住神经外科 ICU 病区。入院途中患者恶心、呕吐数次,均为胃内容物,无大小便失禁,无肢体抽搐发作。

(3)日常生活型态

1)饮食　平时 3 餐/d,每餐主食 100 mL 左右,以面食为主,早餐一般为包子和粥为主,午餐、晚餐辅以蔬菜、少量肉蛋,口味清淡。每日饮水量约 2000 mL,以茶叶水为主,食欲一般,近一周体重无明显变化。

2)睡眠/休息　平时睡眠规律,一般晚 10~11 点入睡,早 7~8 点起床,中午习惯午休半小时,睡眠质量尚可。

3)排泄　平日小便 2~3 次/d,夜间排尿 1~2 次/晚,小便色清,淡黄色,无泡沫,尿量约 2500 mL/d,大便 1 次/d,为成形软便。

4)自理及活动能力　平时日常生活完全可以自理,一般工作日从事轻度体力劳动,可承担部分家务劳动,不喜欢体育活动。

(4)既往史　高血压病史 8 年,平素最高收缩压 190 mmHg,糖尿病病史 2 年,未规律服药。否认脑血管疾病病史,否认肝炎、结核、疟疾病史,预防接种史随当地进行。否认结核、肺炎等急、慢性传染病史,无手术、外伤史,否认输血史。

(5)个人史

1)出生及生长情况　生于原籍,长居本地,无疫区、疫水接触史,无矿区、矿山、高氟区、低碘区居住史,无化学性物质、放射性物质、有毒物质接触史,无吸毒史。

2)婚育史 22岁结婚,配偶体健,夫妻关系和睦。育有1子,体健。

3)过敏史 否认食物、药物过敏史。

4)嗜好 偶饮酒,否认酗酒,戒烟5年。

(6)家族史 父母、两姐妹均体健。否认家族性遗传病史。

(7)心理状况

1)情绪状态 患者家属表达了对其疾病预后的担忧,担心疾病预后及康复后自理能力的恢复,有些焦急。

2)对所患疾病的认识 患者妻子初中文化水平,儿子大专文化水平,家属对脑出血的症状及预后简单了解,希望医护人员给予详细、具体地讲解和指导,并表示会积极配合治疗工作。

3)重大应激事件 患者本人脾气暴躁,易怒。患者家属近期未遇到重大应激性事件,缺乏重大事件应激能力。

(8)社会状况

1)社会支持系统 家庭关系和谐,与妻子共同生活。此次入院,妻子、儿子共同陪同前来就诊,家中已安排妥当,患者可安心治疗。患者工作以外大多数时间和家人共同度过,偶尔参加朋友聚会和社区活动。

2)居住与工作环境 现与妻子两人居住在70 m^{2}居室,社区周围设施齐全。工作同事相处融洽,气氛和谐。

3)经济状况与付费方式 妻子未工作,在家中照料孙子。儿子、儿媳均为公司职员,收入稳定。患者儿子为其购买了商业保险,支付医疗费用方面不存在问题。

2.体格检查

(1)生命体征 T 36.5 ℃,P 83次/min,R 21次/min,BP 175/110 mmHg。

(2)一般检查 皮肤黏膜正常。全身浅表淋巴结无肿大。头颅五官检查均正常。胸廓正常,呼吸运动正常。心脏听诊无异常。肝触诊无异常,肾叩击无异常。腹部检查无异常。颈部检查无异常。

(3)专科检查 神志昏迷,语言及认知检查无法配合。患者为右利手,双上肢肌张力正常,肌力检查无法配合。

霍卡曼征、巴宾斯基征、查多克征、奥本海姆征、戈登征左、右侧均为阴性。

3.入院护理评估评分 详见表2-15。

表 2-15 入院护理评估评分

量表名称	分值
NIHSS 评分	27 分(重度卒中)
改良 Rankin 量表(mRS 评分)	5 分(严重残疾)
Barthel 指数评定量表	0 分(重度依赖)
住院患者跌倒/坠床风险评估表	1 分(低危风险)
Caprini 评估量表	7 分(高危风险)
Braden 压疮评分量表	4 分(高度危险)
营养风险筛查(NRS 2002)	3 分(有营养风险)

4.辅助检查

(1)头颅 CT 左侧基底节区出血,见图 2-9。

(2)床旁胸片 两肺野纹理增粗紊乱,双肺野内散在点片状密度增高影,边界不清,双肺炎症可能。见图 2-10。

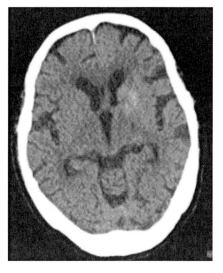

图 2-9 头颅 CT

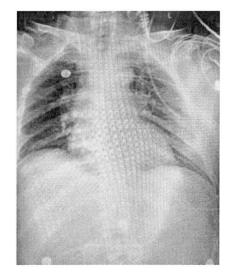

图 2-10 床旁胸片

(3)实验室检查 血常规(静脉血)、肾功能五项、血脂六项、电解质四项、肝功能八项、尿常规、C 反应蛋白定量测定、降钙素原测定、呼吸道标本培养+药物敏感试验。纤维蛋白原降解产物 19.41 μg/mL;D-二聚体测定 6.08 μg/mL,降钙素原 0.13 ng/mL,C 反应蛋白定量测定 6.68 mg/L。

（三）护理计划

具体内容见表2-16。

表2-16　护理计划表

时间	护理诊断	诊断依据	目标	护理措施
2020-09-08 08:00	意识障碍 与脑出血、颅内压增高有关	患者昏迷，GCS评分为E1VTM3	观察到意识变化，患者RASS镇静评分在-3~5，无继发性损伤	1.观察患者病情变化，包括意识、瞳孔及生命体征变化。2.判断昏迷程度。遵医嘱按时使用脱水剂，观察用药后的反应。可给予适量镇静药物，但应密切观察病情变化。
2020-09-08 08:00	清理呼吸道无效 与意识障碍不能自行排痰有关	患者意识障碍，无自主呼吸、咳痰能力	住院期间患者气道保持通畅，不发生误吸，避免/减少气道交叉感染	1.及时清除呼吸道分泌物、呕吐物，及时给予声门下吸引，每4~6 h监测气囊压力。采用体位引流，鼻饲期间抬高床头，防止食物反流进入气道。2.给予肺部物理治疗，q2h翻身拍背，定时雾化吸入。3.每4 h评估镇静镇痛效果，及时调整治疗方案。4.口腔护理q6h，保持口腔清洁。5.维持吸入气体的温度、湿度。6.吸痰时严格执行无菌操作。呼吸机冷凝水及时倾倒；积水杯置于管路最低处；呼吸机湿化罐定时加入灭菌水；呼吸机管路每周更换，如有污染及时更换。
2020-09-08 08:00	潜在并发症 脑疝	患者有高血压病史，血压升高引起再出血，发生脑疝	住院期间患者未出现脑疝或出现脑疝征象时能被及时发现和处理	1.体位，抬高床头30°，以利于脑静脉回流，减轻脑水肿。2.严密监测患者颅内压，遵医嘱应用脱水药物，保持脑室引流管通畅。3.监测患者神志、瞳孔及生命体征变化。4.遵医嘱采用脱水，适当过度换气，冬眠低温治疗等方法降低颅内压。5.避免造成颅内压骤然增高的因素，如躁动、呼吸道梗阻、高热、剧烈咳嗽、便秘、血压升高等。

续表2-16

时间	护理诊断	诊断依据	目标	护理措施
2020-09-08 08:00	潜在并发症 颅内感染	与手术切口细菌侵入及必要的机械通气有关	住院期间未发生感染或感染状况被控制	1.保持患者切口敷料清洁、干燥、无污染。 2.颅内压(ICP)监测探头置管及连接处应做好无菌处理。如有颈强直、脑膜刺激征阳性,引流液转混浊,提示有颅内感染。 3.医护人员在接触患者前后,严格执行手卫生。 4.更换切口敷料时,严格遵守无菌操作原则,防止医源性交叉感染。 5.改善患者营养状况,增强抗感染能力:术后48 h内,若无明显的应激性溃疡、胃出血等其他禁忌,则给予流质饮食或鼻饲流质饮食。 6.注意控制血糖水平,维持体内总蛋白量35 g/L以上水平。
2020-09-08 08:00	有下肢深静脉血栓的风险 与长期卧床、肌无力等导致的血流缓慢有关	患者意识障碍,不能自主活动,自理能力评分0分,评估等级为重度依赖	住院期间患者不发生下肢深静脉血栓	1.遵医嘱间断穿弹力袜和气压治疗,促进下肢血液循环。 2.在病情允许的情况下,应鼓励其尽早进行肢体的主动或被动活动。 3.保护血管,避免在下肢和瘫痪肢体穿刺,观察肢体末梢血液循环,触摸足背动脉、皮肤温度,观察皮肤颜色及有无肿胀,感觉有无异常。

(四)护理记录

具体内容见表2-17。

表2-17 护理记录单

日期	时间	护理记录
2020-09-08	08:00	患者中年男性,10 h前突发右侧肢体活动不灵伴言语不利,病程中患者恶心、呕吐数次,均为胃内容物,无大小便失禁,无肢体抽搐发作。查头颅及肺部CT:左侧基底节区脑出血。测患者血压175/110 mmHg。 诊断:左侧基底节区脑出血。 P:意识障碍 与脑出血、颅内压增高有关。 I:①观察患者病情变化,包括意识、瞳孔及生命体征变化。随时进行GCS评分。②遵医嘱按时使用脱水剂,观察用药后反应。 O:及时观察患者意识变化,无继发性损伤。

续表2-17

日期	时间	护理记录
2020-09-08	10:00	患者呕吐出30 mL黄褐色胃内容物,告知医生,遵医嘱给予甲氧氯普胺注射液10 mg肌肉注射并持续胃肠减压。 P:清理呼吸道无效 与意识障碍不能自行排痰有关。 I:①随时清除呼吸道分泌物、呕吐物。②及时给予声门下吸引,每4~6 h监测气囊压力。③采用体位引流,患者鼻饲期间抬高床头或使用鼻肠管进行肠内喂养,防止食物反流入气道。④给予肺部物理治疗,q2h翻身拍背,定时雾化吸入。⑤每4 h评估镇静镇痛效果,及时调整治疗方案。⑥q6h进行口腔护理,保持口腔清洁。⑦维持吸入气体的温度、湿度。⑧吸痰时严格执行无菌操作。呼吸机冷凝水及时倾倒,积水杯置于管路最低处;呼吸机湿化罐加灭菌水;呼吸机管路每周更换,如有污染及时更换。 O:患者呼吸平稳,血氧饱和度波动在98%~100%。
2020-09-08	15:00	患者左侧瞳孔直径4 mm,右侧瞳孔直径4mm,对光反射均消失,急查头颅CT:双侧大脑半球脑肿胀。 P:潜在并发症 脑疝。 I:①体位,抬高床头30°,以利脑静脉回流,减轻脑水肿。②严密监测患者颅内压,遵医嘱应用脱水药物,保持脑室引流管通畅。③监测患者神志、瞳孔及生命体征的变化。④遵医嘱采用脱水,适当过度换气,冬眠低温治疗等方法降低颅内压,必要时手术处理。⑤避免造成颅内压骤然增高的因素,如躁动、呼吸道梗阻、高热、剧烈咳嗽、便秘、血压高等。 O:患者未出现脑疝或出现脑疝征象时能被及时发现和处理。
2020-09-08	16:00	积极完善术前准备,备皮,赴手术室行急诊手术。
2020-09-08	17:00	患者在全身麻醉下行"颅内血肿清除术+ICP探头植入术",术毕返室,生命体征平稳,测得此时患者ICP 9 mmHg;气管插管处接呼吸机辅助呼吸,PCV模式,FiO_2 35%,PEEP 5 cmH$_2$O。
2020-09-10	07:00	患者头部敷料有少量渗液,由医生在无菌操作给予患者头部缝合并换药1次。 P:潜在并发症 颅内感染。 I:①保持患者切口敷料清洁、干燥、无污染。②ICP探头置管及连接处应做好无菌处理。如有颈强直、脑膜刺激征阳性,引流液转混浊,提示有颅内感染。③医护人员在接触患者前、后严格执行手卫生。④更换切口敷料时,严格无菌操作原则,防止医源性交叉感染。⑤改善患者营养状况,增强抗感染能力。术后48 h内,若无明显的应激性溃疡、胃出血等其他禁忌,则给予流质饮食或鼻饲流质饮食。⑥监测血糖,维持体内总蛋白量35 g/L以上水平。 O:住院期间未发生感染或感染状况被控制。
2020-09-14	11:00	给予患者试脱机,气管插管处接文丘里管加温湿化吸氧,FiO_2 35%,血氧饱和度100%,生命体征平稳。

续表 2-17

日期	时间	护理记录
2020-09-14	12:00	测患者血糖 15.7 mmol/L,告知医生,遵医嘱给予普通胰岛素 50 IU/50 mL 以 2 mL/L 泵入。
2020-09-15	13:00	复查患者血糖 9.2 mmol/L,遵医嘱暂停普通胰岛素组泵泵入,严密观察患者血糖变化。
2020-09-16	11:00	血气分析结果示:钠离子 133 mmol/L,告知医生,遵医嘱给予 10% 氯化钠注射液 3 g/50 mL 以 5 mL/h 泵入。
2020-09-17	11:00	患者转神经外科病房继续治疗。

(五)小结

脑出血(cerebral hemorrhage)是造成全球范围内脑血管疾病患者死亡和残疾的主要原因之一,其特点为发病突然、危害严重、病情恶化迅速,常伴随多种并发症,病死率高。由于脑出血治疗难度大、后果严重,对社会经济造成巨大负担,因而是一个重要的公共卫生挑战。本案例分析针对该脑出血病例对临床观察进行了总结,并详细呈现了护理计划及护理措施,密切监测病情变化,同时实施有效的呼吸道管理、控制高热、提供营养支持和启动早期康复治疗等护理措施至关重要。重视预防并发症的发生,特别是脑疝、颅内感染等并发症的预防,是关键的护理重点。这些措施不仅可以降低病死率,提高治愈率,也有助于减轻患者及其家庭的负担,从而改善整体护理效果。

二、案例使用说明

(一)教学目的与用途

1.适用课程　本案例适用于脑出血患者护理内容的学习,适合具有一定理论基础的护理专业学生和护士学习。

2.教学目的　学生能够按照教学目标完成案例实践的学习任务。本案例展示了脑出血患者病情动态进展过程,案例中患者突发右侧肢体活动不便伴言语不利约 2 h,血压 175/110 mmHg,逐渐进展至入院时持续昏迷,入院 15 h,患者双侧瞳孔不等大,头颅 CT 示脑疝,须行急诊手术,出现高血糖、低钠血症。案例提供了脑出血患者入院后责任护士完整的护理评估、计划和实施的过程(图 2-11)。

具体目标为了解脑出血患者颅内压增高的临床表现及处理原则;熟悉脑出血患者低钠血症及高血糖的管理;掌握脑出血患者体格检查及专科检查的主要内容、病情观察要点、GCS 标准、镇静镇痛评估等,根据患者病情找出其主要护理问题并制订相应的护理计划。

用途：用于护理专业学生和护士进行病房教学查房或疑难危重病例分析使用。

入院时

意识状态	清醒
瞳孔	灵敏，等大
肢体肌力	左侧肢体肌力正常 右侧肢体肌力2级
血压	138/82 mmHg
治疗措施	完善术前准备、讲解治疗方法及注意事项

入院第1天

意识状态	清醒
瞳孔	灵敏，等大
肢体肌力	左侧肢体肌力正常 右侧肢体肌力2级
血压	136/89 mmHg
治疗措施	全身麻醉(简称全麻)下行"脑动静脉畸形栓塞术"

术后第1天

意识状态	模糊
瞳孔	灵敏，等大
肢体肌力	左侧肢体肌力正常 右侧肢体肌力1级
血压	156/89 mmHg
治疗措施	抗感染治疗、脱水激素降颅内压、抗癫痫、营养神经治疗

出院当天

意识状态	清醒
瞳孔	灵敏，等大
肢体肌力	左侧肢体肌力正常 右侧肢体肌力1级
血压	136/76 mmHg
治疗措施	讲解院外口服激素类药物的注意事项

术后第5天

意识状态	清醒
瞳孔	灵敏，等大
肢体肌力	左侧肢体肌力正常 右侧肢体肌力1级
血压	110/66 mmHg
治疗措施	抗感染治疗、脱水降颅内压、抗癫痫、营养神经治疗

图2-11　病情的动态进展过程

（二）涉及知识点

将本案例涉及的知识点进行罗列。具体知识点项目详见下表2-18。

表2-18　本案例涉及相关知识点

序号	知识点	序号	知识点
1	颅内压监测	5	颅内感染
2	Richmond 躁动-镇静评分	6	血糖管理
3	卒中后呼吸系统感染气道管理	7	低钠血症
4	脑出血	8	脑水肿

（三）启发思考题

1.脑出血患者入院后须监测及评估的主要内容有哪些？

2.入院后针对患者提出的护理诊断/问题,是否全面?

3.根据患者现存护理问题,如何设计有效的护理计划?

4.根据案例患者面临的护理诊断,须重点实施的护理措施有哪些?如何具体实施?

5.按照护理程序,对患者实施护理措施后,效果如何评价?

（四）分析思路

本案例以 1 例中年男性,脑出血患者的入院诊疗经过为背景,在责任护士对该患者已完成的护理评估及护理记录的基础上,引导学生分析以"突发右侧肢体活动不便伴言语不利约 2 h"为代主诉,诊断为左侧基底节区脑出血患者的护理为重点内容。依据患者入院后病情变化及主要诊疗经历,按照北美护理协会推出的护理诊断手册,引导学生分析患者现存及潜在的护理诊断,并制订相应的护理计划;及时评价护理干预的效果,效果不好时,应找出具体原因进行分析,不断调整新出现和动态变化的护理诊断,随之调整护理计划。结合护理计划和护理记录,引导学生分析其是否全面? 使其掌握脑出血患者整个护理程序的重点,提升准确发现护理诊断/问题,制订个体化、全面的护理措施,评价护理效果的能力。案例详细分析及步骤如图 2-12 所示。

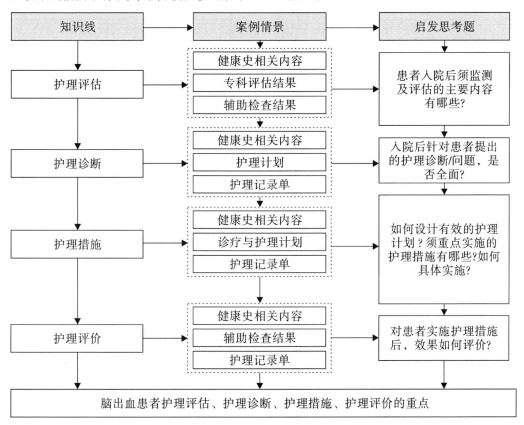

图 2-12　案例分析步骤

（五）理论依据及分析

1.脑出血患者入院后需要监测及评估以下主要内容　此处可引导学生思考,除脑出血患者健康史相关内容(主诉、现病史、既往史、日常生活型态、个人史、家族史、社会心理状况等)评估外,入院后还应对哪些内容进行评估?了解患者入院后全面护理评估包含哪些常规的内容(如是否应该常规评估跌倒风险、自理能力及营养状况)?是否应该常规进行专科评估(如是否应该常规评估意识状态、肌力及肌张力)?从而引出该患者重症监护期间须重点监测和评估的内容(镇静镇痛评估、颅内压监测等)。

(1)镇静镇痛评估　引导学生思考对于 ICU 患者镇静和镇痛是否应作为治疗的重要组成部分?是否应常规进行镇静镇痛评估?镇静镇痛药物应如何选择?

镇静和镇痛治疗可帮助患者减轻疼痛及躯体不适症状,改善睡眠状况,减轻或消除焦虑、躁动甚至谵妄,减轻各器官代谢负担,常规进行疼痛评估有助于缩短 ICU 住院时间、机械通气时间,并有利于进行恰当的镇痛治疗,减少镇痛药物的使用剂量。实施镇静后要对镇静深度进行密切监测,目前临床常用的主观镇静评分法有 Richmond 躁动-镇静评分(Richmond agitation and sedation scale,RASS)或 Riker 镇静-躁动评分(sedation-agitation scale,SAS)。RASS 和 SAS 评分是常用可靠的镇静评估工具。

实施镇静后,连续评估镇静深度,以便于及时调整目标。浅镇静时,镇静深度的目标值为 RASS −2~1 分,SAS 3~4 分;较深镇静时,镇静深度的目标值为 RASS−3~−4 分,SAS 2 分;当合并应用神经-肌肉阻滞剂时,镇静深度的目标值应为 RASS −5 分,SAS 1 分,具体内容详见下表 2-19 或表 2-20。

表 2-19　Richmond 躁动-镇静评分(RASS)

分数	分级	描述
4	有攻击性	非常有攻击性,暴力倾向,对医务人员造成危险
3	非常躁动	非常躁动,拔出各种导管
2	躁动焦虑	身体激烈移动,无法配合呼吸机
1	不安焦虑	焦虑紧张,但身体活动不剧烈
0	清醒平静	清醒自然状态
−1	昏昏欲睡	没有完全清醒,声音刺激后有眼神接触,可保持清醒超过 10 s
−2	轻度镇静	声音刺激后能清醒,有眼神接触,无法维持清醒超过 10 s
−3	中度镇静	声音刺激后能睁眼,但无眼神接触
−4	深度镇静	声音刺激后无反应,但疼痛刺激后能睁眼或运动
−5	不可唤醒	对声音及疼痛刺激均无反应

表 2-20　Riker 镇静-躁动评分（SAS）

分数	分级	描述
7	危险躁动	拉拽气管内插管,试图拔除各种导管,翻越窗栏,攻击医护人员,在床上辗转挣扎
6	非常躁动	需要保护性束缚并经反复语言提示劝阻,咬气管插管
5	躁动	焦虑或身体躁动,经言语提示劝阻可安静
4	安静合作	安静,容易唤醒,服从指令
3	镇静	嗜睡,语言刺激或轻轻摇动可唤醒并能服从简单指令,但又立即入睡
2	非常镇静	对躯体刺激有反应,不能交流及服从指令,有自主运动
1	不能唤醒	对恶性刺激无或仅有轻微反应,不能交流及服从指令

注:恶性刺激指吸痰或用力按压眼眶、胸骨或甲床 5 s。

（2）颅内压监测　颅内压（intracranial pressure, ICP）是指颅腔内容物对颅腔壁所产生的压力。成人正常颅内压为 70 ~ 200 mmH$_2$O,受血压和呼吸影响,颅内压可有小范围波动。头痛、呕吐和视乳头水肿是颅内压增高的典型表现,称为颅内压增高"三主征"。三者出现的时间并不一致,常以其中一项为首发症状。

循证依据

《中国神经外科重症管理专家共识(2020 版)》中指出以下内容。

（1）颅内压监测指征

1）创伤性颅脑损伤（traumatic brain injury, TBI）　推荐 A. 可挽救生命的 TBI（GCS 3 ~ 8 分）;颅脑 CT 影像学异常（颅内血肿、挫伤、肿胀、脑疝、环池受压）的患者。推荐 B. CT 正常的重型 TBI 患者入院时有 2 个或 2 个以上的如下特征,应行颅内压监测:年龄 >40 岁,收缩期血压<90 mmHg,单侧或双侧肢体运动障碍。

2）脑出血　大量出血（>30 mL）的脑出血患者,尤其是幕上脑出血破入脑室的患者,可以进行颅内压监测下的引流。

3）中枢神经系统特殊感染及细菌感染　尤其是 GCS≤8 分,病情进行性加重,必要时可以进行颅内压监测。

4）自发性蛛网膜下腔出血　Hunt-Hess Ⅳ ~ Ⅴ级蛛网膜下腔出血;尤其是合并存在占位效应的脑内血肿、水肿、脑梗死、急性脑积水时;未行外科治疗的动脉瘤患者如进行脑室外引流有诱发二次出血的风险。

5）其他需要进行持续颅内压监测的神经重症患者。

（2）颅内压监测的方式　有创颅内压监测探头的放置位置有脑室内、脑实质内、蛛网膜下腔、硬膜下和硬膜外。无创颅内压监测方法的准确性及可靠性仍有待循证医学的研究以及设备和技术改进。

引导学生思考颅内压增高致脑疝的临床表现及降低颅内压的抢救策略有哪些?

不同类型的脑疝临床表现各有不同,临床以小脑幕切迹疝和枕骨大孔疝多见。小脑幕切迹疝常由一侧颞叶或大脑外侧的占位性病变引起(如硬膜外血肿),因疝入的脑组织压迫中脑的大脑脚,引起锥体束征和瞳孔变化。枕骨大孔疝又称小脑扁桃体疝,常因幕下占位性病变,或行腰椎穿刺放出脑脊液过快过多引起,患者常剧烈头痛,以枕后部疼痛为甚,反复呕吐,颈项强直,生命体征改变出现较早,常迅速发生呼吸和循环障碍,瞳孔改变和意识障碍出现较晚。

一旦出现脑疝的典型症状,应按颅内压增高原则处理,快速静脉输注高渗性降颅内压药物,遵医嘱立即使用 20% 甘露醇 200～250 mL 快速静脉滴注,静脉注射呋塞米40 mg,以暂时降低颅内压,同时做好手术前准备。保持呼吸道通畅,给予氧气吸入,枕骨大孔疝发生呼吸骤停者,立即进行气管插管和辅助呼吸。密切观察意识、生命体征、瞳孔变化和肢体活动。当确诊后,根据病情迅速完成开颅术前准备,尽快手术去除病因,如清除颅内血肿或切除脑肿瘤等。如难以确诊或确诊而病因无法去除时,可行姑息性手术,以降低颅内压和抢救脑疝。

脑疝形成时常用的姑息性手术有 3 种。①侧脑室外引流术:经额、枕部快速钻颅或锥颅,穿刺侧脑室并安置引流管,行脑脊液体外引流,以迅速降低颅内压,缓解病情。特别适用严重脑积水患者,这是临床上常用的颅脑手术前的辅助性抢救措施之一。②脑脊液分流术:脑积水的患者可实施脑室-腹腔分流术,但现已较少应用。导水管梗阻或狭窄者,可选用神经内镜下第三脑室底造瘘术。③减压术:小脑幕切迹疝时可采用颞肌下减压术;枕骨大孔疝时可采用枕肌下减压术。大面积脑梗死、重度颅脑损伤所致严重脑水肿而颅内压增高时,可采用去骨瓣减压术。以上方法称为外减压术。在开颅手术中可能会遇到脑组织肿胀膨出,此时可将部分非功能区脑叶切除,以达到减压的目的,称为内减压术。

2. 入院后针对患者提出全面的护理诊断/问题　引导学生思考在患者住院期间,责任护士应怎样提出恰当的护理诊断/问题? 责任护士于患者入院当天提出的护理诊断/问题是否全面? 如何根据患者的病情变化动态评估及修改入院时护理诊断/问题?

(1)入院时主要护理诊断/问题

1)意识障碍　与脑出血、颅内压增高有关。

2)清理呼吸道无效　与意识障碍不能自行排痰有关。

3)有再出血的风险　与患者血压高有关。

4)潜在并发症　脑疝。

5)自理缺陷　与躯体移动障碍或意识障碍有关。

(2)术后第 4 天主要护理诊断/问题

1)意识障碍　与脑出血、颅内压增高有关。

2）清理呼吸道无效　与意识障碍不能自行排痰有关。

3）有再出血的风险　与患者血压高有关。

4）潜在并发症　脑疝。

5）潜在并发症　颅内感染。

6）自理缺陷　与躯体移动障碍或意识障碍有关。

7）有废用综合征的危险　与长期卧床、肌无力等导致的血流缓慢有关。

8）有下肢深静脉血栓的风险　与长期卧床、肌无力等导致的血流缓慢有关。

9）有皮肤完整性受损的危险　与持续卧床、意识障碍有关。

（3）转科当天主要护理诊断/问题

1）有废用综合征的危险　与长期卧床、受伤后肢体功能障碍有关。

2）有下肢深静脉血栓的风险　与长期卧床、肌无力等导致的血流缓慢有关。

3）有皮肤完整性受损的危险　与长期卧床有关。

3. 根据患者现存的主要护理问题,设计有效的护理计划　引导学生思考在患者住院期间,责任护士根据制订出的护理诊断/问题,如何设计有效的护理计划？一份完整的护理计划单应包括哪些方面？

在患者住院期间责任护士根据制订出的护理诊断/问题,设计有效的护理计划并完成一份完整的护理计划单。在患者住院期间,应不断重复评估→诊断→计划→实施→评价步骤的循环过程,护理计划单的设计要包括护理评估、诊断、计划、实施后的效果评价几部分（表2-21）。

表2-21　本案例患者护理计划表

时间	护理诊断	诊断依据（护理评估）	目标	护理措施	护理评价
2020-09-08 08:00	躯体移动障碍	患者感觉功能降低:失去知觉	住院期间患者未由不能活动引发并发症	1. 体位管理　帮助患者定时改变身体姿势,并使用各种功能垫维持患者处于功能位,预防压力性损伤。每次改变体位时,对局部组织进行观察。2. 综合康复治疗　针灸、理疗、按摩等;每8 h对肺区进行一次听诊;维持常规的排便形态;进行全关节康复运动,具体活动频率依据患者情况而定	转科时患者皮肤完整无损,肺功能、末梢血液循环良好,全方位的肠道、膀胱和肾功能正常。

续表 2-21

时间	护理诊断	诊断依据（护理评估）	目标	护理措施	护理评价
2020-09-08 08：00	意识障碍与脑出血、颅内压增高有关	患者昏迷，GCS 评分为 E1VTM3	观察到意识变化，患者 RASS 镇静程度评估表在-3～5分，无继发性损伤	1. 观察患者病情变化，包括意识、瞳孔及生命体征变化。随时进行 GCS 评分。 2. 判断昏迷程度。遵医嘱按时使用脱水剂，观察用药后的反应。可给予适量镇静药物，但应密切观察病情变化。 3. 通过控制患者的体位，避免咳嗽或用力呼吸等方式，帮助降低颅内压，减轻脑组织受压情况。 4. 与营养师合作，根据患者的营养状况和吞咽能力，制订适当的饮食计划，确保患者获得足够的营养支持。 5. 与康复治疗师合作，制定个性化的康复计划，帮助患者恢复神经功能和促进康复。 6. 鼓励探索方法，促进患者安全及健康型态。	患者意识障碍未加重
2020-09-08 08：00	有再出血的风险与患者血压高有关	患者有高血压病史，血压升高引起再出血，发生脑疝	住院期间患者未发生再出血或发生再出血征象时能被及时发现和处理	1. 持续监测患者的血压、心率、呼吸频率等生命体征，及时发现异常情况。 2. 根据医嘱和临床指导，确保患者的血压在安全范围内。这可能包括调整药物治疗、限制盐分摄入、提供适当的液体管理等。 3. 体位　抬高床头 30°，以利于脑静脉回流，减轻脑水肿。 4. 严密监测患者颅内压，遵医嘱应用脱水药物，保持脑室引流管通畅。 5. 定期评估患者的神经系统功能，包括意识状态、瞳孔反应等，以及对任何神经系统变化采取及时行动。 6. 避免造成颅内压骤然增高的因素，如躁动、呼吸道梗阻、高热、剧烈咳嗽、便秘、血压高等。 7. 遵医嘱采用脱水，适当过度换气，冬眠低温治疗等方法降低颅内压。	住院期间患者未发生再出血

4.根据案例患者面临的护理诊断,需要重点实施以下护理措施　引导学生思考,对患者在住院期间存在的主要护理诊断应如何设置有效的护理措施,这部分内容为需要重点掌握部分。具体护理措施如下。

(1)卒中后呼吸系统感染气道管理

1)保持患者呼吸道通畅,随时清除呼吸道分泌物、呕吐物,及时给予声门下吸引,每4～6 h监测气囊压力。遵医嘱给予患者吸痰时采取半卧位,严格遵守无菌操作原则。由于半卧位吸痰时的气囊压力明显降低,此时气囊压力最小,对气管壁表面压力相对较小,呈相对均匀分布,对气管黏膜的损伤小。

2)采用密闭式吸痰管进行吸痰,及时翻身、叩背(q2h),促进排痰,给予肺部物理治疗。

3)加强雾化吸入、化痰等治疗,遵医嘱给予定时雾化吸入。呼吸机冷凝水及时倾倒,积水杯置于管路最低处;呼吸机湿化罐及时加入灭菌水;呼吸机管路每周更换,如有污染及时更换。

4)患者鼻饲期间抬高床头,减少搬动,定时查看是否有胃潴留,防止食物反流入气道。

5)定时监测血气分析,及时发现异常,并遵医嘱进行处理。

循证依据

卒中后呼吸系统感染气道管理包括吞咽筛查、神经功能和活动能力评估等的卒中后呼吸系统感染相关的风险评估方法见表2-22。

表2-22　卒中患者呼吸系统感染高危因素

因素	高危人群
不可控因素	
年龄	≥65岁
意识障碍	不能遵嘱完成动作
卒中分型	TACI/大血管/心源性
基础疾病	心功能不全/慢性肺部疾病/OSA病史
吸烟史	发病前一年内吸烟
可控因素	
吞咽障碍	吞咽筛查阳性
医源性操作	气管插管/气管切开/管饲饮食
长期卧床	床上大小便

注:TACI,完全前循环梗死;OSA,阻塞性睡眠呼吸暂停综合征。

引导学生思考卒中后呼吸系统感染气道管理的高危因素等相关知识。

（2）血糖管理 卒中急性期血糖过高或过低均可对卒中预后产生不良影响。高血糖可导致脑出血血肿周围水肿和细胞死亡，并导致不良预后。观察性临床研究也表明，高血糖是脑出血患者不良预后的独立危险因素。卒中急性期出现低血糖的情况并不常见，大多可能与应用治疗糖尿病的药物有关。严重的低血糖可产生各种神经系统症状，并可导致抽搐或产生类似卒中的症状。

循证依据

ICU 成人危重症患者血糖管理具体措施如下。

（1）血糖控制目标 ①不推荐使用强化胰岛素治疗方案将危重症患者血糖控制在4.4～6.1 mmol/L，建议血糖控制范围应在 7.8～10.0 mmol/L（证据级别：Level 1。推荐强度：A）。②对低血糖易感者可以根据患者的临床状态及合并症状况制订个体化血糖控制目标（证据级别：Level 5。推荐强度：B）。

（2）血糖监测 ①建议按照以下采样顺序进行血糖监测：动脉、静脉、毛细血管（证据级别：Level 5。推荐强度：B）。②血气分析仪应作为 ICU 内最佳的血糖监测设备（证据级别：Level 5。推荐强度：A）。③对于休克、水肿、使用血管加压药、低血压或可疑低血糖患者不推荐使用床旁指尖血糖监测血糖水平（证据级别：Level 5。推荐强度：A）。

（3）高血糖的管理：①当患者血糖值>10 mmol/L，应启动胰岛素治疗（证据级别：Level 1。推荐强度：A）。②建议采用程序化的胰岛素输注方案，且该血糖控制方案需要被护士所接受。③优先选择短效胰岛素，以 1U/mL，静脉微泵对 ICU 患者进行血糖控制（证据级别：Level 5。推荐强度：A）。④对于进行胰岛素输注的患者，血糖监测频率为1～2 h 1 次（证据级别：Level 1。推荐强度：B）。⑤建议根据患者既往胰岛素注射情况和碳水化合物的摄入量来计算胰岛素治疗的初始和维持剂量（证据级别：Level 3。推荐强度：B）。⑥当患者病情稳定并且开始进行肠内营养或经口进食时，可逐渐将胰岛素治疗方案由静脉输注过渡至皮下注射（证据级别：Level 5。推荐强度：B）。

（4）低血糖的管理：①ICU 内易引起低血糖的因素包括持续性的血液滤过、糖尿病、机械通气、脓毒血症、使用胰岛素和正性肌力药物以及脑损伤（证据级别：Level 3。推荐强度：A）。②形成的胰岛素输注方案必须具有安全性、有效性和较低的低血糖发生率。③当患者发生低血压（<3.9 mmol/L）时应给予 10～20 g 50% 葡萄糖以防止进一步低血糖的发生（证据级别：Level 5。推荐强度：A）。④当患者发生低血压（<3.9 mmol/L）时应每 15～30 min 测量血糖直至低血糖被纠正（证据级别：Level 4。推荐强度：A）。

（3）低钠血症 正常血清钠浓度为 135～145 mmol/L，目前临床亦有实验室生化指标将 137～146 mmol/L 视为血清钠正常值范围。一般将血清中钠离子的浓度低于135 mmol/L 定义为低钠血症。但不同的研究中低钠血症诊断标准各有不同。一般将130 mmol/L≤Na⁺<135 mmol/L 定义为轻度低钠血症，125≤Na⁺<130 mmol/L 为中度低钠

血症,重度低钠血症为 $Na^+ < 125$ mmol/L。神经外科常见低钠血症按其发病原因可分为:①营养性或利尿性低钠血症;②脑耗盐综合征(CSWS);③抗利尿激素分泌失调综合征(syndrome of inappropriate antidiuretic hormone secrection,SIADH)。

循证依据

可通过以下途径进行补钠。

(1)确定补钠剂量　需补充钠量(mmol/L) = [血钠正常值(mmol/L) − 血钠测得值(mmol/L)]×体重(kg)×0.6(女性为 0.5)。

(2)补钠方法　①饮食正常患者,指导其正常饮食即可,不必过分限盐,需要额外补充钠盐者,指导其加入温开水或混入正常饮食中分 2 次或 3 次摄入。②有意识障碍或进食障碍者,早期留置胃管,根据患者病情及饮食习惯制订个性化食谱。③禁饮禁食患者与医生探讨,根据病情酌情给予 100 mL 3% 氯化钠溶液,每日一次静脉补钠。

(3)补钠时间　入院 48 h 内开始补钠,饮食补钠者持续时间为 5 d,静脉补钠时间为 2 d。

(4)颅内感染预防

1)保持患者切口敷料清洁、干燥、无污染。

2)密切观察脑室引流管引流情况,观察引流液的性质、颜色,防止引流管折叠和受压。在搬动患者时先夹闭脑室引流管,防止引流液逆流造成感染;引流管不慎脱出,切忌将引流管插回,应做好无菌处理。如有颈项强直、脑膜刺激征阳性、引流液转混浊,提示有颅内感染。

3)医护人员在接触患者前后,严格执行手卫生。

4)更换切口敷料、倾倒引流液时,严格遵守无菌操作原则,防止医源性交叉感染。

5)改善患者营养状况,增强抗感染能力:术后 48 h 内,若无明显的应激性溃疡、胃出血等其他禁忌,则给予流质饮食或鼻饲流质饮食。注意控制血糖水平,维持体内总蛋白量 35 g/L 以上水平。

引导学生思考引起颅内感染的原因有哪些,颅内感染后有哪些处理措施?

在患者未发生颅内感染时,可根据《神经外科中枢神经系统感染诊治中国专家共识(2021 版)》采取一定的预防措施:术前预防性抗菌药的使用、术后做好引流管的管理和拔除、脑室外引流管及腰大池外引流管的有效管理。

有效引导专业学位研究生主动思考,自主查阅相关指南及专家共识。下图为中枢神经系统感染诊断和治疗流程图(图 2-13),使学生了解相关知识点。

(5)预防下肢静脉血栓　术后早期卧床进行踝泵运动,遵医嘱间断穿梯度压力弹力袜和气压治疗,促进下肢血液循环。在病情允许的情况下,应鼓励其尽早进行肢体的主动或被动活动。保护血管,避免在下肢和瘫痪肢体穿刺,观察肢体末梢血液循环,触摸足背动脉、皮肤温度,观察皮肤颜色及有无肿胀,感觉有无异常。抬高下肢 20°~30°,高于

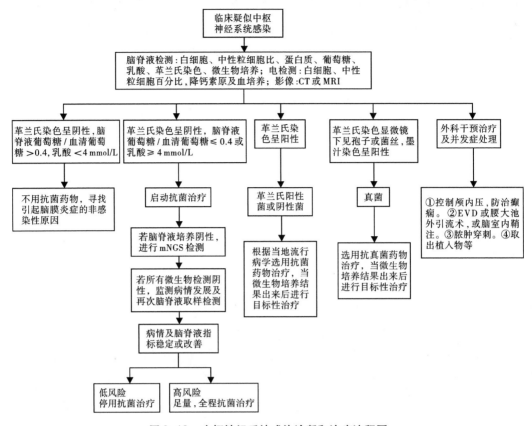

图 2-13　中枢神经系统感染诊断和治疗流程图

心脏水平,宜穿宽松衣物,避免穿过紧的衣服,以免影响静脉血液回流,保持下肢外展 15°~30°。每 2 h 协助更换体位 1 次,避免下肢过度外展,给予下肢由远端向近端的按摩、下肢及股四头肌等长收缩锻炼,避免在膝下垫枕过高,过度曲髋。遵医嘱应用依诺肝素钠、肝素、华法林等药物,预防下肢深静脉血栓的发生。用药过程中,密切观察有无自发性出血、肿胀、疼痛等症状。遵医嘱定期检查凝血酶原时间、凝血时间,如有不适立即告知医生,给予相应处理。

5. 按照护理程序,对患者实施护理措施后,进行效果评价　根据本案例患者的护理计划,在实施相应的护理措施后,针对不同的观察指标,持续动态地评价护理效果及护理质量。引导学生针对主要的护理问题及护理措施,实施后做出相应的效果评价。

(1)患者入院后,住院期间维持血压在目标范围内,未发生再出血,未发生脑疝。

(2)住院期间患者气道保持通畅,未发生窒息,呼吸平稳;转出 ICU 时患者可进行自主呼吸。

(3)患者入院时意识呈浅昏迷,术后意识障碍未加重。

(4)患者住院期间,给予持续肠内营养,保持患者的机体供给量;出院时未发生营养不良。

（5）患者入院至术后第 3 天四肢可主动或被动运动,双下肢彩超结果示:未发生下肢深静脉血栓,术后第 1 天至出院期间进行康复锻炼,逐步恢复肌力水平。

（6）术后患者病情稳定后请康复治疗师进行会诊,启动康复锻炼,出院时患者右侧肢体偏瘫,肌力 1 级。

（六）背景信息

本案例患者在左侧基底节区脑出血后,引起脑组织水肿、颅内压增高,以"肢体活动不便伴言语不利"为代主诉来院。住院期间,由于持续颅内高压,形成脑疝,进一步行"颅内血肿清除术+ICP 探头植入术"治疗。在治疗期间,通过制订个性化护理计划,准确动态观察评估患者的意识、瞳孔、肌力、镇静镇痛效果、有无进行性颅内压增高、自理能力等情况,精准落实基于循证的各项护理操作,患者病情好转。

本案例针对患者存在呼吸功能受损、颅内压进行性升高、肢体功能障碍等多种护理问题,探讨有效的护理计划,按照护理程序有序、动态开展。案例分析详细呈现了该脑出血病例的护理计划及护理措施,将指南的基本原则与患者个体化情况进行深化融合,为患者提供合理的个体化护理方案,突出针对该类患者护理的重点、疑难点,结合相关新业务、新技术,并指出未来研究方向,以便为专业研究生实践学习提供参考。

（七）关键要点

脑出血患者的护理,首先明确其主要的护理诊断,继而设置行之有效的护理目标及基于循证的护理干预手段,动态评价效果,不断进行完善和调整,以改善患者生活质量为目标。在护理程序的实施过程中,主要围绕以下 5 个关键要点展开。

（1）脑出血患者护理诊断的确定、分类、排序,将危及患者生命的护理诊断优先排序,并给予密切关注。

（2）针对脑出血患者制订护理计划,要具备可操作性强、适用性强的特点。

（3）查找相关的文献、指南,整理出该类患者的有效护理措施,注重有证可循。

（4）实现对患者护理效果的动态评价。

（5）促进患者疾病康复的转归,帮助患者及家属提高对疾病的认识及掌握度。

第四节　无水乙醇消融术治疗脑动静脉畸形患者的护理

一、案例内容

(一)基本信息

姓名:冯某　性别:男　年龄:73 岁　婚姻:已婚　籍贯:安阳　职业:农民　入院日期:2019-03-01

(二)护理评估(病史采集:2019-03-01 16:15)

1.健康史

(1)主诉　间断左侧头痛 1 个月。

(2)现病史　患者 1 个月前无诱因出现左侧头痛,表现为间断性胀痛,遂到当地医院就诊,行头颅 MRI 提示脑动静脉畸形,全脑血管造影提示脑动静脉畸形;为求进一步诊治入住脑血管病科。发病以来,神志清,精神欠佳,言语流利,体重无明显变化。

(3)日常生活型态

1)饮食　平日三餐正常,以面食为主,早餐一般为粥和馒头,午餐、晚餐主要以面条为主,辅以青菜和肉蛋,口味清淡。每日饮水量 1500~2000 mL,以白开水为主。发病后饮食较前减少约 10%,体重无明显变化。

2)睡眠/休息　平时睡眠规律,一般晚 9~10 点入睡,早 6~7 点起床,中午午休 1 h。发病来睡眠浅,不易入睡,夜间易醒。

3)排泄　平日大小便正常,小便 5~6 次/d,夜间排尿 1~2 次,小便色清,淡黄色,无泡沫,尿量 2000~2500 mL/d。大便 1 次/d,为成形软便。发病以来小便同前,大便 2~3 次/d。

4)自理及活动能力　平时日常生活完全可以自理,正常工作、活动,一般早起后会步行去菜市场买菜约 1 h,晚餐后散步 0.5~1.0 h,承担家里部分家务,喜欢晨起锻炼身体。发病来活动量较前减少 50%。

(4)既往史　半年前有脑出血病史,癫痫病史,在当地行保守治疗。吸烟史 30 年,最多 15 支/d;否认饮酒史,否认高血压、心脏病病史,否认糖尿病病史,否认肝炎、结核、疟疾病史,预防接种史随当地进行,否认手术、外伤、输血史,既往有献血史(具体不详),否认食物、药物过敏史。

（5）个人史

1）出生及生长情况　生于原籍，久居本地，农民，初中学历，无疫区、疫情、疫水接触史，无牧区、矿山、高氟区、低碘区居住史，无化学性物质、放射性物质、有毒物质接触史，无吸毒史。

2）婚育史　20 岁结婚，配偶体健，夫妻关系和睦。育有 1 儿 6 女，均体健。

3）过敏史　否认食物、药物过敏史。

4）嗜好　吸烟史 30 年，最多 15 支/d；否认饮酒史。

（6）家族史　父母去世，死因不详；1 姐去世，死因不详；1 妹体健。家族中无类似疾病发生，否认家族性遗传史。

（7）心理状况

1）家属情绪状态　患者高龄，有脑出血病史，子女较多，都担心患者的病情，出现焦虑等不良情绪。

2）家属对患者所患疾病的认识　家属一直认为患者平时身体健康，没有听说过脑动静脉畸形的疾病名称，对疾病的症状以及治疗、护理方法完全都不了解，并且患者配偶为小学知识水平，子女均为初中知识水平，知识水平有限，讲解的许多问题都无法理解，期盼医护人员给予更详细、具体的讲解和指导，也表示会积极配合医生的治疗，希望经常沟通了解患者的病情。

3）重大应激事件及应对情况　患者配偶及子女近期未遇到重大应激事件，应急处置能力较差。患者平日无特殊爱好，久居家中。患者配偶高龄，心思细腻，较敏感。子女平日需要工作、照顾孩子。

（8）社会状况

1）社会支持系统　家人和睦，子女均时刻陪护，给予精心的照护，经常给予安慰及关心。发病以来，家人对其病情非常关注，对患者给予足够的关心和照顾，此次入院，老伴和子女陪同前来，亲戚较多，关系好，家里的事务已经全部安排妥当。

2）居住环境　现与老伴生活在一起，农村环境优美，设施齐全。

3）经济状况与付费方式　患者务农，子女为自由职业者或农民，无固定收入，经济状况一般，参与新农合医保。

2. 体格检查

（1）生命体征　T 36.3 ℃，P 76 次/min，R 19 次/min，BP 138/82 mmHg。

（2）一般检查　发育正常，营养良好，急性面容，表情痛苦，被动体位，神志清，查体合作。皮肤黏膜正常。全身浅表淋巴结无肿大。头颅五官检查均正常。胸廓正常，呼吸运动正常。心脏听诊正常。肝、脾触诊正常，肾叩击正常。腹部检查正常。颈部检查正常。

（3）专科检查　神志清，双侧瞳孔等大等圆，对光反射灵敏，四肢肌力、肌张力未见异常，双侧肱二、三头肌腱反射正常，双侧膝、跟腱反射正常，双侧巴宾斯基征阴性。

3. 入院护理评估评分　详见表2-23。

表2-23　入院护理评估评分

量表名称	分值
自理能力评估量表	100分(无需依赖)
住院患者跌倒/坠床风险评估表	1分(低危风险)
DVT风险评估	2分(中危风险)
Braden压疮评分量表	23分(轻度危险)
疼痛评估	3(轻度疼痛)

4. 辅助检查

(1)头颅MRI　结果提示右侧脑动静脉畸形(图2-14)。

(2)术前DSA　显示右侧颈内动脉可见一畸形巢,右侧大脑中动脉分支、脉络膜前动脉等参与供血,通过深静脉引流至大脑大静脉(图2-15)。

(3)术后DSA　显示右侧颈内动脉畸形巢明缩小(图2-16)。

(4)12导联心电图　显示窦性心律,室性早搏,PR间期正常高限(图2-17)。

(5)实验室检查　血常规(静脉血)、肾功能五项,血脂六项,同型半胱氨酸,电解质四项,肝功能八项、凝血6项+D-二聚体、降钙素原测定。C反应蛋白定量12.2 mg/L↑,白细胞15.8×10⁹/L↑,血红蛋白109 g/L↓。

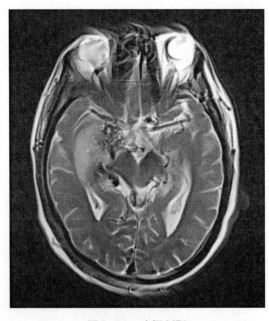

图2-14　头颅MRI

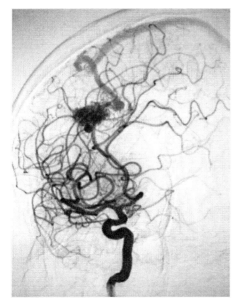

图 2-15　术前 DSA　　　　　　　　图 2-16　术后 DSA

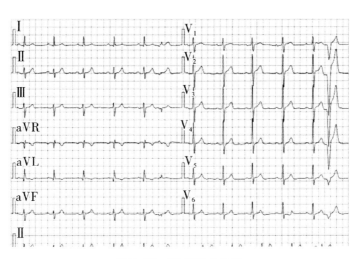

图 2-17　12 导联心电图

(三)护理计划

具体内容详见表 2-24。

表2-24 护理计划表

时间	护理诊断	诊断依据	目标	护理措施
2019-03-01 16:00	疼痛 与脑动静脉畸形疾病有关	脑动静脉畸形导致的血流供应在脑内分布不均匀	患者疼痛症状减轻	1. 正确评估患者疼痛的位置、性质、程度、持续时间,观察有无伴随症状,并记录疼痛评估单。 2. 疼痛评分>3分时,应及时告知医生,遵医嘱给予脱水降颅内压药物对症处理,用药后观察患者用药后的反应。 3. 疼痛评分≤3分时,对患者实施非药物治疗的疼痛护理方法,如耳穴压豆、心理护理、辅助疗法(音乐疗法、转移注意力、放松训练)等。 4. 对患者实施疼痛干预后,应持续进行疼痛评估。 5. 及时对患者及家属进行心理健康教育,缓解患者的紧张、焦虑。
2019-03-01 16:00	潜在并发症 癫痫	患者有癫痫史	患者围手术期未发生癫痫	1. 严密关注患者有无口角、面部、四肢抽搐、双眼凝视等症状。 2. 遵医嘱正确、及时应用抗癫痫药物,同时应对患者及家属进行用药指导,按时服药,切勿随意减量或停药。 3. 床旁准备压舌板、口咽通气道等急救物品。 4. 严格执行入院探视制度的宣教,减少探视人数,避免环境嘈杂。
2019-03-01 16:00	潜在并发症 再出血	患者有脑动静脉畸形破裂出血病史	患者脑动静脉畸形未二次出血	1. 保持病室安静,减少探视,卧床休息。 2. 严密观察患者意识、瞳孔、肢体肌力、言语等神经功能症状及生命体征(尤其血压)的变化。 3. 观察患者是否出现头痛、呕吐或进行性意识障碍,原有症状加重或出现新的肢体功能障碍等。 4. 定期复查CT,动态观察CT变化。 5. 避免情绪激动、用力咳嗽等诱发因素,防止病灶再次破裂出血。 6. 做好饮食知识宣教,进食清淡易消化的食物,多食粗纤维食物及新鲜水果蔬菜,必要时应用缓泻剂,避免因用力排便引起颅内压升高,造成脑出血的发生。

（四）护理记录

具体内容详见表2-25。

表2-25　护理记录单

日期	时间	护理记录
2019-03-01	16:30	老年男性,1个月前无明显诱因出现间断左侧头痛,表现为间断性胀痛,数字表评分法3分,头颅 MRI 及脑 DSA 提示:脑动静脉畸形。神志清,双侧瞳孔等大等圆,对光反射灵敏,四肢肌力、肌张力未见异常,双侧肱二、三头肌腱反射正常,双侧膝、跟腱反射正常,双侧巴宾斯基征阴性。 诊断:脑动静脉畸形。 P:疼痛　与脑动静脉畸形疾病相关。 I:①正确评估患者疼痛的位置、性质、程度、持续时间,观察有无伴随症状,并记录疼痛评估单。②疼痛评分>3分时,应及时告知医生,遵医嘱给予对症处理,如需要用药,应观察患者用药后的反应。③疼痛评分≤3分时,对患者实施非药物治疗的疼痛护理方法,如耳穴压豆、心理护理、辅助疗法(音乐疗法、转移注意力、放松训练)等。④对患者实施疼痛干预后,应持续进行疼痛评估。⑤及时对患者及家属进行健康教育,缓解患者的紧张、焦虑。避免引起颅内压增高的各种诱因,如咳嗽、便秘、呼吸道梗阻、剧烈情绪波动等。 O:患者诉头痛症状较前缓解。
2019-03-04	22:00	患者在全身麻醉下行"脑动静脉畸形栓塞术",术后安返病房,意识模糊,言语欠流利,生命体征平稳,尼莫地平注射液10 mg 以 3 mL/h 静脉泵入,0.9%氯化钠注射液 50 mL+丙戊酸钠针 1200 mg 以 3 mL/h 泵入,留置尿管,引流尿液呈黄色。
2019-03-04	15:00	测患者腋温 38.5 ℃,遵医嘱给予冰毯物理降温。 P:体温过高　与术后外科吸收热有关。 I:密切监测体温。①评估衣着或被褥与环境温度或计划进行的活动是否适宜。②体温<38.5 ℃,则采用物理降温,如温水擦浴、酒精擦浴,使用冰块、冰帽、冰毯;若体温>38.5 ℃,遵医嘱用药;降温30 min后复测体温并记录。③给予患者进食清淡、易消化、高热量饮食,以补充机体消耗的热量和水分。 O:患者体温得到控制,降温效果可。
2019-03-04	21:00	患者血压 156/86 mmHg,通知主管医生,遵医嘱给予 0.9% 氯化钠注射液 30 mL+乌拉地尔 100 mg 以 3 mL/h 泵入。 P:组织灌注量的改变　与脑动静脉畸形栓塞术后脑部灌注量的改变有关。 I:①术后对患者进行持续心电监护,给予低流量湿化吸氧。②术后患者若出现意识障碍、癫痫等应警惕并及时配合医生处理。③术后遵医嘱使用 0.9% 氯化钠注射液 30 mL+乌拉地尔 100 mg 以 1~10 mL/h 微量泵入,控制收缩压在 100~110 mmHg,避免血压大幅度波动,降低脑出血风险。④避免引起颅内压升高的各种诱因,如咳嗽、便秘、呼吸道梗阻、高血压、剧烈情绪波动等。 O:患者血压较前下降,收缩压维持在 109~122 mmHg。

续表2-25

日期	时间	护理记录
2019-03-08	10:00	患者术后生命体征平稳,神志清,言语流利,转入普通病房继续治疗。
2019-03-09	16:00	逐步减少激素药物用量,患者未发生脑水肿。
2019-03-11	11:00	患者术后恢复良好,头颅MRI:无颅内水肿,给予出院指导。
2019-03-11	16:30	患者出院。

(五)小结

脑动静脉畸形(brain arteriovenous malformation,BAVM)是颅内动脉、静脉通过畸形团而非毛细血管床连接而形成的病变。多数患者发生自发性脑出血或突发癫痫后就诊,有较高的出血风险。本案例分析针对无水乙醇消融术治疗脑动静脉畸形患者的围手术期护理进行了总结,并详细呈现了护理计划及护理措施。术前密切观察病情变化,做好基础护理、心理护理等等。术后做好生命体征的观察,严格遵医嘱应用脱水、抗癫痫、激素类药物,用药后及时评价并做好护理记录。及早发现并发症的先兆,及时处理,最大限度减轻患者的痛苦,是该案例的护理重点,也是降低病死率,提高治愈率的重要措施。

二、案例使用说明

(一)教学目的与用途

1.适用课程　本案例适用于《外科护理学》课程中的脑动静脉畸形患者护理相关内容的学习,适合具有一定理论基础的护理专业学生和护士学习。

2.教学目的　本案例展示了脑动静脉畸形患者围手术期的护理过程(图2-18)。

案例中患者因1个月前无明显诱因出现间断左侧头部疼痛,确诊为脑动静脉畸形,由当地转入河南省人民医院,入院时神志清,四肢活动正常,入院后积极完善术前准备,在全身麻醉下行"无水乙醇消融术",术后出现言语模糊、血压升高,体温升高的症状,给予药物及治疗措施控制症状后恢复良好。上述病情逐渐加重进程与患者术后并发症的有效预防与控制,体现了准确评估病情、尽早干预、及时手术治疗的重要性。

通过本案例学习,希望学生达到以下要求。

(1)了解脑动静脉畸形的疾病特点及临床表现。

(2)了解脑动静脉畸形的发病机制。

(3)熟悉脑动静脉畸形的治疗方法。

(4)熟悉无水乙醇在血管内栓塞的原理及优势。

(5)掌握脑动静脉畸形栓塞术前的准备工作。

入院时

意识状态	清楚
瞳孔	灵敏，等大
肢体肌力	四肢肌力正常
血压	116/84 mmHg
治疗措施	完善术前准备、讲解治疗方法及注意事项

术后第1天

意识状态	模糊
瞳孔	灵敏，等大
肢体肌力	四肢肌力正常
血压	126/89 mmHg
治疗措施	抗感染治疗、脱水激素降颅内压、抗癫痫、营养神经治疗

出院时

意识状态	清醒
瞳孔	灵敏，等大
肢体肌力	四肢肌力正常
血压	136/76 mmHg
治疗措施	讲解院外口服激素类药物的应用

术后第2天

意识状态	清醒
瞳孔	灵敏，等大
肢体肌力	四肢肌力正常
血压	156/86 mmHg
治疗措施	抗感染治疗、脱水降颅内压、抗癫痫、营养神经治疗

图2-18　患者病情变化及治疗经过

（6）掌握脑动静脉畸形栓塞术后的观察要点，据病情找出患者主要护理问题，制订相应的护理计划。

（7）掌握使用激素类药物的注意事项。

用途：用于专业学位研究生进行病房教学查房或疑难危重病例分析使用。

（二）涉及知识点

将本案例涉及的知识点进行罗列，具体知识点项目详见下表2-26。

表2-26　本案例涉及的知识点

序号	知识点	序号	知识点
1	甘露醇的使用	3	激素类药物的使用
2	癫痫发作时的处理	4	并发症的护理

（三）启发思考题

1. 脑动静脉畸形患者入院后应重点关注患者的哪些方面？

2.随着患者病情的进展,针对患者提出的护理问题、护理诊断是否随之改变?

3.根据案例患者面临的护理诊断,须重点实施的护理措施有哪些?如何具体实施?

4.脑动静脉畸形术后患者重点护理措施及观察要点有哪些?

(四)分析思路

本案例是一例老年患者,间断左侧头痛 1 个月,经进一步检查诊断为脑动静脉畸形。在责任护士对该患者已完成的护理评估及护理记录的基础上,引导学生分析以"间断左侧头痛 1 个月"为主诉,诊断为脑动静脉畸形患者的护理重点内容。依据患者入院后病情变化及主要诊疗经历,按照北美护理协会推出的护理诊断手册,引导学生分析患者现存及潜在的护理诊断,并制订相应的护理计划。及时评价护理干预的效果,效果不好时,应找出具体原因进行分析,不断调整新出现和动态变化的护理诊断,随之调整护理计划。结合护理计划和护理记录,引导学生分析其是否全面?使其掌握脑动静脉畸形患者整个护理程序的重点。通过这个案例,目的是让学生能根据病情变化进行动态的护理评估,不断提出新的护理诊断,从而制订出一套全面的护理措施及效果评价。案例详细分析及步骤如图 2-19 所示。

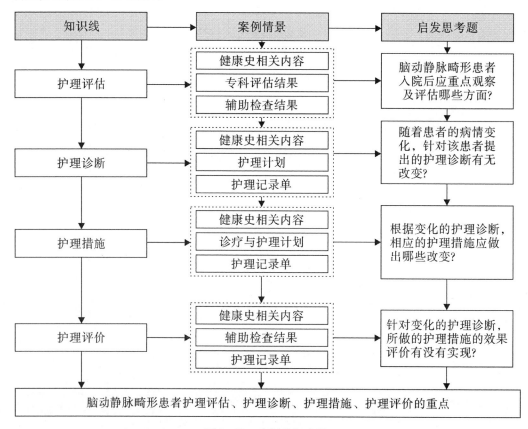

图 2-19　案例分析步骤

(五)理论依据及分析

1. 脑动静脉畸形患者入院后应重点关注的方面　此处可引导学生将患者的入院评估(主诉、现病史、既往史、日常生活形态、个人史、家族史、社会心理状况等)与病情联合起来,比如该患者的诊断为脑动静脉畸形,主诉是间断反复疼痛1年余,加重1月余,那么患者头部疼痛的原因是什么? 需要用哪些药物来缓解? 患者潜在并发症有哪些? 怎么预防? 提示学生在接诊时不是单一的问诊,而要结合病情进行思考。从而引出该患者须重点关注的内容,即疼痛原因的分析及甘露醇的规范使用、潜在并发症癫痫发作时的护理。

(1)疼痛病因的分析及甘露醇的规范使用

1)脑动静脉畸形是一种先天性脑血管疾病,由于中枢神经系统血管发育异常导致。脑动静脉畸形由供血动脉、畸形团和引流静脉三部分构成,畸形团中动静脉之间缺乏正常的毛细血管床,导致动脉与静脉直接相通。异常的结构使血液直接从压力高的动脉系统流入压力低的静脉系统,导致血流供应在脑内分布不均匀,引起头痛和脑出血症状的发生。约50%的患者有头痛病史,表现为局部或者全头痛、间断性或迁移性。

2)甘露醇是最常用的脱水降颅内压药物,但是由于对颅内压增高的病因和对甘露醇的药理机制认知不同,导致临床上甘露醇的使用不规范,比如无指征时的使用、不注意剂量的使用、忽略使用过程监测等现象的存在,为了提高甘露醇使用的安全有效,应该规范使用甘露醇。

引导学生课前查阅有关脱水降颅内压药物的相关文献,此处进一步讨论分析甘露醇脱水降颅内压的临床治疗方案、适应证、禁忌证及作用机制。

《甘露醇治疗颅内压增高中国专家共识》指出以下内容。

甘露醇的临床治疗方案:①甘露醇的作用快捷,静脉注射后20 min起效,2~3 h降压作用达到高峰,持续4~6 h。之后可重复给药。②脉冲式给药效果更好,一般推荐0.25 g/kg小剂量给药,突发颅内压增高的情况下,可以使用更高的剂量,一般使用约60 g(1 g/kg)的剂量。甘露醇在快速降低颅内压的同时,也可能带来水电解质紊乱、血浆渗透压的改变。长时间高剂量使用甘露醇,可引发脑水肿的加重,致颅内压反跳,所以对于甘露醇使用时间较长的患者,为了达到好的降颅内压效果推荐小剂量、脉冲式给药。

甘露醇治疗颅内压增高的适应证、禁忌证包括,①适应证:因病理因素包括颅脑创伤、脑出血、脑梗死、颅内肿瘤、脑积水、颅内感染、缺血缺氧性脑病,静脉窦血栓、脑水肿等造成急、慢性颅内压增高时,在实施颅内压增高的基础治疗后仍存在颅内压增高的疾病。②禁忌证:没有颅内压增高病理改变的疾病;急性肺水肿或严重肺淤血;合并肾功能损害或潜在性肾病;充血性心力衰竭;代谢性水肿;孕妇及老年人;低血压状态;颅内活动性出血患者慎用,需要手术者除外。

甘露醇降低颅内压的作用机制:①甘露醇可使血浆渗透压迅速提高,形成血-脑脊液间的渗透压差,这种渗透度梯度促进了水分从脑组织和脑脊液转移入血循环,由肾排出,进而导致细胞内外液减少,从而减轻了脑水肿。②可以加速脑脊液的吸收,从而促进颅内蛛网膜下腔脑脊液的清除。③可以通过短暂的充血和降低血液黏度来提高脑血流量,引起脑动脉补偿性反射的血管收缩,从而减少脑血容量。由于甘露醇的高反射系数,因此其跨越血脑屏障时具有强大的渗透作用力。

(2)癫痫发作时的处理　引导学生思考患者为什么会出现癫痫发作症状?在癫痫发作时应如何处理?常见的治疗癫痫的药物有哪些?

1)由于脑动静脉畸形的血流阻力低于毛细血管网,大量动脉血经脑动静脉畸形直接回流到静脉系统,导致供血动脉的血流不足形成"盗血",引起相关脑组织灌注不足。血流异常和血管盗血现象是造成癫痫的原因。脑动静脉畸形的癫痫发作通常以局灶性发作为起始,随着病情进展可发展为全面性发作。

2)癫痫发作时的护理　①保持呼吸道通畅,置患者于头低侧卧位或平卧位头偏向一侧,松开领带和衣扣,解开腰带,取下活动性义齿,及时清除口腔和鼻腔分泌物,必要时备好床旁吸引器和气管插管或气管切开包。②立即将患者缓慢置于平卧位,防止外伤,切勿用力按压抽搐肢体,以防骨折和脱臼,应由专人守护,加保护性床栏,必要时用约束带适当予以保护性约束。③病情观察:密切观察生命体征及意识、瞳孔变化,注意发作过程中有无心率增快、血压升高、呼吸减慢或暂停、瞳孔散大、牙关紧闭、大小便失禁等,观察并记录发作的类型、发作频率与发作起始和持续时间;观察发作停止后患者意识完全恢复的时间,有无头痛、疲乏及行为异常。④遵医嘱正确、及时应用抗癫痫药物,如服用口服药时,应对患者及家属进行用药指导,按时服药,切勿随意减量或停药。

《中国成人局灶性癫痫规范化诊治指南》2022版指出以下内容。

推荐意见:①拉莫三嗪、卡马西平、左乙拉西坦、唑尼沙胺可作为成人局灶性癫痫的首选单药治疗(Ⅰ级证据,A级推荐)。②针对>65岁的老年局灶性癫痫患者,拉莫三嗪可作为首选单药治疗(Ⅰ级证据,A级推荐)。③奥卡西平、丙戊酸、艾司利卡西平、布瓦西坦可用于成人局灶性癫痫的单药治疗(Ⅲ级证据,B级推荐)。④吡仑帕奈(Ⅰ级证据,A级推荐)、拉考沙胺(Ⅱ级证据,B级推荐),艾司利卡西平、布瓦西坦、唑尼沙胺和托吡酯(Ⅳ级证据,C级推荐)可用于成人耐药局灶性癫痫的添加药物治疗。

《成人癫痫持续状态护理专家共识》指出以下内容。

成人癫痫持续状态的急救护理:①准备急救设备(心电监护仪,吸氧、吸引装置,呼吸机)和癫痫急救物品(口咽通气道或牙垫、吸痰管、气管插管)及导尿管、胃管、静脉留置针、中心静脉导管等物品(专家共识,B级推荐)。②预防不良事件的发生。气垫床使用,防止压力性损伤。床栏应用,防止发作时坠床、磕碰伤等意外(3级证据,B级推荐);癫痫抽搐时勿按压肢体,防止骨折;针对躁动不安、成人癫痫持续状态(SE)发作频繁者,需要对气管插管实施双固定,并防止颈后及面颊部皮肤受损(3级证据,B级推荐);单人房间、集中护理操作,避免声光及频繁接触对患者的刺激(专家共识,B级推荐);机械通气患者使用声门下吸引气管导管,常规监测人工气道的气囊压力、抽吸囊上分泌物,做好机械通气的护理(1级证据,A级推荐)。

2. 随着患者病情的进展,针对患者提出的护理问题、护理诊断是否随之改变?

(1)入院时主要护理问题、护理诊断

1)疼痛　与脑动静脉畸形导致的血流供应在脑内分布不均匀有关。

2)潜在并发症　癫痫。

3)潜在并发症　脑出血。

(2)手术后主要护理问题、护理诊断

1)组织灌注量的改变　与手术后血流动力学改变有关。

2)体温过高　与术后外科吸收热及导管相关性感染有关。

3)潜在并发症　脑疝。

4)潜在并发症　颅内出血。

(3)出院时主要护理问题、护理诊断

1)知识缺乏　与院外服药种类多,时间及注意事项要求严格有关。

2)营养失调:低于机体需要量　与患者长期饮食习惯有关。

3. 根据患者现存的主要护理问题,设计有效护理计划　引导学生思考随着病情变化,先前的护理诊断是否符合患者目前的状态,是否要增加或减少之前的诊断,以及面对依旧存在的诊断,护理措施有无改变。

护理程序是护理计划单表格设计的核心,掌握护理程序是保证护理质量和提高护理水平的重要手段。在患者住院期间,要不断重复评估→诊断→计划→实施→评价步骤的循环过程,因此护理计划单的设计要包括护理评估、诊断、计划、实施后的效果评价几部分(表2-27)。

表2-27　本案例患者护理计划表

时间	护理诊断	护理依据	目标	护理措施	护理评价
2019-03-04 15:00	组织灌注量的改变 与手术后血流动力学改变有关	患者"脑动静脉畸形栓塞术后"形成脑水肿,影响脑部灌注量的改变	患者术后不发生高灌注或低灌注	1.密切观察患者意识、瞳孔、肢体肌力、言语等神经功能症状及生命体征的变化,严格遵医嘱控制血压。 2.保持病室安静,减少探视,抬高床头15°～30°,促进脑部血液回流,减轻脑水肿。 3.观察患者是否较原有意识加深。如有变化,及时告知医生。 4.遵医嘱适当给予镇静药物,保护性约束,防止跌倒坠床。 5.避免引起颅内压增高的各种诱因,如咳嗽、便秘、呼吸道梗阻、剧烈情绪波动等。	患者术后未出现低灌注或高灌注的症状
2019-03-04 15:00	体温过高与外科手术伤口、导管相关性感染有关	患者术后白细胞(WBC)$15.8×10^9/L$,C反应蛋白12.2 mg/L	住院期间患者体温正常或患者体温升高时采取有效措施降至正常	1.密切观察患者生命体征,定时测量体温,注意发热的持续时间和伴随症状。 2.体温<38.5 ℃,则采用物理降温,如温水擦浴,酒精擦浴,使用冰块、冰帽、冰毯;若体温>38.5 ℃,遵医嘱用药;降温30 min后复测体温并记录。 3.寻找发热的原因,积极预防及治疗感染,遵医嘱使用抗生素。 4.给予患者进食清淡、易消化、高热量饮食,以补充机体消耗的热量和水分。 5.加强肺部管理:观察痰的颜色、性状、量;指导并鼓励患者有效咳痰,床旁备有负压吸引装置,必要时吸痰;协助患者翻身、拍背,必要时遵医嘱雾化,湿化呼吸道,促进痰液排出。	2019-03-04患者术后3 d体温恢复正常

4.脑静脉畸形患者术后的重点护理措施及观察要点　引导学生思考患者在手术后除了意识、瞳孔、生命体征的监测,还应重点关注什么? 术后还有无并发症及如何护理?

具体措施如下。

(1)并发症正常灌注压突破综合征的护理

1)正常灌注压突破综合征 是脑动静脉畸形术后的重要并发症,指栓塞后血液重新分配,病灶周围脑组织小动脉自动调节功能丧失,耐受不了增加的血流量,导致严重脑水肿甚至颅内出血,发生率为 0.6% ~ 10.0%,可表现为头痛、恶心、呕吐等颅内压增高表现,严重时可发生脑出血。

2)保持病室安静,尽量减少探视及不必要的搬动以降低脑代谢,减少耗氧量。

3)术后平卧 6 h,6 h 后抬高床头 15° ~ 30°,以促进颅内静脉回流,缓解脑水肿,48 h 内避免头部剧烈晃动,避免情绪激动、用力咳嗽、用力排便等导致颅内压增高的因素。

4)严密观察生命体征,每 30 ~ 60 min/次监测意识、瞳孔、生命体征,同时注意观察患者有无剧烈头痛、呕吐及烦躁不安等颅内压增高的表现,一旦出现不良反应,立即报告医生处理。

5)血压的管理 脑动静脉畸形栓塞术后预防颅内出血的主要措施是术后对血压的控制。术前有无高血压,术后均应严格控制血压。术前有高血压者,栓塞完成后立即降压至基础血压的 2/3;其他患者将术后的目标血压控制在收缩压 90 ~ 100 mmHg,舒张压 50 ~ 60 mmHg。大剂量应用药物降压时,注意观察有无恶心、呕吐、肌肉抽搐等不良反应。

6)定时协助患者更换体位,保持股动脉穿刺侧肢体髋关节伸直 8 h,健侧下肢自由屈伸,使患者舒适。

(2)并发症脑缺血、脑梗死的护理

1)术后遵医嘱根据患者病情酌情脱水,减轻脑水肿。常用缓解脑水肿的药物有甲强龙,一般首次剂量采用大剂量甲强龙 30 mg/kg,之后以低剂量(20 ~ 40 mg/24 h)维持 3 ~ 5 d 后停药。但是甲强龙的应用是把双刃剑,一方面小剂量、短期的使用能积极预防并发症,另一方面如果过量的使用也会带来不良反应和并发症,甚至危及生命。所以要严格掌握激素使用指征,注意其禁忌证和不良反应。

2)严密观察血压的变化,遵医嘱应用扩容药物,缓解控制性低血压带来低灌注的矛盾。

3)适当降低头部温度,可减少脑组织的耗氧量,增加脑组织对缺氧的耐受性。

4)严格记录 24 h 出入量,量出为入,维持每日尿量在 3500 mL 左右。

5)术后 24 h 开始使用尼莫地平防止患者脑血管痉挛,使用扩容药物低分子右旋糖酐,可以起到改善脑灌注、预防血栓的作用。

知识链接 1

《脑动静脉畸形介入治疗中国专家共识》(2017 版)中指出。①颅内出血是脑动静畸形介入治疗最严重的并发症,术后需要严密观察意识状态变化,遵医嘱控制术后血压,防止过度灌注综合征。如有剧烈头痛、面色苍白、频繁呕吐、意识障碍加重、瞳孔不等大及肢体感觉异常,应警惕颅内再次出血或血栓形成。②缺血性并发症或脑血管痉挛,则应尽早进行"3H"(升压、扩容和血液稀释)治疗。《中国蛛网膜下腔出血诊治指南2019》指出脑血管痉挛和局灶性神经功能缺失综合征(DCI)处理推荐意见:①推荐使用尼莫地平以改善SAH的预后(Ⅰ级推荐,A级证据),其他钙通道阻滞剂,无论是口服还是静脉注射,疗效均不确切。②建议维持体液平衡和正常循环血容量,以预防迟发性脑缺血(Ⅰ级推荐,B级证据)。③可采用经颅多普勒超声(TCD)技术检测血管痉挛的发生(Ⅱ级推荐,B级证据)。④脑灌注成像有助于识别局灶性神经功能缺失综合征的发生(Ⅰ级推荐,B级证据)。

引导学生认识到脑动静脉畸形介入治疗预防术后并发症很重要,也可以启发学生自发去查阅文献,思考脑动静脉畸形介入治疗预防术后常见并发症怎么处理。

引导学生思考对于脑动静脉畸形血管内介入术后患者而言脑水肿症状管理的重要性,糖皮质类药物应用的指征及注意事项有哪些?

1)在使用前要认真评估,是否利大于弊,特别是大剂量、长期使用、冲击治疗时,与患者家属认真沟通潜在感染、潜在疾病、潜在危害。

2)用药期间要有足量蛋白质、脂肪摄入,充分补充各种维生素,特别是维生素D的补充,避免高糖食物。使用胃黏膜保护剂。如果长期、大量应用可出现满月脸、多毛、肌无力、低血钾、浮肿、高血压、糖尿病等。一般轻者无须特殊处理,停药后症状和体征逐渐消退。重者对症处理,积极治疗。长期使用激素者要联合使用胃黏膜保护剂、抑酸剂或解痉剂。由于糖皮质激素抗炎而不抗菌,长期应用降低机体防御能力,易导致病原菌感染。

3)长时间的激素治疗,停药后可产生对药物有精神及生理上的依赖性或习惯性。激素停药过程需要医生耐心精心的指导,逐渐减少药量。而突然停药又可出现发烧、恶心、呕吐、无力、腓肠肌及膝关节疼痛,甚至肌肉僵硬等症状,如出现这类反应,首先应给患者解释说明,消除其思想疑虑,除对症治疗外,在停药前后几天给予适量促肾上腺皮质激素。

知识链接2

糖皮质激素(glucocorticoid,GC)是最常用的治疗脑水肿的药物。2017版《肾上腺糖皮质激素围手术期应用专家共识》指出GC可减轻脑毛细血管的通透性,抑制抗利尿激素的分泌,可减轻脑水肿和缓解颅内压增高症状,减缓脑水肿的发展,一般首剂采用大剂量甲泼尼龙30 mg/kg,之后以低剂量(20~40 mg/24 h)维持3~5 d后停药。

文献指出,甲强龙(甲泼尼龙琥珀酸钠)在减轻脑水肿方面疗效更好,分析可能原因主要有:①甲强龙是一种合成的中效糖皮质激素,其脂溶性更高,穿透能力强,与受体的亲和力更高。②甲强龙的脂质抗氧化效能更强,可明显降低创伤组织中的脂质过氧化产物的形成,并能阻止细胞毒性脑水肿的形成。③甲强龙能抑制细胞内钙离子的蓄积,防止因细胞内高浓度钙离子抑制线粒体中三羧酸循环,致细胞功能不足,钠钾泵不能正常工作,使得细胞内渗透压增高而出现脑组织水肿;甲强龙的应用是把双刃剑,一方面小剂量、短期的使用能积极预防并发症,另一方面如果过量的使用也会带来不良反应和并发症,比如会引起消化、心血管、内分泌、骨骼、神经等多系统的不良反应,所以要严格掌握激素使用指征,注意其禁忌证和不良反应。若患者存在感染或感染风险较大时,可诱发和加重感染,所以临床上应用糖皮质激素之前,常规拍摄胸片,及时发现肺部感染病灶;不仅如此,减量或停用 GC 时,由于下丘脑及垂体突然失去糖皮质激素的负反馈作用,又可引起戒断综合征和反跳现象,因此,一定是缓慢停药。

5. 按照护理程序,对患者实施护理措施后,效果评价 根据本案例患者的护理计划,在实施相应的护理措施后,针对不同的观察指标,持续动态地评价护理效果及护理质量。引导学生针对主要的护理问题及护理措施,实施后做出相应的效果评价。

(1)患者入院时,运用数字评分法进行疼痛评分为 5 分(中度疼痛),给予药物镇痛及相关护理措施后,患者术后每天疼痛评分<3 分,疼痛可耐受,出院时疼痛评分 0 分,较入院时缓解。

(2)患者入院时评估意识状态为神志清,术后第 1 天评估患者意识状态为意识模糊,经过脱水降颅内压、抗癫痫、激素治疗脑水肿等治疗后,患者术后第 2 天恢复意识,出院时患者神志清。

(3)患者在住院期间为预防并发症的发生,严格监测生命体征,尤其是血压的变化,按时给予脱水、抗癫痫药物的应用,经过相关的观察与护理,患者未发生颅内出血、癫痫等并发症。

(六)背景信息

脑动静脉畸形为先天性疾病,年发生率为 1. 12/10 万人~1. 42/10 万人。脑出血是脑动静脉畸形最常见的临床表现,鉴于破裂脑动静脉畸形有较高的再出血率,破裂脑动静脉畸形需要积极治疗已经得到广泛认可。目前对脑动静脉畸形的干预性治疗方式主要有外科手术治疗、介入治疗、立体定向放射外科(stereotactic radiosurgery,SRS)治疗及多种方式联合治疗。作为单独治疗方式或联合治疗的重要组成部分,介入治疗在多数情况下可作为脑动静脉畸形首选治疗方法,尤其是对于外科手术风险较大的位于颅内深部、功能区及破裂并伴有动脉瘤的畸形团,在脑动静脉畸形的治疗中占有重要地位。脑动静脉畸形血管内栓塞材料有很多种,同其他血管内栓塞材料相比,乙醇具有黏滞度极低、弥散性强、不沾管、价格低廉优势。乙醇进入血管后可迅速使血管内皮细胞脱水、蛋白质变性、血管壁内皮细胞剥脱、血管壁内弹性膜层节段性损坏,这些过程联合在一起使血栓迅速形成,导致血管永久性闭塞。治疗效果迅速、显著。

本案例患者诊断为脑动静脉畸形,全脑血管造影显示右侧颈内动脉可见一畸形巢。由于畸形巢解剖结构复杂,传统的栓塞剂很可能不能弥散掉靶病变,遂决定施行乙醇靶向消融治疗。护理人员要熟悉新型的治疗方法,并制订个体化的护理计划。术前适当的心理干预,能很好地建立患者的治疗信心,缓解其焦虑、恐惧情绪。充分的术前准备,为手术提供保障。术后对神经系统的观察、血压的控制,尤其是密切观察应用乙醇和糖皮质激素后的不良反应是手术成功的重要环节。

本案例对无水乙醇靶向消融术治疗脑动静脉畸形患者术前术后的详细护理可以让学生跟随该患者的病情进展进行动态的护理评估、护理诊断,制订相应的护理措施并进行效果评价,完全掌握这一案例,同时学习脑动静脉畸形病因、检查、治疗的相关知识,为临床研究提供思路。

(七)关键要点

关于脑血管畸形患者的护理,明确其主要的护理诊断,设置行之有效的护理目标,计划有循证依据的护理干预手段,动态进行护理评价干预效果,不断进行完善和调整,是提高其生活质量的重要过程。在护理程序的实施过程中,主要围绕以下 4 个关键要点展开。

(1)脑动静脉畸形患者主要护理诊断的确定和排序。

(2)根据动态病情变化患者主要护理诊断的变化和有效的护理措施。

(3)实现对脑动静脉畸形患者护理效果的动态评价。

(4)进行健康教育,促进家属对疾病的认知,对出院后口服药物的关注,帮助患者治疗和康复。

第三章 特殊类型卒中护理教学案例

第一节 颈动脉海绵窦瘘患者的护理

一、案例内容

(一)基本信息

姓名:刘某 性别:男性 年龄:55岁 婚姻:已婚 籍贯:周口 职业:农民 入院日期:2022-03-19

(二)护理评估(病史采集:2022-03-19 09:00)

1.健康史

(1)主诉 头晕、头痛3月余,加重10 d。

(2)现病史 3月余前因车祸在当地医院住院治疗,出院后自觉头晕、头痛,右眼结膜充血、眼球外突、眼睑不能完全闭合,视物不清,眼球运动障碍,伴右耳持续性耳鸣,无恶心、呕吐,无活动障碍,10 d前外院就诊,头颅 CTA 提示:右侧海绵窦区、鞍旁迂曲增多,增粗血管影,考虑右侧颈内动脉海绵窦瘘可能。为进一步治疗,患者家属要求转入河南省人民医院继续治疗,门诊以"颈动脉海绵窦瘘"收住脑血管病科。入院时神志清楚,精神差,言语流利,饮食正常,大小便正常,体重无明显变化。

(3)日常生活型态

1)饮食 平日三餐正常,以面食为主,早餐一般为粥和馒头,午餐、晚餐主要以面条为主,辅以青菜和肉蛋,口味清淡。每日饮水量1500～2000 mL,以白开水为主。发病以来体重无明显变化。

2)睡眠/休息 平时睡眠规律,一般晚11～12点入睡,早6～7点起床,中午午休1 h。

3)排泄 平日大小便正常,小便4～5次/d,夜间排尿1～2次,小便色清,淡黄色,无泡沫,尿量 2000~2500 mL/d。大便 1 次/d,为成形软便。

4)自理及活动能力　平时日常生活完全可以自理,正常工作、活动。发病后视物模糊,头晕,行动受限,轻度依赖。

(4)既往史　"高血压"3 年余,血压最高 170/110 mmHg,规律口服降压药,控制效果不佳。无吸烟、饮酒史,否认心脏病病史,否认糖尿病史、脑血管疾病病史,否认肝炎、结核、疟疾病史,预防接种史随当地进行,否认手术、外伤、输血史,既往有献血史(具体不详),否认食物、药物过敏史。

(5)个人史

1)出生及生长情况　生于原籍,久居本地,自由职业,小学学历,无疫区、疫情、疫水接触史,无牧区、矿山、高氟区、低碘区居住史,无化学性物质、放射性物质、有毒物质接触史,无吸毒史。

2)婚育史　已婚已育。

3)过敏史　否认食物、药物过敏史。

4)嗜好　无吸烟、饮酒史。

(6)家族史　父母已故。同胞 5 人,均体健。家族中无类似疾病发生,否认家族性遗传史。

(7)心理状况

1)患者情绪状态　患者头晕、头痛,视物不清,眼球运动障碍,伴右耳持续性耳鸣,睡眠质量差,存在烦躁、焦虑等不良情绪。

2)患者及家属对所患疾病的认识　对颈动脉海绵窦瘘不了解,仅知道突眼、耳鸣症状是与车祸相关,不清楚后续疾病的发展、治疗方法、治疗效果如何,患者和家属期盼医护人员给予更详细、具体的讲解和指导,也表示会积极配合医生的治疗,解决目前患者目前存在的临床症状,希望经常沟通了解患者的病情。

3)重大应激事件及应对情况　患者 3 个月前因车祸住院治疗,有一定的抗压能力和心理预期。

(8)社会状况

1)社会支持系统　家人和睦,患者妻子时刻陪护,夫妻和睦,给予精心的照护,经常给予安慰及关心。发病以来,家人对其病情非常关注,对患者给予足够的关心和照顾,有稳定的家庭支持。

2)居住与工作环境　现与妻子居住在当地村镇,购物方便,能满足基本生活需求。

3)经济状况与付费方式　患者务农,经济状况较差,参与新农合医保。

2.体格检查

(1)生命体征　T 36.6 ℃,P 72 次/min,R 18 次/min,BP 146/97 mmHg,H 172 cm,W 69 kg。

（2）一般检查　发育正常,营养良好,正常面容,表情自如,自主体位,神志清楚,查体合作。皮肤黏膜正常。全身浅表淋巴结无肿大。头颅检查正常,左眼正常,右眼结膜充血、眼球外突、眼睑不能闭合,视物不清,眼球运动障碍,巩膜无黄染。胸廓正常。呼吸运动正常。心脏听诊无异常。肝、脾触诊无异常。肾叩击无异常。腹部检查无异常。

（3）专科检查　神志清楚,言语流利。双侧瞳孔等大等圆,直径约 3.0 mm。对光反射灵敏,右侧眼结膜充血。双侧上下肢肌力、肌张力正常。腱反射对称、适中。双侧深、浅感觉无异常。病理反射未引出。共济运动正常。无脑膜刺激征。

3.入院护理评估评分　具体内容详见表 3-1。

表 3-1　护理评估表

量表名称	分值
Barthel 指数评定量表	85 分(轻度依赖)
住院患者跌倒/坠床风险评估表	4 分(高危风险)
Caprini 评估量表	2 分(低危风险)
Braden 压疮评分量表	16 分(无危险)
营养风险筛查(NRS 2002)	2 分(无营养风险)
疼痛数字评分法(NRS)	2 分(轻度疼痛)

4.辅助检查

（1）头颅 CT　①双侧海绵窦区增厚,密度增高,左侧眼上静脉增粗迂曲,请结合临床及相关病史。②左侧基底节区腔隙灶可能。③大脑镰钙化灶。④双侧上颌窦及筛窦炎,鼻中隔局部左偏,骨质欠规整。⑤枕骨斜坡局部骨质欠光整,左侧顶骨、颞骨骨折可能,左侧额骨局部线样低密度影,骨折线？增宽骨缝？见图 3-1。

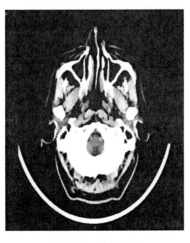

图 3-1　头颅 CT

（2）实验室阳性结果　总胆固醇 6.25 mmol/L,甘油三酯 1.97 mmol/L,高密度脂蛋白胆固醇 1.16 mmol/L,低密度脂蛋白胆固醇 3.89 mmol/L。

（三）护理计划

具体内容见表 3-2。

表 3-2　护理计划表

时间	护理诊断	诊断依据	目标	护理措施
2022-03-19 09:00	头痛 与颈内动脉与海绵窦形成异常的动静脉交通致海绵窦压力升高有关	患者入院主诉头部胀痛,数学疼痛评分 2 分	住院期间患者疼痛能得到及时有效处理,疼痛减轻或改善	1. 卧床休息,适当抬高床头,降低颅内压。 2. 疼痛 1~3 分时,可听舒缓音乐,转移注意力。 3. 疼痛评分 ≥4 分时,遵医嘱使用止痛药物。 4. 应用改善循环药物,马栗种子提取物 0.8 g po bid。
2022-03-19 09:00	有感染的风险 与眼球外突、右眼睑不能完全闭合、结膜充血水肿有关	患者右眼结膜充血、眼球外突、眼睑不能完全闭合	住院期间患者未发生眼部感染	1. 嘱患者避免强光刺激,必要时戴墨镜,注意眼部卫生。 2. 白天滴左氧氟沙星眼液,每次 1~2 滴,每日 2 次,夜间临睡前使用红霉素眼膏,眼睑不能完全闭合者用无菌生理盐水纱布湿敷。 3. 及时用无菌棉签清洁眼部分泌物防止眼部感染。
2022-03-19 09:00	自我形象紊乱 与异常眼外观有关	眼球外突、右眼睑不能完全闭合、结膜充血,影响自我形象	患者能正确应对眼部症状,树立恢复信心	1. 鼓励患者表达自己的感受,尤其是看待自我形象有关的感受。 2. 向患者讲解眼球外突、眼睑不能完全闭合、结膜充血的原因,努力使患者了解此形象只是暂时的,术后可很快恢复,帮助患者恢复信心。
2022-03-19 22:00	睡眠障碍 与耳鸣影响睡眠有关	患者右耳持续性耳鸣	患者睡眠质量得到改善	1. 提供安静舒适的睡眠环境。 2. 向患者讲解耳鸣的原因,给予心理疏导及支持。 3. 影响睡眠时可遵医嘱给予阿普唑仑 0.4 mg po。
2022-03-30 14:00	脑灌注量改变 与颈动脉窦瘘球囊封堵术后血流改变有关	颈动脉瘘封堵后血流增加	患者血压稳定,未出现因灌注量改变引起的神经功能改变	1. 术后持续心电监护,监测患者生命体征。 2. 按时巡视,关注患者主诉,做好患者神经系统相关评估。

续表 3-2

时间	护理诊断	诊断依据	目标	护理措施
2022-04-06 11:00	潜在并发症 颈动脉海绵窦瘘复发	术后血压不稳定,球囊未完全封堵	避免颈动脉海绵窦瘘复发	1. 观察患者搏动性突眼、血管杂音及球结膜充血水肿等是否消失或减轻。如有眼部及相关症状复发,及时就医。 2. 术后 3~6 个月复查 DSA,明确瘘口闭塞情况。 3. 随访 3~18 个月,记录患者临床症状改善或加重情况。

(四)护理记录

具体内容见表 3-3。

表 3-3　护理记录表

日期	时间	护理记录
2022-03-19	09:00	患者中年男性,以"头晕、头痛 3 月余,加重 10 d"为主诉入院,神志清楚,精神差,言语流利,右眼结膜充血、眼球外突、眼睑不能完全闭合,视物不清,眼球运动障碍,伴右耳持续性耳鸣,四肢活动好。外院 CTA 提示:双侧海绵窦区、鞍区迂曲增多增粗静脉血管影,左侧眼睛迂曲增粗;数字疼痛评分 2 分,自理能力评分 85 分,入院宣教已执行。 诊断:颈动脉海绵窦瘘。 P:头痛　与颈内动脉与海绵窦形成异常的动静脉交通致海绵窦压力升高有关 I:①卧床休息,适当抬高床头,降低颅内压。②疼痛 1~3 分时,可听舒缓音乐,转移注意力。③疼痛评分≥4 分时,遵医嘱使用止痛药物。④应用改善循环药物,马栗种子提取物 0.8 g 口服 bid。 O:患者在住院期间头痛能有效缓解。 P:有感染的风险　与眼球外突、右眼睑不能完全闭合,结膜充血水肿有关。 I:①嘱患者避免强光刺激,必要时戴墨镜,注意眼部卫生。②白天滴左氧氟沙星眼液,每次 1~2 滴,每日 2 次,夜间临睡前使用红霉素眼膏,眼睑不能完全闭合者用无菌生理盐水纱布湿敷。③及时用无菌棉签清洁眼部分泌物防止眼部感染。④应用改善循环药物,马栗种子提取物 0.8 g 口服 bid。 O:住院期间患者未发生眼部感染。 P:自我形象紊乱　与异常眼外观有关。 I:①鼓励患者表达自己的感受,尤其是看待自我方式有关的感受。②向患者讲解眼球外突,眼睑不能完全闭合,结膜充血的原因,努力使患者了解此形象只是暂时的,术后可很快恢复,帮助患者恢复信心。 O:患者能正确应对眼部症状,树立恢复信心。

续表3-3

日期	时间	护理记录
2022-03-19	22:00	患者诉耳鸣,入睡困难,通知主管医生,遵医嘱给予阿普唑仑0.4 mg口服。 P:睡眠障碍　与耳鸣影响睡眠有关。 I:①为患者提高安静舒适的睡眠环境。②向患者讲解耳鸣的原因,给予心理疏导及支持。③影响睡眠时遵医嘱应用药物。 O:患者睡眠质量改善。
2022-03-30	14:00	患者于今日局部麻醉下行"全脑血管造影术+右颈动脉海绵窦瘘球囊封堵术",术后安全返回病房。神志清楚,精神欠佳,言语流利,四肢活动好。右股动脉穿刺处无渗出,弹力绷带加压包扎,沙袋压迫6 h,足背动脉搏动好。遵医嘱给予心电监护;窦性心律,律齐,鼻导管吸氧2 L/min。给予术后宣教。 P:脑灌注量改变　与颈动脉窦瘘球囊封堵术后血流改变有关。 I:①密切观察生命体征和神经系统功能。②按时巡视,关注患者主诉,做好股动脉穿刺处的护理。 O:患者术后恢复好,未出现并发症。
2022-04-06	11:00	患者好转出院。

(五)小结

颈动脉海绵窦瘘(carotid-cavernous fistula,CCF)是指颈动脉及其分支血管与海绵窦形成直接或间接的异常动静脉交通。该疾病的临床表现以颅内杂音及眼部体征为主,可同时合并头痛、鼻出血、脑内出血及神经系统功能缺损等症状。CCF多由头部外伤或颅脑手术所致,少数病例无外伤史,为自发性动静脉瘘。此外CCF的原发病灶位于颅内,其临床表现与眼部密切相关,易被误诊或漏诊,眼科医生应高度警惕CCF的可能。本案例分析针对该颈动脉海绵窦瘘病例的临床观察进行了总结,并详细呈现了护理计划及护理措施,密切观察生命体征及神经系统功能,做好眼部护理、术前常规训练。做好围术期健康宣教和出院指导,促进患者康复是该案例的护理重点,也是降低复发率,提高治愈率的重要措施。

二、案例使用说明

(一)教学目的与用途

1.适用课程　本案例适用于《神经护理学》课程中的颈动脉海绵窦瘘患者护理相关内容的学习,主要是为护理硕士学位学生开发,适合具有一定理论基础的学生和护士学习。

2.教学目的　本案例展示了颈动脉海绵窦瘘患者治疗护理过程(图3-2)。

入院时

意识状态	神志清楚
瞳孔	灵敏，等大
肢体肌力	四肢肌力正常
血压	146/97 mmHg
治疗措施	给予缓解疼痛、预防眼部感染、控制血压等治疗

入院第12天

意识状态	神志清楚
瞳孔	灵敏，等大
肢体肌力	四肢肌力正常
血压	128/76 mmHg
治疗措施	局部麻醉下行"全脑血管造影术+右颈动脉海绵窦瘘球囊球囊封堵术"

术后第18天

意识状态	神志清楚
瞳孔	灵敏，等大
肢体肌力	四肢肌力正常
血压	120/70 mmHg
治疗措施	好转出院，给予健康宣教及定时随访

图 3-2 患者治疗护理过程

案例中患者于3个月前因车祸后自觉头晕、头痛，右眼结膜充血、眼球外突、眼睑不能完全闭合，视物不清，眼球运动障碍，伴右耳持续性耳鸣，未予重视和治疗，近10 d加重后入院后治疗，明确诊断后择期行"全脑血管造影术+右颈动脉海绵窦瘘球囊封堵术"。上述病情入院后及时应用药物和手术治疗未进一步加重，体现了尽早明确诊断、及时手术治疗的重要性。

案例提供了患者入院后责任护士完整的护理评估、计划和实施的过程。

通过本案例学习，希望学生达到以下要求。

（1）了解颈动脉海绵窦瘘的病因、鉴别诊断、预后。

（2）熟悉颈动脉海绵窦瘘的类型、临床表现及辅助检查方法。

（3）熟悉颈动脉海绵窦瘘治疗方法。

（4）掌握颈动脉海绵窦瘘患者问诊及体格检查的主要内容，资料收集详尽且全面。

（5）掌握颈动脉海绵窦瘘患者的病情观察要点，根据病情找出患者主要护理问题，制订相应的护理计划。

用途：用于专业学位研究生进行病房教学查房使用。

（二）涉及知识点

将本案例涉及的知识点进行罗列，具体知识点项目详见下表3-4。

表 3-4 本案例涉及相关知识点

序号	知识点	序号	知识点
1	颈内动脉海绵窦瘘	4	眼部评估与护理
2	颈动脉压迫实验	5	颈动脉海绵窦瘘介入术后并发症
3	疼痛评估与护理	6	随访指导

（三）启发思考题

1. 颈动脉海绵窦瘘患者入院后须监测及评估的主要内容有哪些?

2. 入院后针对患者提出的护理诊断/问题,是否全面,有无不妥?

3. 根据患者现存的主要护理问题,如何设计有效的护理计划?

4. 根据案例患者面临的护理诊断,须重点实施的护理措施有哪些? 如何具体实施?

5. 按照护理程序,对患者实施护理措施后,效果如何评价?

（四）分析思路

本案例以一例中年男性,颈动脉海绵窦瘘患者的入院诊疗经过为背景,在责任护士对该患者已完成的护理评估及护理记录的基础上,引导学生分析以"头晕、头痛3月余,加重10 d"为主诉,诊断为颈动脉海绵窦瘘患者的护理重点内容。依据患者入院后病情变化及主要诊疗经历,按照北美护理协会推出的护理诊断手册,引导学生分析患者现存及潜在的护理诊断,并制订相应的护理计划;及时评价护理干预的效果,效果不好时,应找出具体原因进行分析,不断调整新出现和动态变化的护理诊断,随之调整护理计划。结合护理计划和护理记录,引导学生分析其是否全面? 使其掌握颈动脉海绵窦瘘患者整个护理程序的重点,提升准确发现护理诊断/问题,制订个体化、全面的护理措施,评价护理效果的能力。案例详细分析及步骤如图3-3所示。

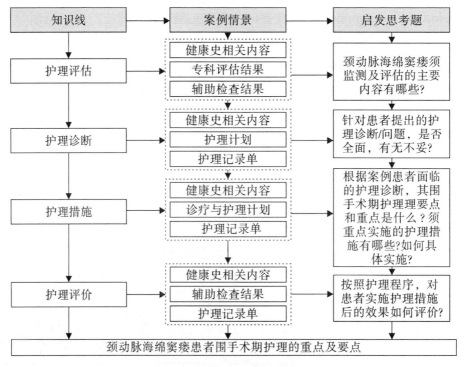

图 3-3　案例详细分析及步骤

（五）理论依据及分析

1. 颈动脉海绵窦瘘患者入院后须监测及评估的主要内容 此处可引导学生思考对于颈动脉海绵窦瘘患者除了健康史相关内容（主诉、现病史、既往史、日常生活型态、个人史、家族史、社会心理状况等）的评估外,入院后还应评估哪些内容? 了解患者入院后全面护理评估包含哪些常规的内容（如是否应该常规评估跌倒风险、自理能力及营养状况）? 从而引出该患者须重点监测和评估的内容（专科评估和神经功能监测,如疼痛评估、眼部评估、侧支循环评估等）。

（1）疼痛评估 引导学生思考疼痛评估的内容和时机,学生可课下搜索相关文献以了解各种疼痛评估量表。

1）评估内容:①询问患者有无疼痛。②患者存在疼痛时,应询问或使用体表图评估疼痛部位。③宜使用疼痛评估工具评估疼痛程度,判定为无痛、轻度疼痛、中度疼痛和重度疼痛,根据患者能否进行语言或行为交流,选择合适的评估量表。④应询问疼痛性质（胀痛、刀割样痛、针刺样痛等）和持续时间。⑤应观察疼痛是否引起心率增快、血压增高或呕吐等伴随症状。⑥宜评估加重或缓解手术后疼痛的因素。

2）评估时机:①在入院常规评估和患者主诉疼痛时,应进行疼痛评估。②无痛或轻度疼痛时,应每日进行至少1次疼痛评估,直至出院;期间若使用患者自控镇痛（PCA）泵,宜每班进行至少1次疼痛评估。③评估为中、重度疼痛时,应遵医嘱镇痛治疗后复评,静脉给药后5～15 min,皮下注射和肌内注射后30 min、口服给药或直肠给药后1 h,或根据药物说明书药效达最大作用时进行复评,直至转为轻度疼痛或无痛。④在患者出院时,应进行疼痛评估。

（2）眼部评估 CCF可致Ⅲ、Ⅳ、Ⅵ脑神经麻痹,以Ⅵ脑神经麻痹症状出现得最早也最明显,可致眼球运动障碍等症状。大量"盗血"可导致脑缺血,也可因脑皮层静脉压力增高,诱发脑出血,还可引起继发性青光眼、自发性脉络膜脱离、角膜暴露、视网膜脱离、视神经缺血等改变,有时表现为中心视力正常,而视野缩小甚至失明。术后患侧眼球可逐渐回纳,经1～4周多数可恢复正常。故手术前后眼部观察不容忽视。眼部病情观察时应系统、有序地进行,先右眼后左眼,先健眼后患眼,由外至内,从前至后。主要观察以下内容:①眼睑皮肤色泽、双眼睑位置和运动,有无眼睑水肿、溃疡、睑内翻或外翻,以及眼睑纵裂大小;②睑结膜、穹窿结膜及球结膜充血、水肿情况,有无出血、溃疡、异物、新生物及角膜、巩膜破损等;③眼球突出度、眼球运动情况;④眼眶是否对称,眶周杂音有无减弱或消失;⑤视力、双眼的对比、敏感度、眼压、眼底变化、复视、疼痛等情况;⑥术后患者生命体征、双瞳大小、对光反射等情况。

（3）颈动脉压迫实验 此实验有利于大脑侧支循环的建立,以防因球囊闭塞颈内动脉,患者不能耐受而出现头晕,黑矇及其他神经系统症状。耐受试验方法:健侧拇指用力触压患侧颈动脉,同时患侧示指触摸患侧颞浅动脉,当患侧颞浅动脉搏动消失,且颅内血管杂音明显减弱或消失,说明颈动脉压迫确实,开始是每次压迫 3 min,逐渐延长时间,持续 20~30 min,患者仍能耐受,无头晕、黑矇等现象,说明侧支循环建立良好,此时方可实施栓塞术。

2. 入院后针对患者提出的护理诊断/问题

(1)入院时主要护理诊断/问题

1)头痛　与颈内动脉与海绵窦形成异常的动静脉交通致海绵窦压力升高有关。

2)有感染的风险　与眼球外突、右眼睑不能完全闭合,结膜充血水肿有关。

3)自我形象紊乱　与异常眼外观有关。

4)睡眠障碍　与耳鸣影响睡眠有关。

(2)术后主要护理诊断/问题

脑灌注量改变　与颈动脉窦瘘球囊封堵术后血流改变有关。

(3)出院主要护理诊断/问题

1)潜在并发症　海绵窦瘘复发。

2)焦虑/恐惧　与担心疾病预后有关。

3. 根据患者现存的主要护理问题,设计有效的护理计划　引导学生思考在患者住院期间,责任护士根据制订出的护理诊断/问题,如何设计有效的护理计划? 一份完整的护理计划单应包括哪些方面?

护理程序是护理计划表格设计的核心,掌握护理程序是保证护理质量和提高护理水平的重要手段。在患者住院期间,要不断重复评估→诊断→计划→实施→评价步骤的循环过程,因此护理计划单的设计要包括护理评估、诊断、计划、实施后的效果评价几部分(表3-5)。

表3-5　本案例患者护理计划表

时间	护理诊断	诊断依据	目标	护理措施	护理评价
2022-03-19 09:00	头痛　与颈内动脉与海绵窦形成异常的动静脉交通致海绵窦压力升高有关	患者入院主诉头部胀痛,数字疼痛评分2分	住院期间患者疼痛能得到及时有效处理,疼痛减轻或改善	1. 卧床休息,适当抬高床头,降低颅内压。 2. 疼痛1~3分时,可听舒缓音乐,转移注意力。 3. 疼痛评分≥4分时,遵医嘱使用止痛药物。 4. 应用改善循环药物,马栗种子提取物 0.8 g po bid。	2022-03-31 09:00 术后第1天患者头痛频率降低,程度减轻

续表 3-5

时间	护理诊断	诊断依据	目标	护理措施	护理评价
2022-03-19 09:00	有感染的风险 与眼球外突、右眼睑不能完全闭合、结膜充血水肿有关	患者右眼结膜充血、眼球外突、眼睑不能完全闭合	住院期间患者未发生眼部感染	1. 嘱患者避免强光刺激,必要时戴墨镜,注意眼部卫生。 2. 白天滴左氧氟沙星眼液,每次1~2滴,每日2次,夜间临睡前使用红霉素眼膏,眼睑不能完全闭合者用无菌生理盐水纱布湿敷。 3. 及时用无菌棉签清洁眼部分泌物,防止眼部感染。	2022-03-31 09:00 术后第1天患者眼部症状好转,未发生感染
2022-03-19 09:00	自我形象紊乱 与异常眼外观有关	眼球外突、右眼睑不能完全闭合、结膜充血,影响自我形象	患者能正确应对眼部症状,树立恢复信心	1. 鼓励患者表达自己的感受,尤其是看待自我形象有关的感受。 2. 向患者讲解眼球外突,眼睑不能完全闭合,结膜充血的原因,努力使患者了解此形象只是暂时的,术后可很快恢复,帮助患者恢复信心。	2022-04-06 11:00 出院时眼部突出情况已明显缓解
2022-03-19 22:00	睡眠障碍 与耳鸣影响睡眠有关	患者右耳持续性耳鸣	患者睡眠质量得到改善	1. 提供安静舒适的睡眠环境。 2. 向患者讲解耳鸣的原因,给予心理疏导及支持。 3. 影响睡眠时可遵医嘱给予阿普唑仑0.4 mg口服。	2022-03-31 09:00 术后第1天杂音消失,睡眠好
2022-03-30 14:00	脑灌注量改变 与颈动脉窦瘘球囊封堵术后血流改变有关	颈动脉瘘封堵后血流增加	患者血压稳定,未出现因灌注量改变引起的神经功能改变	1. 术后持续心电监护,监测患者生命体征。 2. 按时巡视,关注患者主诉,做好患者神经系统相关评估。	2022-04-06 11:00 出院时患者未出现灌注量异常
2022-04-06 11:00	潜在并发症 颈动脉海绵窦瘘复发	术后血压不稳定;球囊未完全封堵	避免颈动脉海绵窦瘘复发	1. 观察患者搏动性突眼、血管杂音及球结膜充血水肿等是否消失或减轻。如有眼部及相关症状复发,及时就医。 2. 术后3~6个月复查DSA,明确瘘口闭塞情况。 3. 随访3~18个月,记录患者临床症状改善或加重情况。	2022-07-06 11:00 对患者进行随访,患者未复发

4. 需要重点实施的护理措施 引导学生思考,对患者在住院期间存在的主要护理诊断应如何设设置有效的护理措施,这部分内容为需要重点掌握部分。具体护理措施如下。

（1）疼痛护理

1）疼痛教育　入院后对患者开展疼痛教育,提高患者对疼痛的认知及对疼痛的接受程度,告知患者主动表达疼痛,减少患者对疼痛产生的焦虑、烦躁等负性心理,经手术治疗后疼痛症状会缓解或消失。

2）疼痛预防护理　①宜协助/指导患者采取预防疼痛的体位:头部手术后,宜抬高床头 15°～30°;颈、胸、腹部手术后,宜抬高床头或取半卧位;四肢手术后,平卧时宜将患肢抬高于心脏平面。②遵循镇痛药物按时给药原则,遵医嘱预防性使用镇痛药物。宜在用药后协助/指导患者行深呼吸、有效咳嗽、关节活动、下床行走等功能活动。每班评估镇痛效果,有无肢体麻木或肌力进行性下降等潜在并发症表现。

3）疼痛护理　对患者自身疼痛情况采取相应的的护理措施:①轻度疼痛,应在疼痛预防措施的基础上实施轻度疼痛护理措施;应采用非药物措施缓解疼痛,如深呼吸、按摩、转移注意力、睡眠指导或音乐疗法等;应遵医嘱使用镇痛药物,使用非甾体抗炎药时,应观察恶心、呕吐、心悸、头痛或头晕等不良反应。②中度疼痛,应在轻度疼痛护理措施的基础上实施中度疼痛护理措施;应遵医嘱使用镇痛药物,使用弱阿片类药物时,应观察恶心、呕吐、便秘、排尿困难、皮疹等不良反应;可通过心理支持、指导使用促进患者睡眠的方法、遵医嘱使用辅助睡眠药物等进行睡眠干预。③重度疼痛,应在中度疼痛护理措施的基础上实施重度疼痛护理措施;应遵医嘱使用镇痛药物,使用强阿片类药物时,应了解药物依赖史,观察胃肠道反应、过度镇静或呼吸抑制等不良反应;突发剧烈疼痛或疼痛持续加剧时,应立即评估疼痛,监测生命体征,观察有无潜在并发症,及时处理。

（2）眼部护理

1）一般护理　创造光线柔和、安静、整洁的住院环境,病房拉上窗帘,避免强光和灰尘对角膜的刺激。患者应注意眼部休息,少看书或电视,保持情绪稳定。CCF 产生的血管杂音和震颤是导致患者休息不好的主要原因,应询问患者的睡眠情况,向患者简要解释产生杂音是病情所致,且治疗后就将消失,以减轻患者心理负担,帮助其入睡。

2）眼部护理　CCF 的特征性表现是搏动性突眼,患者有不同程度的眼球凸出、角膜暴露、眼球运动受限、红眼,是造成患者身体不适和心理烦躁的主要原因,因此眼部护理尤为关键和重要。每天先用无菌棉签擦拭眼内分泌物,白天滴左氧氟沙星眼液,每次 1～2 滴,每日 2 次,夜间临睡前使用红霉素眼膏。滴眼时嘱患者平卧,头后仰,眼向上看,将下眼睑向下方牵拉,使药液滴入结膜囊内,患者闭目 3～5 min,以利于药物充分发挥作用。眼睑闭合不全者以无菌生理盐水纱布覆盖眼部,避免角膜和结膜干燥,防止异物刺激导致暴露性角膜炎、角膜溃疡发生。尽管术后患者眼部症状逐渐缓解但仍须按上述方法做好眼部护理,直至患眼完全康复。

3）出院指导　出院后注意眼睛保护,应避免剧烈运动和重体力劳动,避免烹饪辛辣食物和接触刺激性气体,必要时继续应用眼药膏和眼药水保护角膜。常流泪者使用符合卫生标准的面巾纸擦拭眼泪;需要外出者,嘱配戴有色眼镜,以减轻畏光和灰尘引起眼睛流泪不适。强调术后介入科及眼科随诊的重要性,并安排专人负责电话随访,鼓励患者能积极乐观地配合治疗,按时到门诊复诊。

引导学生思考 CCF 患者眼球突出、球结膜充血及水肿、视力下降的原因,颈动脉海绵窦瘘眼部症状不典型,初期常被误诊为眼部疾病,如何进行鉴别诊断?

由于颈动脉海绵窦瘘的动-静脉短路,血液进入与海绵窦相通的眼静脉中,眼眶内静脉压高,致使患者眼球突出,活动受限,角膜暴露;球结膜充血、水肿,视神经盘水肿或继发性视神经萎缩,最终导致视力下降,甚至失明。

颈动脉海绵窦瘘的形态特点为单侧突眼、眼上静脉及同侧海绵窦扩张,有时合并岩上窦扩张,CT 与 MRI 增强扫描均可作出诊断,增强 CTA 及 MRA 对海绵窦增宽及眼静脉扩张显示很有价值,MRA 可见海绵窦因血流速度增加而信号增高,眼上静脉及鞍区侧支血管增粗及信号增高。鉴别诊断包括:①眼外肌增粗性疾病,如 Graves 病(临床上有甲状腺功能亢进的表现及实验室结果)、炎性假瘤(激素治疗有效)、眼外肌转移瘤(有原发瘤病史,增强扫描局部异常强化);②眼眶静脉曲张,症状有无与体位密切相关,CT 与 MRI 上无海绵窦增宽;③海绵窦区肿瘤如脑膜瘤及转移瘤,一般无眼上静脉扩张;④海绵窦血栓形成,常为邻近鼻窦炎症所致,增强扫描鼻窦黏膜增厚及强化;⑤托洛萨-亨特综合征,临床可见典型三联征(单侧眼痛、脑神经麻痹及对类固醇激素治疗敏感),CT 检查可见海绵窦增厚及眶尖密度增高,增强扫描可见异常强化,MRI 可见海绵窦增大,T_1WI 为与肌肉等信号,T_2WI 为高或低信号,增强扫描见明显强化,颈内动脉狭窄,无眼上静脉扩张。

(3)潜在并发症护理　①脑血管痉挛,球囊充盈过大或导管及对比剂反复刺激血管壁易导致脑血管痉挛,故术中应选择合适的导管与球囊,动作应轻柔,术后应密切观察患者的意识、瞳孔、生命体征及肢体活动情况,术中或术后应用尼莫地平注射液泵入可有效预防和缓解脑血管痉挛。②过度灌注综合征,术中随着瘘口的闭合,颈动脉血流通畅,原先由于严重"盗血"处于低血流状态的脑组织不能适应正常血流,易形成血肿和出血,应密切观察生命体征,术后常规应用脱水药,高血压患者术后要将血压控制在基础血压以下水平,减轻脑水肿,降低颅内压,预防过度灌注。③出血:观察患者有无出血情况,如有眼、鼻及颅内出血情况应立即报告医生,紧急对症处理,必要时行急诊手术。

(4)随访指导

推荐 CCF 患者定期接受随访,包括临床症状、体征以及规律的影像学随访。临床随访方案推荐确诊之后 1~3 个月内、6 个月及 1 年时分别接受 1 次临床随访,之后每年接受 1 次临床随访。内科保守治疗的患者需要充分评估是否出现症状进行性加重、存在高风险的引流模式以及新发神经系统功能缺损等,并及时予以指导治疗。影像学随访方案推荐根据患者的具体发病情况及治疗措施制订,包括脑实质及颅内血管的评估。推荐血管内治疗的患者在术后的 6 个月接受 DSA 随访评估,术后 1 年随访 1 次 CTA 或 MRA 检查,此后每 2～3 年随访 1 次。随访期间如症状反复或影像无创检查提示复发,推荐接受 DSA 重新评估是否需要进一步治疗。

5. 按照护理程序,对患者实施护理措施后,进行效果评价 根据本案例患者的护理计划,在实施相应的护理措施后,针对不同的观察指标,持续动态地评价护理效果及护理质量。引导学生针对主要的护理问题及护理措施,实施后做出相应的效果评价。

(1)患者入院时,头痛症状明显,给予定时疼痛评估,非药物联合药物止疼方法缓解疼痛程度,手术治疗解决血管问题,出院时患者能疼痛症状消失。

(2)患者入院时,搏动性突眼和持续性耳鸣持续存在,进行眼部护理和心理护理,出院时患者突眼症状好转,眼部未出现感染。

(3)患者入院时,颈动脉海绵窦瘘所致的侧支循环血流量异常,术后至出院时患者循环血流量恢复正常,未出现异常灌注和脑出血。

(4)患者入院时症状伴随 3 月余,长期处于心理压力大的状态,给予个性化的心理护理,出院时患者心理精神状态好。

(六)背景信息

颈动脉海绵窦瘘(CCF)根据其病因、血流动力学特点和血管构造进行分类,分为 4 种类型(A、B、C 和 D)。A 型或直接型 CCF 是最为常见的类型,占所有 CCF 的 80%,指在海绵窦段的颈内动脉与颈动脉海绵窦瘘之间存在直接连接,其病因最常见的是由于外伤所致的颈动脉壁的破口,包括血管壁与骨折断端的撞击、作用在血管壁上的剪切力或者远端血管挤压所致的血管内压力的升高。外伤性的 CCF 有 2% 会同时累及双侧海绵窦,该类型临床表现危重,甚至危及生命。颈动脉的破口是由于钝性或穿透性的头外伤所致,这也是为什么 CCF 多见于年轻男性的原因之一。直接型 CCF 可以是医源性的,例如经蝶窦手术、血管内治疗手术或三叉神经根切断术。另外也有 20% 的直接型 CCF 是自发形成的,例如颈内动脉瘤的破裂或其他疾病所致的颈内动脉壁薄弱。B、C、D 型 CCF 统称为间接型 CCF,其来源于颈内动脉的脑膜支或颈外动脉。

CCF 的治疗目标是阻塞瘘口、恢复正常血流。治疗方法有保守治疗、开放治疗、立体定向放疗外科治疗和血管内手术治疗,治疗方法的选择是根据患者的危险因素和瘘的特点。血管内治疗相对于开放手术来说,风险更低,且该治疗方法仍在不断进步,这使得血管内治疗成为 CCF 的首选治疗方式。①保守治疗:人工颈动脉按压治疗,适用于低血流速度的间接型 CCF,没有急诊处理的适应证。颈动脉按压治疗可以降低血流速度、增加静脉引流,有利于自发血栓形成。文献报道该方法对于间接型 CCF 有效率在 20%～60%。同时需要监测患者的临床症状变化,以及影像学检查有无需要急诊处理的指征。如果保守治疗失败,那么就需要改用其他的治疗方法。②立体定向放射外科治疗:立体定向放射外科治疗方法可以单独使用,也可以配合血管内手术使用。放射外科疗法对于低血流速度的间接型 CCF 适用,而对于直接型 CCF 疗效欠佳。据报道,单独使用时有效率为 75%～91%,当配合其他方法时有效率会增高。放射外科疗法有效而且安全,但是不作为首选方法,这是因为该方法在治疗和临床起效之间有 8～22 个月的延迟。这一特点也就限制了放射外科疗法的使用。③手术:开放手术适用于血管内治疗失败或者不适于血管内治疗者。手术方法包括瘘口夹闭、缝合或孤立瘘口,使用筋膜、onyx 胶或颈内动脉的韧带封闭瘘口,也可以联合使用上述方法。已经报道的并发症包括颅神经永久性或短暂性麻痹、三叉神经感觉障碍、永久性或短暂性的偏瘫。④血管内治疗:是直接型、间接型 CCF 的首选治疗方法,可以同时作为急诊和择期的治疗方法。可通过动脉途径或静脉途径到达血管瘘的目标位置。血管内治疗所用的材料主要有可解脱球囊、可解脱弹簧圈、液体栓塞材料和支架,各种材料和支架的选择主要取决于 CCF 的类型。

(七)关键要点

关于颈动脉海绵窦瘘患者的护理,明确其主要的护理诊断,设置行之有效的护理目标,计划有循证依据的护理干预手段,动态评价护理干预效果,不断进行完善和调整,是取得提高其生活质量目标的重要过程。在护理程序的实施过程中,主要围绕以下 5 个关键要点展开。

(1)颈动脉海绵窦瘘患者护理诊断的确定、分类、排序,将危及患者生命的护理诊断优先排序,并给予密切关注。

(2)针对颈动脉海绵窦瘘患者制订护理计划,要具备可操作性强、适用性强的特点,且符合患者目前的生理需求及远期康复锻炼计划。

(3)查找相关的文献、指南,整理出该类患者的有效护理措施,注重有证可循。

(4)实现对颈动脉海绵窦瘘患者的护理效果的动态评价。

(5)家属对颈动脉海绵窦瘘的认识及掌握度,做好患者的社会支持,促进患者疾病康复的转归。

第二节 颅内静脉窦血栓患者的护理

一、案例内容

(一)基本内容

姓名:龙某 性别:女性 年龄:25 岁 婚姻:已婚 籍贯:郑州 职业:无 入院日期:2023-03-21

(二)护理评估(病史采集:2023-03-21 20:20)

1.健康史

(1)主诉 头痛 11 d,间断意识不清、肢体抽搐 3 d。

(2)现病史 11 d 前患者顺产后出现头痛,双侧顶颞部针扎样疼痛,无发热、咳嗽、头晕、肢体抽搐、口吐白沫、肢体无力、大小便失禁,每次头痛持续约 2 h,当地诊所给予药物对症治疗,可缓解头痛,上述症状间断发作。3 d 前患者无诱因突发意识不清,呼之不应,无呼吸困难、肢体抽搐、大小便失禁,症状持续 3 min 后意识逐渐恢复,但自觉四肢无力,未在意。后出现意识不清,伴四肢抽搐、面色发紫,发病时舌体有咬伤,症状持续数分钟自行好转,因上述症状间断发作到当地医院就诊,给予治疗后上述症状有所减轻,颅脑MRV 示:静脉窦血栓形成。为求进一步诊治,转入河南省人民医院。

(3)日常生活型态

1)饮食 平日三餐正常,以面食为主,早餐一般为粥和馒头,午餐、晚餐主要以面条为主,辅以青菜和肉蛋,口味清淡。每日饮水量 1500~2000 mL,以白开水为主。体重无明显变化。

2)睡眠/休息 平时睡眠规律,一般晚 9~10 点入睡,早 6~7 点起床,中午午休 1 h。

3)排泄 平日大小便正常,小便 5~6 次/d,夜间排尿 1~2 次,小便色清,淡黄色,无泡沫,尿量 2000~2500 mL/d。大便 1 次/d,为成形软便。

4)自理及活动能力 平时日常生活完全可以自理,正常活动,一般早起后会步行去菜市场买菜约 1 h,晚餐后散步 30 min~1 h,承担家里全部家务,喜欢晨起锻炼身体。

(4)既往史 3 年前患者顺产 1 男婴后曾出现双侧顶颞部疼痛,症状较轻,未诊治。否认高血压、心脏病病史,否认糖尿病、脑血管疾病病史,否认肝炎、结核、疟疾病史,预防接种史随当地进行,否认手术、外伤、输血、献血史,否认食物、药物过敏史。

(5)个人史

1)出生及生长情况 生于原籍,久居本地,自由职业者,初中学历,无疫区、疫情、疫水接触史,无牧区、矿山、高氟区、低碘区居住史,无化学性物质、放射性物质、有毒物质接触史,无吸毒史,无烟酒史,无冶游史。

2)婚育史 20 岁结婚,配偶体健,夫妻关系和睦。3 年前育有 1 男,11 d 前顺产 1 男婴,均体健。

3)月经史 初潮 12 岁,每次持续 5 d,周期 30 d,末次月经时间 2022-06-10。月经量中等,颜色正常。无血块、痛经史。

4)过敏史 否认食物、药物过敏史。

5)嗜好 否认吸烟史,否认饮酒史。

6)家族史 父母体健;1 姐 1 弟,均体健。家族中无类似疾病发生,否认家族性遗传病史。

（6）心理状况　患者父母担心患者生命安全及以后的生活,出现焦虑等不良情绪。家属对患者所患疾病的认识:患者配偶一直认为患者平时身体健康,对疾病的症状以及预后完全都不了解,不相信会这么严重,会危及生命。期盼医护人员给予更详细、具体的讲解和指导,也表示会积极配合医生的治疗。患者配偶近期未遇到重大应激事件,应急处置能力较差。平日无特殊爱好,久居家中;患者与配偶平易近人,待人和善,经常帮助他人,心思细腻,较敏感。

2. 体格检查

（1）生命体征　T 36.2 ℃,P 80 次/min,R 18 次/min,BP 120/80 mmHg,H 165 cm,W 70 kg。

（2）一般情况　皮肤黏膜正常。全身浅表淋巴结无肿大。头颅五官检查均正常。胸廓正常,呼吸运动正常。心脏听诊无异常。肝、脾触诊无异常,肾叩击无异常。腹部检查无异常。颈部检查无异常。

（3）专科检查　神志清,言语流利,双侧瞳孔等大等圆,对光反射灵敏,直径3mm,双眼无眼震,眼球各方向活动可。双侧鼻唇沟对称,口角对称,四肢肌力、肌张力正常,四肢深浅感觉对称,双侧巴宾斯基征阴性,脑膜刺激征阴性。

3. 辅助检查

（1）实验室检查阳性结果　血红蛋白100 g/L,D-二聚体0.66 μg/mL。其余结果未见异常。

（2）磁共振结果　上矢状窦血栓形成(图3-4)。

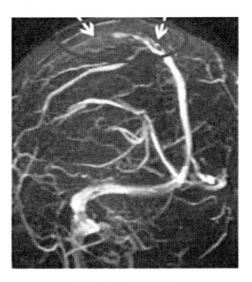

图3-4　头颅MRV

（三）护理计划

具体内容见表3-6。

表3-6　护理计划

时间	护理诊断	诊断依据	目标	护理措施
2023-03-21 17:30	颅内压增高与颅内多处静脉血栓形成有关	脑MRV：上矢状窦血栓形成	住院期间患者未出现颅内压增高	1. 卧床休息，保持环境安静，减少探视。 2. 严密观察意识、瞳孔、心率、呼吸、血压及肢体活动。 3. 如患者出现血压过高，遵医嘱个性化控制血压。 4. 避免血压升高的因素，如用力排便、咳嗽、情绪激动紧张。
2023-03-21 17:30	营养失调：低于机体需要量	患者营养风险筛查评估2分，存在营养风险	住院期间患者体重不变或略增加	1. 给予营养支持与干预，制订膳食计划。 2. 指导患者进食易消化的优质蛋白，新鲜水果蔬菜，以补充维生素。 3. 加强口腔护理，保持口腔湿润、清洁，以增进食欲。
2023-03-21 17:30	知识缺乏缺乏疾病、药物及护理相关知识	缺乏疾病、药物及护理相关知识	患者住院期间掌握脑卒中等相关疾病知识	1. 做好患者及家属的健康教育工作。 2. 开展脑卒中相关知识小课堂。 3. 对患者及家属进行饮食指导。
2023-03-21 17:30	潜在并发症脑栓塞、脑出血	脑MRV：①静脉窦血栓形成；②继发性癫痫	患者住院期间未发生脑栓塞、脑出血	1. 病情观察　观察患者是否出现头痛、呕吐或进行性意识障碍，原有症状加重或出现新的肢体瘫痪，一旦出现异常，配合医生对症处理。 2. 避免诱因　避免用力排便、咳嗽、打喷嚏、情绪激动、烦躁等，保证充足睡眠。
2023-03-21 17:30	有下肢深静脉血栓的风险　与长期卧床、肌无力等导致的血流动力学改变有关	患者不能自主活动	住院期间患者未发生下肢深静脉血栓	1. 术后早期卧床进行踝泵运动，遵医嘱间断穿弹力袜和气压治疗，促进下肢血液循环。 2. 在病情允许的情况下，应鼓励其尽早进行肢体的主动或被动活动。 3. 保护血管，避免在下肢和瘫痪肢体穿刺，观察肢体末梢血液循环，触摸足背动脉、皮肤温度，观察皮肤颜色及有无肿胀，感觉有无异常。 4. 尽早开始康复治疗。

（四）护理记录

具体内容见表3-7。

表3-7 护理记录单

日期	时间	护理记录
2023-03-21	17:16	患者于此时急诊入院，平车送入病房，神志清，精神差，言语流利，主诉为头痛伴恶心、呕吐3 d，一级护理，低盐低脂饮食，遵医嘱给予心电监护，心电示波：窦性心律，律齐。吸氧2 L/min，给予脱水降颅内压，改善脑循环、营养神经类药物应用，完善辅助检查，入院介绍及相关事项已告知。 诊断：静脉窦血栓形成。 P：脑灌注量不足 与脑缺血引起脑实质受损有关。 I：①卧床休息，保持环境安静，减少探视。②严密观察意识、瞳孔、心率、呼吸、血压及肢体活动。③合理使用降压药物，遵医嘱个性化控制血压。④指导患者在病情允许情况下多饮水。 O：患者病情稳定，未出现脑灌注异常。
2023-03-21	19:00	患者病情危重，遵医嘱告病危，建立危重患者护理计划单。密切观察患者病情变化
2023-03-24	14:00	患者今日在全身麻醉下行"主动脉弓+全脑血管造影术+静脉窦血栓支架取栓术"，术毕安全返回病房，全身麻醉已清醒，遵医嘱给予心电监护及氧气吸入，心电示波：窦性心动过速，面罩湿化吸氧5 L/min，带右锁骨深静脉置管通畅，外露8 cm，止痛泵以2 mL/h持续泵入。右股静脉穿刺处无渗血，绷带加压包扎，沙袋压迫6 h，足背动脉搏动好，皮肤温度正常，四肢活动正常。两组注射用尿激酶10万单位+0.9%氯化钠注射液60 mL分别以20 mL/h由右股静脉两处保留导管连接处泵入，肝素钠注射液12 500单位+0.9%氯化钠注射液500 mL以20 mL/h由右股静脉保留鞘管处泵入，0.9%氯化钠注射液500 mL经右股动脉保留鞘管处以15滴/min泵入。指导患者做踝泵运动，每次20~30组，每小时1~3次，给予气垫床应用，定时按摩皮肤受压部位，留置尿管通畅，引流尿液清晰呈淡黄色。 P：有皮肤受损的危险 与术后卧床有关。 I：①术前在患者骶尾处应用减压贴。②术后使用气垫床，定时按摩受压部位皮肤。③定时协助患者翻身，保证患者右下肢呈伸直状态，避免屈髋。 O：患者未发生压力性损伤。
2023-03-31	15:00	患者于今日在局麻下行"全脑血管造影术"，安全返回病房，右股动脉穿刺处敷料干燥无渗血，绷带加压包扎，沙袋压迫8 h，嘱其穿刺侧肢体制动12 h，右足背动脉搏动良好，指导患者做踝泵运动，每次20~30组，每小时1~3次，定时按摩皮肤受压部位，嘱其术后24 h内饮水量>2000 mL。遵医嘱给予心电监护及氧气吸入，心电示波：窦性心律，律齐，吸氧2 L/min。术后注意事项已告知。
2023-04-04	09:30	患者遵医嘱办理出院，出院宣教已告知。

（五）小结

颅内静脉及静脉窦血栓形成（cerebral venous and sinus thrombosis，CVST）是由多种病因所致的以脑静脉回流障碍伴颅内压增高为特征的特殊类型脑血管病。CVST 多见于 20～40 岁人群，以女性和新生儿多见。本案例分析总结了针对该脑血管病病例的临床观察，并呈现了详细的护理计划及护理措施，密切观察病情变化，做好疼痛护理、管路护理、术后护理、营养支持和早期康复治疗，并重视预防各种并发症的发生，是该案例的护理重点，也是降低病死率、致残率，提高治愈率的重要措施。

二、案例使用说明

（一）教学目的与用途

1. 适用课程　本案例适用于《外科护理学》课程中的颅内静脉窦血栓患者护理相关内容的学习，主要是为护理专业学生和护士开发，适合具有一定理论基础的护理专业学生和护士学习。

2. 教学目的　本案例展示了颅内静脉窦血栓患者病情动态进展过程（图 3-5）。案例中患者 11 d 前顺产后出现头痛，双侧顶颞部针扎样疼痛→3 d 前患者无诱因突发意识不清，呼之不应伴四肢抽搐，面色发紫，发病时舌体有咬伤→患者入院后行"全脑血管造影术+颅内静脉窦取栓+球囊扩张+置管溶栓术"→给予对症治疗→再次行全脑血管造影术复查，上述病情逐渐好转，体现了准确评估病情、尽早干预、及时手术治疗的重要性。

教学目的：学生能够按照教学目标完成案例实践的学习任务。

（1）了解颅内静脉窦血栓的相关知识，如影响因素及治疗方式等。

（2）了解癫痫的相关知识。

（3）熟悉颅内静脉窦血栓的诊断及影像学检查；熟悉产褥期的护理。

（4）掌握围手术期的护理；掌握颅内静脉窦血栓的护理诊断、护理措施。

（5）掌握癫痫的护理措施。

用途：用于护理专业学生及护士进行病房教学查房或疑难危重病例分析使用。

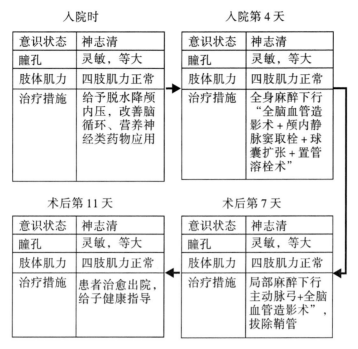

入院时

意识状态	神志清
瞳孔	灵敏，等大
肢体肌力	四肢肌力正常
治疗措施	给予脱水降颅内压，改善脑循环、营养神经类药物应用

入院第 4 天

意识状态	神志清
瞳孔	灵敏，等大
肢体肌力	四肢肌力正常
治疗措施	全身麻醉下行"全脑血管造影术＋颅内静脉窦取栓＋球囊扩张＋置管溶栓术"

术后第 11 天

意识状态	神志清
瞳孔	灵敏，等大
肢体肌力	四肢肌力正常
治疗措施	患者治愈出院，给予健康指导

术后第 7 天

意识状态	神志清
瞳孔	灵敏，等大
肢体肌力	四肢肌力正常
治疗措施	局部麻醉下行主动脉弓+全脑血管造影术"，拔除鞘管

图 3-5 患者病情变化及治疗经过

（二）涉及知识点

本案例涉及的知识点详见表 3-8。

表 3-8 本案例涉及相关知识点

序号	知识点	序号	知识点
1	静脉窦血栓	5	癫痫
2	静脉血栓栓塞症（VTE）	6	静脉溶栓
3	国际标准化比值（INR）	7	鞘管的护理
4	产褥期护理	8	腰椎穿刺术

（三）启发思考题

1. 颅内静脉窦血栓患者入院后须监测及评估的主要内容有哪些？

2. 针对患者提出的护理诊断/问题，是否全面，有无不妥？

3. 根据患者现存的主要护理问题，如何设计有效的护理计划？

4. 根据案例患者面临的护理诊断，其围手术期的护理要点和重点是什么？须重点实施的护理措施有哪些？如何具体实施？

5.按照护理程序,对患者实施护理措施后,效果如何评价？

(四)分析思路

本案例以一例以"头痛11 d,间断意识不清、肢体抽搐3 d"为主诉的女性患者入院诊疗经过为背景,在责任护士对该患者已完成的护理评估及护理记录的基础上,引导学生分析颅内静脉窦血栓患者的护理要点和重点。流程如下图3-6案例详细分析及步骤。

通过分析该患者的病史、临床症状、体征,按照北美护理诊断教材,根据患者围手术期现存的护理问题,逐一列出患者现存护理诊断;针对每一个护理诊断,结合患者具体情况,制定有针对性、个体化的护理措施,实施护理措施后,按时评价护理措施的效果,若实施后效果不佳,应找出具体原因,并进行分析,不断调整新出现和动态变化的护理诊断,随之调整护理计划。并引导学生分析其护理程序是否全面？使其掌握颅内静脉窦血栓护理的重点,提升学生准确提出护理诊断/护理问题及制订个体化、全面化的护理措施的能力。

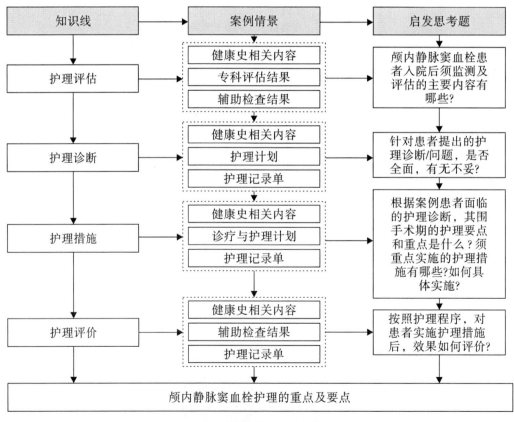

图3-6 案例详细分析及步骤

（五）理论依据

参照美国神经外科介入学会《美国卒中协会/美国心脏协会脑静脉窦血栓形成诊断和管理指南》《中国颅内静脉血栓形成诊断和治疗指南2019》《外科护理学》《神经病学》《脑血管病介入治疗学》《急诊介入护理学》等，给学生的案例学习提供理论支持。

1. 颅内静脉窦血栓患者入院后须监测及评估的主要内容　此处可引导学生思考对于颅内静脉窦血栓患者除了健康史相关内容（主诉、现病史、既往史、日常生活型态、个人史、家族史、社会心理状况等）的评估外，入院后还应评估哪些内容？从而引出该患者须重点监测和评估的内容，如神经系统症状、癫痫发作的护理及应急处理、围手术期的观察。

CVST的临床表现与血栓形成的部位、性质、范围以及继发性脑损伤的程度相关，其大致可分为两类，一类是由于血栓导致静脉窦狭窄或闭塞，引起血液回流障碍，并抑制脑脊液吸收而产生颅内压增高症状；另外一类是由于静脉缺血/梗死或出血引起的局灶性脑损伤的相关表现。其中颅内压增高症状最先出现，最常见的症状为头痛，研究显示，60%～90%的患者会出现头痛，还会引起意识障碍、视乳头水肿和搏动性耳鸣等。局灶性脑损伤会使患者出现单侧或双侧，或左、右侧交替的中枢性运动障碍、感觉缺失、失语或偏盲等，研究显示，40%～60%的患者会出现局灶性脑损伤表现。另外，约40%的患者可出现癫痫症状，其中围生期患者出现癫痫的概率高达76%。还有研究显示，约39%的患者会继发硬脑膜动静脉瘘，这可能和静脉高压导致新生血管大量生成、促使硬脑膜生理性动静脉分流开放有关。

（1）颅内压增高的观察、预防和控制　防止颅内压增高、脑疝等并发症的发生是治疗的关键。护理上严密监测患者生命体征、意识、瞳孔、肢体功能等变化。及时开通静脉通路，快速滴注甘露醇、甘油果糖以纠正脑水肿。甘露醇属于高渗性药物，刺激性强，容易诱发静脉炎，宜选择粗直血管，并避开关节处；必要时选择中心静脉通路，滴注时间控制在15～30 min，避免药物外渗。保持病室安静，嘱患者卧床休息，头部抬高15°～30°。轻症患者嘱保持情绪稳定，避免低头、弯腰、剧烈用力咳嗽，保持大小便通畅。如患者出现呕吐，立即让患者头偏向一侧，及时清除口腔分泌物，保持呼吸道通畅。每班护士对患者进行疼痛评估，根据评估结果遵医嘱处理，同时做好患者心理疏导。重症患者给予心电监护，吸氧，床边备负压吸引；留置导尿管，准确记录出入量，并观察尿量、颜色。定期监测血肌酐、电解质；留置鼻胃管，接胃肠减压装置，防止呕吐物反流造成误吸。

研究显示，CVST常累及大脑横窦、乙状窦和上矢状窦，其占比分别为75.6%、58.5%和29.3%。根据《中国颅内静脉血栓形成诊断和治疗指南2019》，不同部位血栓形成的临床表现有其各自的特点。①上矢状窦血栓形成：大多为非感染性，急性或亚急性起病，早期即可出现颅内压增高表现，可出现不同程度的意识障碍及局灶性神经功能障碍。

②横窦和乙状窦血栓形成:可分为感染性和非感染性,感染性除了颅内压增高症状及原发疾病的感染表现外,还可以出现精神症状及脑膜炎、脑脓肿、硬膜下或硬膜外脓肿等并发症;非感染性可能仅表现为隐匿起病的颅内压增高症状。③直窦血栓形成:多为非感染性,急性起病,主要表现为无感染征象的高热、意识障碍、颅内压增高、癫痫发作或脑疝等,部分以突发幻觉、精神行为异常为首发症状。④海绵窦血栓形成:多为感染性,常继发于鼻窦炎、鼻旁及上面部皮肤化脓性感染,症状多出现眼球、眼睑病变,如视力障碍、上睑下垂、眼球活动受限等。⑤单纯脑深静脉血栓形成:以头痛、意识障碍和认知障碍等为主。⑥单纯大脑皮质静脉血栓形成:少见,约占所有 CVST 的 6%,可无临床症状,或出现亚急性头痛和局灶性神经功能障碍(如癫痫、轻偏瘫、偏盲等),一般不伴明显颅内压增高。

(2)头痛的评估 本例患者为亚急性起病,最初表现为头痛,病情进展后出现意识障碍、肌力减弱、癫痫发作,符合上矢状窦血栓形成表现。入院后,予以患者心电监测、吸氧,观察其心率、血压、血氧饱和度,评估患者头痛的频率,进行疼痛评估,记录疼痛持续时间和疼痛间隔,及时与医生交流,并依照疼痛情况调整用药剂量和时间。

(3)肌力的评估 评估患者四肢的肌力情况,便于术后与术前进行比较。

(4)癫痫发作的观察 ①护理人员要详细查看产褥期 CVST 患者抽搐部位、频次和发作持续时间,并在此期间观察患者意识和瞳孔是否改变,以及是否有头痛症状。②当患者抽搐时,采取平躺姿势,将头部转向一侧,并将压舌器放在患者臼齿间,避免误伤舌头。③遵医嘱立即吸氧,保障患者呼吸顺畅。针对昏迷的患者,避免舌根向后倾斜,如有必要进行气管切开术。④准备急救用品,建立静脉通道,并遵医嘱使用镇静药物镇静。⑤抽搐时,增设床档,以防患者从床上跌落、肢体受伤或是骨折、关节脱位等。

(5)产褥期护理 因为大部分患者发病时间多在分娩后 2~3 周,因此在特殊阶段的护理也至关重要。护理人员须实时观察患者的乳汁分泌情况,查看乳房是否存在硬结。观察患者子宫复旧和恶露情况,须始终维持患者会阴部位干燥、洁净,防止产后感染。

(6)心理评估 患者生产后担心临床操作风险及预后效果不佳,担心新生儿的情况,因此会产生焦虑、抑郁的心理情绪。护理人员须为其讲授相关疾病知识、治疗进展,使患者放松,强化患者对抗疾病的信心,并为其提供术后语言康复训练,同时指导患者用患肢进行锻炼,通过相应的护理措施,加速康复。

2. 针对患者情况提出护理诊断/问题

(1)入院时主要护理诊断/问题

1)脑灌注不足 与血栓形成有关。

2)疼痛 与颅内压增高,不良刺激加重有关。

3)有下肢深静脉血栓的风险 与长期卧床、血液高凝有关。

4)有受伤的危险 与癫痫发作有关。

（2）发病后3d主要护理诊断/问题

1）营养失调:低于机体需要量　与长期卧床有关。

2）焦虑、抑郁　与担心疾病预后、缺乏疾病相关知识有关。

3）潜在并发症　脑出血。

4）有感染的风险　与术中穿刺、术后留置鞘管有关。

5）有下肢深静脉血栓的风险　与长期卧床、肌无力等导致的血流动力学改变有关。

6）便秘　与长期卧床有关

（3）出院当天主要护理诊断/问题(参考NANDA最新版护理诊断)

有废用综合征的危险　与长期卧床、肢体功能障碍有关

3.根据患者现存的主要护理问题,设计有效的护理计划　引导学生思考在患者住院期间,责任护士根据制定出的护理诊断/问题,如何设计有效的护理计划? 一份完整的护理计划单应包括哪些方面?

护理程序是护理计划单表格设计的核心,掌握护理程序是保证护理质量和提高护理水平的重要手段。在患者住院期间,要不断重复评估→诊断→计划→实施→评价步骤的循环过程,因此护理计划单的设计要包括护理评估、诊断、计划、实施后的效果评价几部分(表3-9)。

表3-9　护理计划表

时间	护理诊断	诊断依据	目标	护理措施	护理评价
2023-03-21 17:30	颅内压增高 与颅内多处静脉血栓形成有关	头颅MRV:上矢状窦血栓形成	住院期间患者未出现颅内压增高	1.卧床休息,保持环境安静,减少探视。2.严密观察意识、瞳孔、心率、呼吸、血压及肢体活动。3.如患者出现血压过高,遵医嘱个性化控制血压。4.避免血压升高的因素,如用力排便、咳嗽、情绪激动紧张。	患者住院期间未出现颅内增高的症状
2023-03-21 17:30	潜在并发症 脑栓塞、脑出血	头颅MRV:①静脉窦血栓形成;②继发性癫痫	患者住院期间未发生脑栓塞、脑出血	1.病情观察　观察患者是否出现头痛、呕吐或进行性意识障碍,原有症状加重或出现新的肢体瘫痪,一旦出现异常,配合医师对症处理。2.避免诱因:避免用力排便、咳嗽、打喷嚏、情绪激动、烦躁等,保证充足睡眠。	患者住院期间未出现脑栓塞、脑出血

续表 3-9

时间	护理诊断	诊断依据	目标	护理措施	护理评价
2023-03-21 17:30	有下肢深静脉血栓的风险 与长期卧床、肌无力等导致的血流缓慢有关	患者不能自主活动,评估等级为中度依赖	住院期间患者未发生下肢深静脉血栓	1.术后早期卧床进行踝泵运动,遵医嘱间断穿弹力袜和气压治疗,促进下肢血液循环。 2.在病情允许的情况下,应鼓励其尽早进行肢体的主动或被动活动。 3.保护血管,避免在下肢和瘫痪肢体穿刺,观察肢体末梢血液循环,触摸足背动脉、皮肤温度,观察皮肤颜色及有无肿胀,感觉有无异常。 4.尽早开始康复治疗。	彩超结果正常,未出现双下肢深静脉血栓

4.需要重点实施的护理措施 引导学生思考,对患者在住院期间存在的主要护理诊断应如何设置有效的护理措施,这部分内容为需要重点掌握部分。

CVST 的治疗包括病因治疗、抗凝治疗、静脉溶栓治疗、血管内治疗及抗癫痫、降低颅内压等。①抗凝治疗是 CVST 安全有效的治疗方法之一,有助于减缓血栓的进展,促进侧支循环形成,预防肺栓塞和深静脉血栓形成,且不增加颅内血肿形成风险,降低患者的病死率。无抗凝禁忌证的 CVST 患者应尽早接受抗凝治疗。虽然普通肝素因其滴定性、可逆性和作用时间短,而更适合于非妊娠患者,但其有致畸性和增加胎儿出血的风险。而低分子量肝素既不会穿过胎盘,也不会通过母乳离开体内,还可以降低先兆子痫、子痫的发生风险和复发率。因此临床上广泛使用的是低分子量肝素,急性期使用低分子量肝素,成人常用剂量为 90 ~ 100 AxaIU/kg,2 次/d 皮下注射;急性期过后,应继续口服抗凝药物,常选用华法林,目标是使国际标准化比值(INR)保持在 2 ~ 3。②经足量抗凝治疗无效且无严重颅内出血的重症患者,可在严密监护下慎重实施局部溶栓治疗,但全身静脉溶栓治疗 CVST 现在尚无证据支持。③血管内治疗有局部接触溶栓、球囊扩张、机械取栓和血管内支架植入等,对已有颅内出血或其他方法治疗无效的急性或亚急性 CVST 患者,可选择经导管机械取栓或球囊扩张成形术;对慢性血栓导致的静脉窦狭窄和颅内高压患者,可考虑行狭窄部位静脉窦内支架植入术。

(1)围术期护理 术前应禁食禁水、特别注意足背动脉搏动及皮温,便于与术后对比。术后应注意患者意识状态、生命体征的变化,观察股动脉或股静脉穿刺部位有无出血、渗血、皮下血肿等,测足背动脉及皮温,1 次/h,连续 6 h。评估术后患者动脉搏动情况、鞘管固定情况、是否带有留置导尿管,观察股动静脉损伤情况:有无出血、渗血、皮下血肿等。协助搬运患者,并在搬运过程中注意保持双下肢与躯干平直,随后监测生命体征及双侧足背动脉搏动情况,每 15 min 测量 1 次,并详细记录。嘱患者多饮水,以利于造影剂的排出。

(2)鞘管的护理 穿刺鞘管应注意妥善固定,避免鞘管脱出、移位、堵塞,避免拉扯鞘管。在经介入导管动静脉溶栓时一定注意保持微量泵持续泵入,每次更换液体时,预先用 5 mL 注射器抽取少量生理盐水缓慢推注,始终保持导管内有液体流动,防止回血后形成血栓,堵塞导管,甚至发生栓塞事件。注意保持导管和鞘管周围区域无菌,注意穿刺部位皮肤的护理。对留置动脉鞘的一侧,动脉鞘的包扎不要过紧,以免压伤皮肤。定时改变动脉鞘上三通的固定位置,注意穿刺部位皮肤的护理,并协助做好生活护理。术后留置鞘管有折曲、折断、滑脱、移位的危险,应妥善固定。患者要保持仰卧位,患肢伸直并制动至拔鞘后 8 ~ 24 h。如平卧,向患侧翻身60°或向健侧翻身20° ~ 30°,交替进行;保持髋关节伸直,小腿可弯曲,健侧下肢自由屈伸,翻身时行皮肤护理,减轻患者因长时间保持一种体位而产生的腰酸背痛或全身酸痛。造影或溶栓后拔除鞘管时,应手指压迫 15 min,特别是对股动脉穿刺和血压高的患者,使用弹力绷带加压包扎、盐袋压迫穿刺部位 8 h,穿刺侧下肢制动 12 h。注意溶栓和抗凝导致的颅内致命性出血及其他部位的出血,严密观察病情,发现异常及时报告医生,复查头颅 CT。

(3)抗凝药物治疗 华法林因口服用药起效需要 3 ~ 5 d。因此,华法林用药医嘱在低分子量肝素停药前 3 ~ 5 d 执行,起始剂量为 2.5 mg,每晚一次口服。由于华法林与许多食物和药物有相互作用,因此华法林最好在晚上固定时间服用(如晚上 8 点)。根据出凝血情况遵医嘱逐步加减药量,使 INR 维持在 2 ~ 3。出院后继续服用华法林 6 个月以上。抗癫痫药物苯巴比妥、苯妥英钠等会加速华法林代谢,减弱抗凝血功能,使用以上药物时,应根据出凝血 INR 值及时调整华法林的用量。使用抗凝药物后要定期监测患者的凝血功能。出院后凝血的测定开始周期为 3 ~ 4 d,持续 1 ~ 2 个月待 INR 稳定后,可隔 2 周至 1 个月复查。如果在达标范围,以后每个月复查 1 次即可;如果 INR 不达标,调整剂量(加量或减量),每次调整剂量后需要重复上述第一项监测方案,直到 INR 达标。

(4)并发症的护理

1)出血或血肿 严密观察穿刺部位有无出血情况,做好股动脉穿刺处局部加压包扎,保持敷料干燥,预防感染,预防止血不彻底、压迫止血不当、肢体移动、穿刺处血凝块脱落引起的皮下血肿或大出血。密切观察穿刺点皮肤有无青紫,纱布有无浸湿,有无皮下血肿甚至形成盆腔腹膜后大血肿。

2)血管内膜受损 导管过粗、导管在血管内停留时间长、导管表面不光滑,会使血管内膜受损造成血栓形成。术后注意观察患者肢体温度、肤色、足背动脉搏动情况,如发现肢体冷、苍白、无脉或弱脉,表示可能为血栓形成。

3)碘过敏反应 分为急发型和迟发型过敏反应。尽量使用非离子型造影剂,对有过敏高危因素的患者加强观察,术前做好碘过敏试验和试验结果的观察是关键。

4）发热　术后 5 d 内,一般不超过 38 ℃,可由栓塞剂、坏死组织的吸收或感染引起,故术后应密切观察体温的变化。发热者 q4h 测体温。如体温超过 39 ℃,遵医嘱予降温等对症处理。

5. 按照护理程序,对患者实施护理措施后,效果评价　根据本案例患者的护理计划,在实施相应的护理措施后,针对不同的观察指标,持续动态地评价护理效果及护理质量。引导学生针对主要的护理问题及护理措施,实施后做出相应的效果评价。

（1）患者入院后,未再次发生癫痫。

（2）患者入院时凝血指标异常,出院时 INR 值达到正常范围。

（3）患者入院时四肢肌力弱,出院时可达正常状态,四肢肌力 5 级。

（4）患者出院时生活需要能满足,未发生压力性损伤。

（六）背景信息

CVST 约占所有脑卒中的 0.5%~1.0%,多见于妊娠妇女、服用口服避孕药的女性以及<45 岁的年轻人群。在正常人群中,CVST 的年发病率在新生儿和儿童为 7/100 万,成人为 2/100 万~5/100 万。据报道,妊娠期及产褥期合并 CVST 的发病率:妊娠早期为 26.9%,妊娠中、晚期分别为 7.7%、11.5%,产褥期为 53.8%。对其治疗也仅局限于降颅内压、抗癫痫等对症治疗。抗凝可改善病情或阻止病情恶化,但不能溶解已形成的血栓。溶栓剂可溶解已形成的血栓,使被阻塞的静脉窦开放,利用血管介入技术经颈静脉和股静脉进行静脉窦接触性溶栓,使患者的预后得到了更大的改善。

本案例分析围绕该产褥期颅内静脉窦血栓患者的围手术期制订了详细的护理计划及护理措施,将指南和教材的基本护理原则与患者个体化情况进行深度融合,为患者提供合理的个体化护理方案,突出该类患者护理重点,结合相关新业务、新技术,并指出未来研究方向,以便为专业研究生实践学习提供参考。

（七）关键要点

关于颅内静脉窦血栓患者的护理,明确其主要的护理诊断,设置行之有效的护理目标,采取有循证依据的护理措施,动态评价干预措施效果,不断进行完善和调整,是提高患者生活质量的重要过程。在护理程序的实施过程中,主要围绕以下关键要点展开。

（1）颅内静脉窦血栓患者护理诊断的确定、分类、排序,将危及患者生命的护理诊断优先排序,并给予密切关注。

（2）针对颅内静脉窦血栓患者制订护理计划,要具备可操作性强、适用性强的特点,且符合患者目前的生理需求及远期康复锻炼计划。

（3）查找相关的书籍、文献、指南,整理出该类患者的有效护理措施,注重有证可循。

（4）实现对颅内静脉窦血栓患者护理效果的动态评价。

（5）提高家属对静脉窦血栓的认识及掌握度，做好患者的社会支持，促进患者疾病康复的转归。

第三节　烟雾病术后并发颅内出血患者的护理

一、案例内容

（一）基本信息

姓名:李某　婚姻:已婚　性别:男性　籍贯:郑州　年龄:39 岁　职业:自由职业
入院日期:2022-10-12

（二）护理评估（病史采集:2022-10-12 10:00）

1.健康史

（1）主诉　发现烟雾病 2 月余,突发头晕 2 h。

（2）现病史　2 个月前无明显诱因出现左下肢无力,伴有头晕、头痛,无恶心、呕吐,无幻视、幻听,无意识不清,无肢体抽搐等不适。来河南省人民医院住院治疗,诊断为:烟雾病、脑梗死,给予对症支持治疗,好转出院。2 d 前 MRI 检查示:①右侧额顶叶软化灶合并胶质增生;②缺血型脑白质病变,改良 Fazekas 1 级;③部分性空蝶鞍;④枕大池蛛网膜囊肿;⑤双侧乳突炎,副鼻窦炎。2 h 前突发头晕,遂急诊就诊,急诊以"烟雾病、短暂性脑缺血发作;脑梗死、脑梗死后遗症"收住脑血管病科,患者自发病以来神志清,精神差,饮食睡眠正常,体重近期略有减轻。

（3）日常生活型态

1）饮食　平时三餐正常,三餐多以稀饭、面食和米饭为主,配有蔬菜和肉食,每日饮水量约 1500 mL,多以白开水为主。

2）睡眠/休息　平时睡眠规律,一般晚 9~10 点入睡,早 6~7 点起床,中午午休 1 h。

3）排泄　平日大小便正常,小便 5~6 次/d,夜间排尿 1~2 次,小便色清,淡黄色,无泡沫,尿量 2000~2500 mL/d。大便 1 次/d,为成形软便。

4）自理及活动能力　平素生活自理,不喜运动,从事轻体力劳动。

（4）既往史　"糖尿病"9 月余,平素口服二甲双胍药物治疗,自诉控制可,发现"脑梗死"9 月余,规律药物治疗,目前停药。2 年前胃镜检查回示"胃炎",未规律服药,发现鼻炎 20 年余,未规律治疗。否认心脏病病史,否认肝炎、结核、疟疾病史,预防接种随当地进行,否认手术、外伤、输血史,既往有献血史（具体不详）。

（5）个人史

1）出生及生长情况　生于原籍，久居本地，自由职业，初中文化水平，无疫区、疫情、疫水接触史，无牧区、矿山、高氟区、低碘区居住史，无化学性物质、放射性物质、有毒物质接触史，无吸毒史。

2）婚育史　已婚已育。

3）过敏史　否认食物、药物过敏史。

4）嗜好　饮酒史及吸烟史 20 年余，饮酒 250 mL/周，吸烟 20 支/d。已戒酒、戒烟半年余。

（6）家族史　父亲有"高血压、糖尿病"病史，母亲因"胃癌"已故。有 1 妹，体健。有 2 子，均体健。否认特殊家族性遗传疾病及传染病史。

（7）心理状况

1）家属情绪状态　患者承担家庭主要经济来源，家属担心患者生命安全及以后的生活，出现焦虑不良情绪。

2）家属对患者所患疾病的认识　患者妻子小学文化水平，平素以照顾家庭为主，知识水平有限，既往对烟雾病及手术风险并无了解，经过医护人员对疾病及相关知识的讲解，家属对一些简单的知识点有较浅显的了解，但仍有许多问题无法理解，仍需要医护人员给予更详细、具体的讲解和指导，也表示会积极配合医生的治疗，挽救患者的生命，希望经常沟通了解患者的病情。

3）重大应激事件及应对情况　患者兄妹两人，母亲已故，与老父亲一起生活，夫妻关系和睦，育两子，是家庭的主要劳动力及经济来源，家庭应急处置能力较差。

（8）社会状况

1）社会支持系统　夫妻关系和睦，妻子和父亲给予患者精心的照护。孩子已有家中亲戚帮忙妥善照顾。

2）居住与工作环境　患者家居农村，现与父亲生活在一起，自由职业者。

3）经济状况与付费方式　父亲年老，务农。患者为自由职业者，无固定收入，经济状况较差，参与新农合医保。

2.体格检查

（1）生命体征　T 36.5 ℃，P 72 次/min，R 18 次/min，BP 134/89 mmHg。

（2）一般检查　发育正常，营养良好，表情自然，自主体位，神志清，查体不合作。皮肤黏膜正常。全身浅表淋巴结无肿大。头颅五官检查均正常。颈部、胸部检查无异常。心脏听诊无异常。肝、脾触诊无异常。肾叩击无异常。腹部检查无异常。

（3）专科检查　神志清，语言清晰，记忆力正常，计算力正常，定向力正常。双侧瞳孔等大等圆，直径约 3.0mm，光反射灵敏，粗测双眼视力正常，视野无缺损，眼球各方向运动自如，无复视。粗测双耳听力可。鼻唇沟双侧对称，伸舌居中。四肢肌张力正常，四肢肌力 5 级。左侧肢体痛觉减退,双侧膝腱反射活跃,余四肢腱反射正常。病理反射:双侧巴宾斯基征(-)。指鼻试验稳准,快复轮替试验可,双侧跟-膝-胫试验稳准。龙贝格征阴性。无不自主运动。走"一"字稳准。脑膜刺激征:颈抵抗(-),克尼格征(-),布鲁津斯基征(-)。

3. 入院护理评估评分 具体内容详见表3-10。

表 3-10 入院护理评估评分

量表名称	分值
VTE	1 分(低危风险)
住院患者跌倒/坠床风险评估表	1 分(低危风险)
自理能力评估量表	100 分(无需依赖)
Braden 压力性损伤评分量表	23 分(轻度危险)
营养风险筛查(NRS 2002)	0 分(没有营养风险)

4. 阳性检查

(1)头颅 CT 提示术区颅板下积血积液较前增多,颅内积气较前减少;右侧额顶枕叶及半卵圆中心低密度影;大脑纵裂、小脑布及枕大池区硬膜下积血可能(图 3-7)。

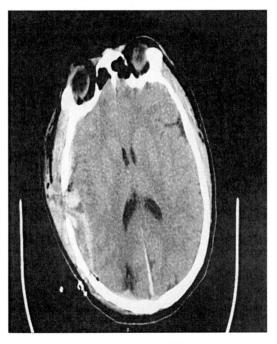

图 3-7 头颅 CT

（2）实验室检查　白细胞 $17.19×10^9/L$（图3-8）

代号	项目名称	结果	参考范围	代号	项目名称	结果	参考范围
WBC	白细胞	17.19 ↑	3.5—9.5 10^9/L	MCV	红细胞平均体积	97.0	82—100 fL
#NEUT	中性粒细胞计数	14.53 ↑	1.8—6.3 10^9/L	MCH	平均血红蛋白量	36.3 ↑	27—34 pg
%NEUT	中性粒细胞百分比	84.5 ↑	40—75 %	MCHC	平均血红蛋白浓度	374 ↑	316—354 g/L
#LYMPH	淋巴细胞计数	1.53	1.1—3.2 10^9/L	RDW-SD	红细胞分布宽度SD	43	35—56 fL
%LYMPH	淋巴细胞百分比	8.9 ↓	20—50 %	RDW-CV	红细胞分布宽度CV	12.0	10—15 %
#MONO	单核细胞计数	1.11 ↑	0.1—0.6 10^9/L	PLT	血小板	198	125—350 10^9/L
%MONO	单核细胞百分比	6.5	3—10 %	MPV	平均血小板体积	12.4	6.8—13.5 fL
#EOS	嗜酸性粒细胞计数	0.00 ↓	0.02—0.52 10^9/L	P-LCR	大型血小板比率	44.50 ↑	13—43 %
%EOS	嗜酸性粒细胞百分比	0.0 ↓	0.4—8 %	PCT	血小板压积	0.250	0.11—0.28 %
#BASO	嗜碱性粒细胞计数	0.02	0—0.06 10^9/L	PDW	血小板分布宽度	16.7	10—18 fL
%BASO	嗜碱性粒细胞百分比	0.1	0—1 %	CRPCRP	C-反应蛋白	4.76	0—10 mg/L
RBC	红细胞	4.05 ↓	4.3—5.8 10^12/L	NRBC#	有核红细胞计数	0	10^9/L
HGB	血红蛋白	117.0 ↓	130—175 g/L	NRBC%	有核红细胞比率	0	/100WBC
HCT	红细胞压积	39.30 ↓	40—50 %				

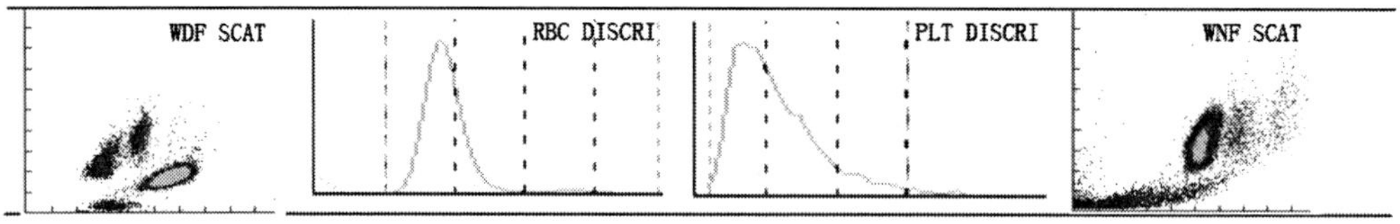

WDF SCAT　　RBC DISCRI　　PLT DISCRI　　WNF SCAT

图3-8　血常规

（三）护理计划

具体内容见表3-11。

表3-11　护理计划

时间	护理诊断	诊断依据	目标	护理措施
2022-10-21 08:00	潜在并发症高灌注综合征、再次出血	术后脑血流动力学不稳、脑血管自主调节能力损伤、术前口服抗血小板药物	住院期间不发生高灌注综合征、再次出血或发生后能及时发现和处理	1.密切观察患者意识，观察患者瞳孔、四肢肌力变化，有无剧烈头痛、癫痫发作。 2.遵医嘱严格控制患者血压，合理补液，保持稳定的脑血流灌注。术后将患者血压维持在个体化血压目标值范围，控制患者血压在较小的范围波动。 3.遵医嘱正确应用甘露醇等脱水药物，减轻脑水肿。 4.避免躁动、呼吸道梗阻、高热、剧烈咳嗽、便秘、血压骤升等，以免引起患者颅内压增高。 5.关注CT结果。

续表 3-11

时间	护理诊断	诊断依据	目标	护理措施
2022-10-21 08:00	清理呼吸道无效	患者术后体能虚弱,自主咳嗽能力下降	住院期间患者气道保持通畅,不发生窒息,呼吸道感染	1. 给予定时雾化吸入,q2h 翻身扣背,及时清除呼吸道分泌物、呕吐物。 2. 口腔护理 bid,必要时增加次数。 3. 患者进食期间至少抬高床头 30°~45°,病情稳定时采取坐位,尽早下床活动。
2022-10-21 08:00	疼痛	血液刺激脑组织,手术切口疼痛	住院期间患者疼痛能有效控制,舒适度提高	1. 正确评估患者疼痛性质及程度。 2. 术后早期教会患者正确使用自控镇痛泵,疼痛严重时遵医嘱合理增加止痛药物如肌内注射地佐辛、口服盐酸羟考酮、静脉应用丙帕他莫等缓解患者疼痛。
2022-10-21 08:00	电解质紊乱	患者术前禁食、术后摄入量不足以及脱水药物的应用	住院期间患者电解质维持在正常水平	1. 遵医嘱给予补充电解质治疗。 2. 指导患者饮食,关注患者摄入量。 3. 关注患者电解质和血糖结果。 4. 观察患者呕吐情况、尿量。
2022-10-21 08:00	下肢深静脉血栓形成的风险	患者手术时间长、术后肢体功能障碍、卧床时间长	住院期间不发生下肢深静脉血栓	1. 术后早期卧床进行踝泵运动,气压治疗,促进下肢血液循环。 2. 保护血管,避免在下肢和瘫痪肢体穿刺,观察肢体末梢血液循环,触摸足背动脉、皮肤温度,观察皮肤颜色及有无肿胀,感觉有无异常。 3. 在病情允许的情况下,尽早开始康复治疗,进行肢体的主动或被动活动。
2022-10-21 08:00	体温过高	患者术后体温间断达到 38.5 ℃	住院期间患者体温正常或患者体温升高时采取有效措施降至正常	1. 监测生命体征。 2. 体温<38.5 ℃,则采用传统的物理降温,如温水擦拭、冰毯降温;体温>38.5 ℃,遵医嘱给予药物降温,如吲哚美辛栓纳肛或丙帕他莫静脉滴注,并关注降温结果。 3. 高热量饮食,适量饮水,以补充机体消耗的热量和水分。
2022-10-21 08:00	潜在并发症:切口感染、导管相关性感染、颅内感染	手术创伤较大,导管留置种类较多,时间较长	住院期间不发生感染	1. 保持患者头部切口敷料清洁、干燥、无污染,如发现伤口红、肿、热、痛应即刻就医。 2. 密切观察术区引流管引流情况,观察引流液的性质、颜色,防止引流管折叠和受压。 3. 使用对尿道刺激小的全硅胶导尿管,严格执行无菌技术,尿管护理 2 次/d。 4. 执行中心静脉导管护理常规。 5. 接触患者前后,严格执行手卫生;更换切口敷料、倾倒引流液时,严格遵守无菌操作原则,防止医源性交叉感染。

续表 3-11

时间	护理诊断	诊断依据	目标	护理措施
2022-10-21 08:00	躯体移动障碍 与肢体无力有关	患者左侧肢体肌力较右侧差,左上肢肌力3级,左下肢肢力0级	病情稳定后,尽早康复治疗	1. q2h协助时翻身一次。 2. 卧床期应将患者摆放于良肢位,鼓励患侧卧位,适当健侧卧位,尽可能少采用仰卧位,保持正确的坐姿。 3. 早期进行床上关节被动活动训练,训练主要包括肩关节外展外旋、踝关节背屈、膝关节伸屈等。 4. 患侧按摩,动作轻柔、舒缓,要有节奏性,保证整个过程中均以轻度或者中等按摩刺激为宜。 5. 病情稳定后尽早进行体位转移训练。
2022-10-21 08:00	焦虑	担心手术预后,术前一晚失眠	住院期间患者能积极配合治疗	1. 建立良好护患关系,理解患者出现的心理反应,保护患者的自尊心,以热情和真诚的态度对待患者。 2. 鼓励患者,使患者能面对现实,学会自我调节和控制情绪状态,树立战胜疾病的信心,积极配合治疗和康复锻炼。 3. 组织烟雾病健康讲座,用简便、通俗易懂的语言耐心细致地讲解烟雾病的相关知识。

(四)护理记录

具体内容见表3-12。

表 3-12　护理记录单

日期	时间	护理记录
2022-10-12	10:00	患者神志清,以"发现烟雾病2月余,突发头晕2 h"为主诉入院,言语流利,四肢肌力5级。 P:脑组织灌注量改变　与血管闭塞导致大脑组织缺血、缺氧有关。 I:①监测生命征,意识瞳孔变化,评估患者语言功能及肢体活动,观察有无语言障碍、肢体瘫痪或原有症状加重。②静脉输液治疗,改善患者血液循环,保持水电解质平衡。③合理膳食,高维生素、优质蛋白饮食,每日饮水量≥2000 mL,多吃新鲜蔬菜。④保持大便通畅,避免受凉、腹泻,勿用力排便,必要时口服缓泻剂或应用药物灌肠。 O:患者原有症状未加重。 P:有跌倒的风险　与患者头晕有关。 I:①床铺高度适中,根据患者日常生活能力评定应用保护性床档。②呼叫器和经常使用的物品应置于床头患者伸手可及处。③运动场所要宽敞,明亮,无障碍物阻挡,地面要保持平整干燥,防湿、防滑,指导患者穿防滑软橡胶底鞋。④患者在行走时有人陪伴,防止受伤。 O:患者未发生跌倒。

续表 3–12

日期	时间	护理记录
2022-10-18	18:20	患者今日在全身麻醉下行"右侧颅内外血管搭桥+颞肌贴敷术+硬脑膜翻转+颅骨塑形修补术",术毕安全返回病房,神志清,言语流利,四肢活动正常,给予心电监护应用及鼻导管吸氧 3 L/min,测心率 73 次/min,呼吸 18 次/min,血压 141/88 mmHg。 P:清理呼吸道无效 与患者术后身体虚弱、咳嗽无力有关。 I:①给予雾化吸入,q2h 翻身扣背。②及时清除呼吸道分泌物、呕吐物,需要时吸痰,口腔护理 bid。③鼻导管吸氧 3 L/min,抬高床头 30°。 O:患者呼吸平稳,血氧饱和度波动在 95%~98%,未发生窒息。
2022-10-19	07:30	患者神志清,言语欠流利,左侧肢体活动不利,左上肢肌力 3 级,左下肢肌力 0 级,减压窗压力高。急查 CT:术区颅板下积血积液较 2022-10-18 增多。
2022-10-19	08:00	患者拟急诊行"颅内血肿清除术",积极完善术前准备,赴手术室手术。
202210-19	14:30	患者行"颅内血肿清除术",术毕安全返回病房,神志清,言语欠流利,左上肢肌力 3 级,左下肢肌力 0 级,右侧肢体肌力正常。 P:潜在并发症 压力性损伤。 I:①加强基础护理,保持皮肤清洁,骨隆突处垫软枕,定时翻身,应用电动气垫床。②严格床旁皮肤交接,发现问题及时处理。③保持床单整洁、干燥。 O:患者未发生压力性损伤。
2022-10-20	15:00	患者体温 38 ℃,遵医嘱给予患者物理降温,指导家属嘱患者多饮水。 P:体温升高 与术后吸收热有关。 I:①遵医嘱间断给予温水擦浴。②及时更换衣物、床单、被罩,保持干燥。③指导患者进食易消化、高热量饮食,少食多餐,适量饮水。 O:患者体温得到控制,舒适度得到改善。
2022-10-21	12:30	患者烦躁,遵医嘱给予 0.9% 氯化钠注射液 48 mL+右美托咪定注射液 200 μg 以 4 mL/h 经静脉泵入。 P:潜在并发症 脑出血、脑疝。 I:①分析患者躁动的原因,配合医生完善检查,遵医嘱应用镇静药物,严密监测患者生命体征、意识状态、瞳孔变化。②专人守护,必要时适当约束。③妥善固定、保护各种管道,防止管道扭曲、脱落、折叠。 O:患者镇静效果好,未出现脑血管意外事件、未发生坠床、管道脱落。
2022-10-22	10:00	医嘱拔除患者术区皮瓣下引流管,更换敷料 1 次。 P:潜在并发症 切口感染。 I:①保持患者头部切口敷料清洁、干燥,污染后及时换药。②换药时严格执行无菌操作原则。③加强患者营养,提高抵抗力,监测及控制患者血糖水平。 O:患者伤口愈合良好。
2022-10-28	10:00	患者神志清,生命体征平稳,左侧肢体活动障碍,遵医嘱转康复科继续治疗。

（五）小结

烟雾病作为临床上常见的脑部疾病,现阶段临床首选方案为联合血管重建手术,但该手术操作难度较大,易受到各种不确定因素所影响,导致术后患者易出现并发症,从而危害到患者的生命安全和身心健康。术后并发颅内血肿可导致患者脑组织受压,产生继发性病变,造成脑损伤,因此明确颅内血肿发生因素以及相关护理显得尤为重要,本案例分析针对该烟雾病病例术后出现颅内血肿进行了临床观察与总结,制订了详细的护理计划与护理措施,做好病情观察、气道护理、发热护理、疼痛护理、心理护理、基础护理、营养支持和康复治疗。重视预防各种并发症的发生,是该案例的护理重点,也是降低病死率,提高治愈率的重要措施。

二、案例使用说明

（一）教学目的与用途

1. 适用课程　本案例适用于颅内血肿患者护理相关内容的学习,适合具有一定理论基础的护理专业学生和护士学习。

2. 教学目的　本案例展示了该烟雾病患者术后并发颅内血肿的病情动态进展过程(图3-9)。案例中患者2个月前出现左下肢无力,伴有头晕、头痛;入院保守治疗后症状好转出院;至再次突发头晕入院,行"右侧大脑中动脉搭桥术+颞肌贴敷术+硬膜翻转术+颅骨塑形修补术";术后第1天出现患者言语不利、左侧肢体无力,CT示颅内出血,急诊行"颅内血肿清除术";术后第9天转康复科。患者术后发生病情变化后能及时手术控制病情恶化,体现了准确评估病情、尽早干预、及时手术治疗的重要性。

案例提供了患者烟雾术后并发颅内出血的进展过程,及患者术后责任护士完整的护理评估、计划和实施的过程。

通过本案例学习,希望学生达到以下要求。

（1）了解烟雾病术后颅内出血的原因。

（2）了解肢体功能障碍的康复治疗方法。

（3）熟悉烟雾病的临床表现、辅助检查方法及手术方式。

（4）熟悉烟雾病术后并发颅内出血的类型、临床表现及急救处理。

（5）掌握烟雾病的病情观察要点,根据病情找出患者主要护理问题,制订相应的护理计划和护理措施。

（6）掌握意识状态的评估与分级、瞳孔的观察与临床意义、肌力的评估与分级。

（7）掌握脑疝的表现与急救处置、癫痫患者的急救处置。

（8）掌握烟雾病围手术期血压管理的方法、营养管理、颅内感染的预防措施。

入院时

意识状态	神志清
瞳孔	灵敏，等大
肢体肌力	四肢肌力5级
血压	136/82 mmHg
治疗措施	改善循环，完善检查及术前准备

入院第6天

意识状态	神志清
瞳孔	灵敏，等大
肢体肌力	四肢肌力5级
血压	128/76 mmHg
治疗措施	行"右侧大脑中动脉搭桥术+颞肌贴敷术+硬膜翻转术+颅骨塑形修补术"

术后第9天

意识状态	神志清
瞳孔	灵敏，等大
肢体肌力	左上肢2级，左下肢0级，右侧肌力正常
血压	130/75 mmHg
治疗措施	转康复科继续治疗

术后第3天

意识状态	神志清
瞳孔	灵敏，等大
肢体肌力	左上肢3级，左下肢1级，右侧肌力正常
血压	147/92 mmHg
治疗措施	行"颅内血肿清除术"，给予止血、扩容、抗感染、预防癫痫、护胃、营养支持治疗

图3-9 病情的动态进展过程

用途：用于护理专业学生和护士进行病房教学查房或疑难危重病例分析使用。

（二）涉及知识点

本案例涉及的知识点详见表3-13。

表3-13 本案例涉及相关知识点

序号	知识点	序号	知识点
1	烟雾病	5	骨窗
2	意识障碍	6	加速康复外科
3	血流动力学	7	营养
4	高灌注综合征	8	硬膜下血肿

（三）启发思考题

1.烟雾病术后并发颅内出血的类型、原因和护理主要内容有哪些？

2.术后针对患者提出的护理诊断/问题,是否全面,有无不妥？

3.根据患者现存的主要护理问题,如何设计有效的护理计划？

4.按照护理程序,对患者实施护理措施后,效果如何评价？

（四）分析思路

本案例以一例中年男性,烟雾病患者的入院诊疗经过为背景,在责任护士对该患者已完成的护理评估及护理记录的基础上,引导学生分析烟雾病术后并发颅内出血患者的护理重点内容。依据患者入院后病情变化及主要诊疗经历,按照北美护理协会推出的护理诊断手册,引导学生分析患者现存及潜在的护理诊断,并制订相应的护理计划。及时评价护理干预的效果,效果不好时,应找出具体原因进行分析,根据动态变化的护理诊断,随之调整护理计划。结合护理计划和护理记录,引导学生分析其是否全面。案例详细分析及步骤(图3-10)如下。

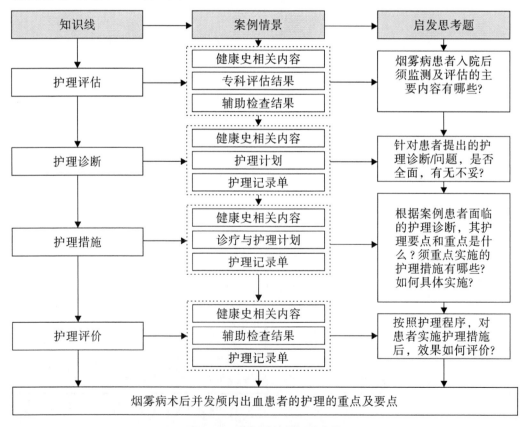

图 3-10　案例详细分析及步骤

（五）理论依据及分析

1. 烟雾病围手术期需要监测和评估的主要内容 此处可引导学生思考对于缺血型烟雾病行联合血管搭桥术并发硬膜下血肿的临床特点，了解患者围手术期全面护理评估包含哪些常规的内容（如生命体征、瞳孔、肌力、跌倒坠床风险、压力性损伤和营养风险等）？从而引出该患者须重点评估和监测的内容，如意识状态评估、骨窗监测、脑血流动力学、血压监测。

（1）评估 烟雾病术后常见出血部位有侧基底节出血、硬膜下血肿、蛛网膜下腔出血、吻合口出血等。最常见的是硬膜下出血，可能的原因为患者长期的脑血流灌注不足导致的脑萎缩以及手术中脑脊液的释放加重了低颅内压，从而更容易出现硬膜下出血。此外，缺血型烟雾病患者术前、术后多使用阿司匹林等抗血小板聚集药物，而且术后硬膜处于敞开状态，硬膜下积液形成，少量出血都可以积聚在硬膜下，从而形成硬膜下血肿；不论烟雾血管或手术吻合血管，均较纤细、脆弱，术后的高灌注状态、血压过高都可能引起血液冲破管壁，造成颅内出血。

不同类型血肿，意识障碍有不同的特点，急性硬膜下血肿表现为持续性意识障碍或意识障碍逐渐加重，慢性硬膜下血肿多无意识障碍，以慢性颅内压增高为主要表现，可出现精神异常，如反应迟钝、淡漠。目前临床上多采用国际通用的 GCS 评估意识障碍程度，分数越低表明意识障碍越严重。

（2）骨窗监测

1）骨窗张力监测 观察骨窗标记处的骨窗张力情况：每 30 min 观察 1 次，轻触去骨瓣部位，感受骨窗压力，随时观察变化。减压窗张力大小直接反映颅内压的高低，骨窗张力可分为 3 级。Ⅰ级：触唇感，骨窗压力低。Ⅱ级：触鼻感，骨窗张力中等。Ⅲ级：触额感，骨窗压力高。如张力逐渐升高，结合意识、瞳孔和生命体征情况，有异常及时通知医生，及时处理。

2）观察骨窗周围情况 观察骨窗周围皮肤的张力、颜色和血运情况，是否有渗血渗液，触摸皮下有无波动感。

（3）脑血流动力学 引导学生查阅文献，思考烟雾病的血流动力学特点。

1）脑血流动力学是研究脑代谢和血液流变学的学科，其参数是反映脑循环功能的定量指标。可按照脑血流动力学参数的临床意义将其分为两大类：一类是反映脑代谢的血流动力学指标，主要有脑血流量、脑血容量、平均血流通过时间、脑血管反应性或脑血管储备能力等；另一类是反映脑血流力学变化的血流动力学指标，其主要参数有血流阻力和血流速度等。

2）烟雾病是一组病因不明、慢性进展、闭塞性的脑血管疾病，以双侧颈内动脉末端或大脑前动脉及大脑中动脉起始部狭窄或闭塞，并在颅底形成烟雾状血管、颅外向颅内形成侧支吻合血管,主要分为出血型烟雾病和缺血型烟雾病。血流动力学变化是该病的显著特性,对该病的发生、发展和疾病转归有着重要影响。多数研究已证实应用血液动力学方法对于烟雾病病例进行研究,检测其血流动力学是否受损,可以明确地判断病情的轻重,判断脑组织缺血部位、缺血范围,用以指导治疗的选择、评价病程的进展情况以及判断手术的疗效。

3)目前,已有相关的研究通过应用计算机体层灌注(CTP)、计算机体层血管成像(CTA)、单光子发射计算机断层成像(SPECT)、磁共振血管成像(MRA)、灌注加权成像(PWI)、DSA 等检查来评价烟雾病的脑血流动力学情况,这些检查从脑灌注着手,可以明确地判断脑血流灌注情况,并可以进行术后的疗效评价。

(4)血压监测 引导学生思考对于烟雾病患者而言血压管理的重要性。

1)对神经外科患者而言,血压与颅内压的关系尤为密切。头痛、呼吸道梗阻、用力排便、恶心、呕吐等均会使胸腹压力升高,进而使颅内压增高。颅内压增高如不及时处理,将使血压进一步升高,可能导致颅内出血或脑疝。所以,对患者血压的管理不仅是对血压进行调控,而且要对影响血压的危险因素均给予精准护理。

2)脑血流重建术是烟雾病的主要治疗方法,高灌注综合征和脑卒中是烟雾病术后最常见、最严重的并发症。多数研究认为,高灌注综合征的发生是由于烟雾病患者长期处于慢性脑缺血、缺氧、低灌注状态,导致脑自主调节功能受损,术后脑血流量持续增加,脑内动脉不能进行相应的调节,使得大脑半球呈高灌注状态,加之再灌注损伤后脑血管的脆性和通透性增加,故易引起神经功能障碍和出血。部分研究指出烟雾病术后缺血型并发症的发生主要与术后血流动力学不稳定相关。有学者已提出通过进行个体化围手术期血压管理,实现稳定的脑血流灌注,是预防和治疗脑过度灌注综合征和脑卒中最直接方法,但脑血流重建术后烟雾病患者的血压维持水平须待进一步研究。

2.入院后针对患者提出的护理诊断/问题

(1)术前主要护理诊断/问题

1)脑组织灌注量改变 与血管闭塞导致大脑组织缺血、缺氧有关。

2)知识缺乏 缺乏对烟雾病相关认知。

3)焦虑 与环境、角色转换,担心手术及预后有关。

4)有跌倒的危险 与患者头晕有关。

(2)第 2 次术后 2 d 主要护理诊断/问题

1)潜在并发症 再次出血、脑缺血、高灌注综合征、脑疝、癫痫。

2)清理呼吸道无效 与患者术后卧床、体能虚弱,自主咳嗽能力下降有关。

3)营养失调:低于机体需要量 与患者术前禁食、术后摄入量不足及脱水药物应用有关。

4)下肢静脉血栓形成的风险 与患者手术时间长、术后肢体功能障碍、卧床等导致的血流缓慢有关。

5）体温过高　与术后吸收热有关。

6）潜在并发症　切口感染、导管相关性感染、颅内感染。

7）躯体移动障碍　与肢体功能障碍有关。

8）焦虑　与术后肢体活动障碍、担心预后有关。

（3）转科当天主要护理诊断/问题

1）下肢深静脉血栓形成的风险　与术后肢体功能障碍、卧床等导致的血流缓慢有关。

2）躯体移动障碍　与肢体功能障碍有关。

3. 根据患者现存的主要护理问题，设计有效的护理计划　引导学生思考在患者住院期间，责任护士根据制订出的护理诊断/问题，设计有效的护理计划，以及一份完整的护理计划单应包括哪些方面？

护理程序是护理计划单表格设计的核心，掌握护理程序是保证护理质量和提高护理水平的重要手段。在患者住院期间，要不断重复评估→诊断→计划→实施→评价步骤的循环过程，因此护理计划单的设计要包括护理评估、诊断、计划、实施后的效果评价（表3-14）。

表3-14　本案例患者护理计划表

时间	护理诊断	护理依据	目标	护理措施	护理评价
2022-10-21 08:00	潜在并发症高灌注综合征、再次出血	与脑血管自主调节能力损伤、脑血流动力学不稳、术前口服抗血小板药物有关	住院期间患者不发生高灌注综合征和脑出血或发生后能及时发现与处理	1.给予低流量吸氧、监测患者血氧饱和度、进行心电监护，密切观察患者意识、瞳孔、四肢肌力变化，有无剧烈头痛、癫痫发作。 2.遵医嘱严格控制患者血压，合理补液，术后将患者血压维持在个体化血压目标值范围，控制患者血压在较小的范围波动。 3.避免躁动、呼吸道梗阻、高热、剧烈咳嗽、呕吐、便秘、血压骤升等，以免引起患者颅内压升高。 4.关注CT复查结果。	2022-10-28 10:00 患者未发生高灌注综合征、未再发生脑出血

续表 3-14

时间	护理诊断	护理依据	目标	护理措施	护理评价
2022-10-21 08:00	潜在并发症切口感染、导管相关性感染、颅内感染	与手术创伤、导管留置有关	住院期间不发生感染	1. 保持患者头部切口敷料清洁、干燥、无污染,如发现伤口红、肿、热、痛应即刻就医。 2. 密切观察术区引流管引流情况,观察引流液的性质、颜色,防止引流管折叠和受压。 3. 使用对尿道刺激小的全硅胶导尿管,严格执行无菌技术,尿管护理 2 次/d。 4. 执行中心静脉导管护理常规。 5. 接触患者前后,严格执行手卫生;更换切口敷料、倾倒引流液时,严格遵守无菌操作原则,防止医源性交叉感染。	2022-10-28 10:00 患者未发生感染,出院时体温正常
2022-10-21 08:00	营养失调:低于机体需要量	患者术后营养风险筛查评估得分 3 分,存在营养风险	住院期间患者体重不变或略增加	1. 术后给予患者高蛋白、高热量、低脂肪饮食,可遵医嘱应用促进胃肠蠕动的药物。 2. 根据患者的消化情况及营养需求,制订个体化饮食计划。 3. 补充高蛋白营养制剂,提供能量。	2022-10-28 10:00 患者营养风险筛查评估得分 0 分,无营养风险

4. 需要重点实施的护理措施　引导学生思考,对患者在围手术期主要护理诊断应如何设置针对性的护理措施,这部分内容为需要重点掌握部分。具体护理措施如下。

(1)围手术期血压管理

1)入院时对患者进行评估,监测入院时血压,准确记录基础血压值,了解患者是否有高血压病史、降压药物服药时血压控制效果。

2)术前实施 24 h 动态血压监测一次,通过磁共振灌注成像和 DSA 定量血管内流量、血管储备情况。

3)术中目标血压控制由医师与麻醉师共同协商。

4)术后 3 d 给予持续心电监护,按照医嘱设定血压控制目标,做好登记,对患者血压进行实时监测,并与医师协商血压控制策略,控制患者血压在较小的范围波动,若患者血压波动范围较大,立即通知医生及时处理。

引导学生思考烟雾病术后怎样进行血压管理,掌握相关药物知识?

对患者实行个体化血压控制管理,对于患者术后血压高于目标血压 20 mmHg 可使用尼卡地平、乌拉地尔等血管活性药物进行药物降压,逐渐将血压降到目标值范围,血压平稳后由静脉给药逐渐过渡到口服给药,静脉用药减量至停用。对于患者术后血压低于目标血压 20 mmHg,加快输液速度,输注林格氏液、聚明胶肽溶液补充血容量,同时应用血管活性药物维持血流动力学稳定,常用去甲肾上腺素等。

血管活性药的应用:血管活性药物主要通过调整血管功能、维持血流动力学稳定,保证患者心、脑、肾等重要脏器的循环灌注,从而达到抢救生命的重要目的,但在临床上属于静脉输注的高危药物之一,其在应用过程中对血管壁刺激较大,易造成血管内膜损伤,引起药物外渗及静脉炎等不良反应,对患者造成损害。

在使用过程中,根据患者血压水平对药物浓度及药物注入速度进行调节,逐步加量或减量,切勿突然停药,以免血压波动过大,加重病情。如血压过高可能诱发高灌注综合征、脑出血的发生,血压过低可能导致低灌注,从而导致缺血型并发症(脑梗死)的发生。

避免躁动、呼吸道梗阻、高热、剧烈咳嗽、呕吐、便秘、尿潴留等可能引起血压波动的危险因素。

(2)围手术期营养支持

1)中华医学会肠外肠内营养学分会推荐 NRS 2002 评分作为住院患者营养风险筛查工具,入院后 24 h 对患者进行营养风险筛查,检查患者是否有营养风险或营养不良。

2)术前通过口头宣教和健康教育手册向患者及其家属介绍围术期治疗的相关情况及促进康复的建议,缓解其紧张、焦虑情绪,让其理解配合。

3)缩短术前禁食禁饮时间,术前一日晚 21:00 前对患者进行高蛋白加餐指导,术前 2 h 遵医嘱指导患者口服透明碳水化合物饮品 250 mL。

4)术后早期恢复口服营养及补充蛋白质,术后当日,指导患者适量饮水和流质食物,补充高蛋白营养制剂,逐渐过渡至正常进食。

5)护士全程追踪评价,根据患者的营养状况和胃肠道耐受性,设定合适的评估时机及干预措施。

引导学生认识加速康复外科理念,思考其内容是否全面合理。

加速康复外科(enhanced recovery after surgery,ERAS)是指通过应用一系列具有循证医学证据的优化围术期处理措施,减少手术患者围术期心理和生理的应激反应,从而达到快速康复的目的。ERAS 的核心机制之一是围手术期营养支持。《加速康复外科围术期营养支持中国专家共识(2019 版)》按照循证医学原则总结了经验,主要从以下几个方面给出意见。①营养风险筛查和营养评定:外科大手术或重症疾病患者应进行营养风险筛查,对有营养风险患者进行营养评定,并对存在营养风险或营养不良的患者制订营养支持计划。营养评估方法通常从人体测量学指标、实验室指标和综合性评价法 3 个方面评估患者的营养状况。国内外多个营养学会均推荐 NRS 2002 作为住院患者的首选营养筛查工具。NRS 2002 评价内容包括营养状态受损程度(由 BMI、近期体重减轻、饮食摄入量减少 3 个变量进行评估)和疾病严重程度 2 个部分。各计 0~3 分,并对年龄进行评分(年龄<70 岁为 0 分,年龄≥70 岁为 1 分),最高分为 7 分,营养状况受损程度和疾病严重程度评分之和为营养风险评分。总评分≥3 分者为存在营养风险,要求制订营养支持计划;总评分<3 分者为无营养风险,暂不需进行临床营养支持,但后续须定时进行营养筛查。②营养支持策略:围手术期营养支持强调蛋白质补充,营养支持途径首推口服营养补充(oral nutritional supplement,ONS),次选管饲肠内营养(enteral nutrition,EN)和肠外营养(parenteral nutrition,PN)。对于胃肠道功能正常的患者,建议使用整蛋白型肠内营养,对于胃肠道功能受损或吸收障碍的患者,可使用氨基酸型或短肽型的肠内营养;对于肿瘤患者,可使用免疫营养。③不建议术前长时间禁食禁饮,术前禁食禁饮管理应致力于进行风险评估,制订个性化的管理方案,无胃肠道动力障碍患者允许麻醉前 2 h 口服透明液体≤500 mL。④术后早期恢复经口进食。围手术期患者能量目标需要量首选间接测热法实际测量,无法测定时可采用体重公式计算法 $[25~30$ kcal/$(kg \cdot d)$,1 kcal ≈ 4.184 kJ$]$,蛋白质的目标需要量为 $1.5~2.0$ g/$(kg \cdot d)$。

目前因不同的手术时间安排、医护人员对指南的认知及实践意愿缺乏、患者认知不足等原因,导致国内 ERAS 理念尚处于不断完善和发展的过程。

(3)感染的预防

1)保持患者头部切口敷料清洁、干燥、无污染,如发现伤口红、肿、热、痛应即刻就医。

2)密切观察术区引流管引流情况,观察引流液的性质、颜色,防止引流管折叠和受压。

3)使用对尿道刺激小的全硅胶导尿管,严格执行无菌技术,尿管护理 2 次/d,每日评估留置导尿管的必要性,及时拔除不必要的导尿管。

4)执行中心静脉导管护理常规。

5)接触患者前后,严格执行手卫生;更换切口敷料、倾倒引流液时,严格遵守无菌操作原则,防止医源性交叉感染。

6)提高营养状况,增强抗感染能力。

引导学生思考引起术后感染的原因有哪些? 有哪些可行性的预防处理措施? 提高学生的无菌观念。

神经外科中枢神经系统感染(neurosurgical central nervous system infection,NCNSI)是指继发于神经外科疾病或需要由神经外科处理的颅内和椎管内的感染。NCNSI 的治疗目前仍旧是临床难题。《神经外科中枢神经系统感染诊治中国专家共识(2021 版)》中提出了预防措施:①术前预防性抗菌药的使用。②引流管妥善固定,以防引流液逆向流入颅内,预防受压、扭曲、折角或脱出。一般脑内、硬膜下、硬膜外或皮瓣下引流管应在24~48 h内尽早拔除;脑室和腰大池引流管妥善放置、换药并做好拔除管理。同时该共识也提出了中枢神经系统感染诊断和治疗流程,如图3-11。

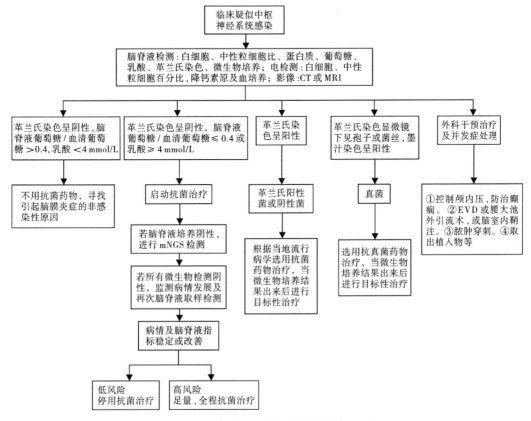

图3-11　中枢神经系统感染诊断和治疗流程

注:选自《神经外科中枢神经系统感染诊治中国专家共识(2021版)》

此外有相关文献表明,术后低蛋白是导致感染的重要因素之一,血浆白蛋白可调节炎症反应,起到一定的抗炎作用。低蛋白的原因有以下几点。①营养摄入减少:术后由于长期卧床胃肠蠕动能力减弱,进食会减少。②合成减少:某些慢性疾病会导致白蛋白的合成减少。③丢失或消耗增加:患者免疫力下降,急性感染性疾病的发生率较高,急性感染时,肿瘤坏死因子(TNF)等炎症介质可破坏血管内皮的屏障功能,毛细血管通透性增加,导致大量白蛋白渗漏至组织间隙。针对该现象可采取以下护理措施。①加强对原发病的治疗:不少患者随着原发病的好转(如急性感染得到控制等),患者的低蛋白血症也逐渐恢复正常。②积极补充能量:积极能量补充能有效提高血清白蛋白水平、减少并发症并显著改善患者的预后。对低蛋白血症患者,要认真评估其营养状况,并积极且科学地进行干预。③静脉人血白蛋白:适当静脉输注人血白蛋白,可更快纠正低白蛋白血症,以恢复白蛋白的生理功能。

5.按照护理程序,对患者实施护理措施后,效果评价　引导学生针对主要的护理问题及护理措施,实施后做出相应的效果评价。

(1)患者行血肿清除术后,遵医嘱实施治疗措施,妥善护理,术后至转科时未再发生出血,未发生脑疝。

(2)患者住院期间患者气道保持通畅,未发生窒息,呼吸平稳。

(3)患者术后出现钾离子降低,给予饮食指导及静脉补液后恢复正常,复查电解质未出现异常,转科时体重 64 kg。

(4)住院期间患者高温、疼痛症状经过处理及护理措施后恢复正常。

(5)控制感染措施妥当,感染指标正常,住院期间未发生感染。

(6)患者术后出现左上肢肌力 3 级,左下肢肌力 0 级,给予肢体按摩及被动活动,术后 5 d 开始康复锻炼。双下肢彩超结果:未发生下肢静脉血栓。

(7)患者术后出现焦虑情绪,采取针对性心理护理及康复锻炼,患者能积极配合治疗。

(六)背景信息

颅内出血是烟雾病最严重的并发症之一,颅脑损伤后导致颅内出血,使血液在颅腔内聚集,由于血肿压迫脑组织,引起脑功能受损和颅内压升高,严重者可形成脑疝危及患者生命。根据血肿来源可分为硬膜外出血、硬膜下出血和脑内出血。常伴有不同程度的意识障碍、神经功能受损、肢体运动功能障碍等,对此类患者采取有效的护理措施,可以提高患者的生存质量,改善致死率和致残率。

本案例患者既往脑梗死病史,规律服用抗血小板药物,颅内血管条件差,行颅内外血管搭桥术后出现颅内出血,引起脑组织水肿、颅内压增高、局部脑组织灌注不足,出现语言及肢体功能障碍,及时行“颅内血肿清除术”。治疗期间密切观察患者病情,对患者围手术期护理工作按照护理程序有序开展,针对多种护理问题,探讨有效的护理计划、护理措施。

本案例分详细呈现了烟雾术后并发颅内出血的病例的护理计划及护理措施,将指南的基本原则与患者个体化情况进行深度融合,为患者提供合理的个体化护理方案,突出针对该类患者护理的重点、疑难点,结合相关新业务、新技术,并指出未来研究方向,以便为学生实践学习提供参考。

(七)关键要点

关于烟雾病术后并发颅内出血患者的护理,明确其主要的护理诊断,设置行之有效的护理目标,计划有循证依据的护理干预手段,动态评价护理干预效果,不断进行完善和调整,是提高其生活质量的重要过程。在护理程序的实施过程中,主要围绕以下 5 个关键要点展开。

（1）患者护理诊断的确定、分类、排序，将危及患者生命的护理诊断优先排序，并给予密切关注。

（2）针对患者制订护理计划，要具备可操作性强、适用性强的特点，且符合患者目前的生理需求及远期康复锻炼计划。

（3）查找相关的文献、指南，整理出该类患者的有效护理措施，注重有证可循。

（4）实现对患者的护理效果的动态评价。

（5）提高家属对烟雾病和颅内血肿的认识及掌握度，做好患者的社会支持，促进患者疾病康复的转归。

第四节　急性感染性心内膜炎引发脑卒中患者的护理

一、案例内容

（一）基本信息

姓名:马某　性别:女性　年龄:49岁　婚姻:已婚　籍贯:周口　职业:农民　住院日期:2022-02-10

（二）护理评估（病史采集:2022-02-10 13:00）

1.健康史

（1）主诉　发热、头疼10 d。

（2）现病史　患者10 d前受凉后出现发热,体温波动于37.5～38.0 ℃,未在意,1 d后自行好转,之后持续头痛、牙痛、下肢水肿,记忆力减退。为进一步诊疗,2022-02-08来河南省人民医院急诊就诊,CT平扫结果:右侧额颞叶及半卵圆中心、基底节区、胼胝体压部、左侧侧脑室后角异常密度影。急诊以"①血管炎? ②脑出血后遗症"为诊断,收入神经内科。于2022-02-10 13:00,自诉胸闷、呼吸困难、血氧饱和度波动在61%～86%,吸氧、吸痰无效立即转入神经内科ICU进一步对症专科治疗。发病以来神志清,精神差,留置胃管、尿管,未排大便,体重未见明显减轻。

（3）日常生活型态

1）饮食　平日三餐正常,以面食为主,早餐一般为粥和馒头,午餐、晚餐主要以面条为主,辅以青菜和肉蛋,口味略偏咸。每日饮水量1200～1600 mL,以白开水为主。发病以来持续留置胃管,鼻饲饮食,体重无明显变化。

2)睡眠/休息 平时睡眠规律,一般晚 9~10 点入睡,早 6~7 点起床,中午午休 1 h。发病来神志清楚。

3)排泄 平日大小便正常,小便 5~6 次/d,夜间排尿 1~2 次,小便色清,淡黄色,无泡沫,尿量 1500~2000 mL/d。大便 0~1 次/d,为成形软便。发病以来留置尿管,持续引流尿液,引流量为 150~300 mL/h,大便 1 次/d。

4)自理及活动能力 平时日常生活完全可以自理,正常劳作、活动,一般早起后会步行去菜市场买菜约 1 h,晚餐后散步 30 min~1 h,承担家里全部家务,喜欢晚餐后散步和跳广场舞锻炼身体。发病入院来神志清楚,完全依赖。

(4)既往史 2021 年 6 月因低热、左上肢麻木于当地诊断为"急性脑梗死",保守治疗,效果可。2021 年 11 月因发热左侧肢体无力于当地诊断为"急性脑梗死",行急诊溶栓,溶栓后出血,行保守治疗,效果可。家属诉于当地行心脏彩超检查未见异常(未见单),其余无特殊。否认心脏病病史,否认糖尿病史等慢性病史,否认肝炎、结核、疟疾病史,否认手术史、外伤史、输血史、献血史,预防接种随当地进行。

(5)个人史

1)出生及生长情况 生于原籍,久居本地,农民,初中学历,无疫区、疫情、疫水接触史,无牧区、矿山、高氟区、低碘区居住史,无化学性物质、放射性物质、有毒物质接触史,无吸毒史。

2)婚育史 23 岁结婚,配偶体健,夫妻关系和睦,育有 2 子 1 女,足月顺生。

3)过敏史 否认食物过敏史。青霉素皮试阳性,磺胺类药物过敏,具体表现不详。

4)嗜好 无。

(6)家族史 父母均已亡(父亲脑梗死,母亲脑干出血);有 1 哥 2 姐 1 妹,均体健;有 2 子 1 女,均体健。否认家族性遗传疾病史。

(7)心理状况

1)情绪状态 患者神志清,精神差,担心生命安全及以后的生活,出现焦虑等不良情绪。患者丈夫和女儿,担心病情变化,也表现出焦虑情绪。

2)对所患疾病的认识 患者之前有卒中病史和经历,经积极治疗后效果可,一直认为自己身体健康。因此,此次受凉后出现发热、体温有波动并未在意,1 d 后出现持续头疼、牙疼、下肢浮肿,记忆力减退。患者及家属均未意识到此次脑卒中的发病可能由其他原因引起或伴发其他威胁生命和生活质量的问题,对疾病的症状以及预后完全都不了解。患者及其家属对脑卒中相关知识水平有限,期盼医护人员给予更详细、具体的讲解和指导,也表示会积极配合医生的治疗,挽救患者的生命,希望经常沟通了解病情。

3)重大应激事件及应对情况 患者及其家属近期未遇到重大应激事件,应急处置能力较差。平日无特殊爱好,久居家中;待人和善,经常帮助邻里。

（8）社会状况

1）社会支持系统 家人和睦,丈夫及儿女均时刻陪护,给予精心的照护,经常给予安慰及关心。发病以来,家人对其病情非常关注,对患者给予足够的关心和照顾。此次入院,丈夫和子女陪同前来,亲戚较多,关系好,家里的事务已经全部安排妥当。

2）居住与工作环境 现与丈夫和其小儿子生活在一起,居住环境优美,购物方便,设施齐全。

3）经济状况与付费方式 务农,丈夫及儿子均为自由职业者,无固定收入,经济状况一般,参与新农合医保。

2. 体格检查

（1）生命体征 T 37.2 ℃,HR 120 次/min,R 32 次/min,BP 85/45 mmHg,H 162 cm,W 62 kg。

（2）一般检查 发育正常,营养良好,急性面容,表情痛苦,被迫体位,神志清,精神差,烦躁,言语欠流利。皮肤黏膜正常。全身浅表淋巴结无肿大。头颅五官检查均正常。肝、脾触诊无异常。肾叩击无异常。心脏:心率快、心力衰竭,心力衰竭分级Ⅳ级。脊柱四肢:脊柱正常生理弯曲,四肢活动略受限,无畸形,关节正常,双下肢重度凹陷性水肿,四肢末梢紫绀、湿冷,外周循环差。

（3）专科检查 患者神志清,精神差,格拉斯哥昏迷评分9分,烦躁,言语欠流利,双侧瞳孔等大等圆,直径约3.0mm,对光反应灵敏,四肢肌力Ⅳ级,肌张力稍高。头部外形正常,无头皮破损、撕脱、皮下包块。颈软,无抵抗,克尼格征阴性,双侧巴宾斯基征阴性。

3. 辅助检查

（1）头颅CT 2022-02-10 结果:①左侧枕叶团片高密度影较前新发,考虑脑出血可能大;②考虑蛛网膜下腔出血,右侧侧脑室后角少量积血;③左侧大脑半球脑沟显示模糊,提示脑组织肿胀可能;④幕上脑室增宽(图3-12)。

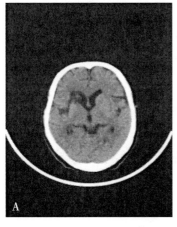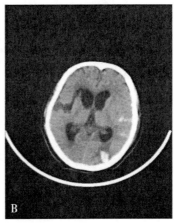

A.枕叶新发出血;B.侧脑室积血

图3-12 头颅CT

（2）床旁胸片　2022-02-10 双肺炎症（图 3-13）。

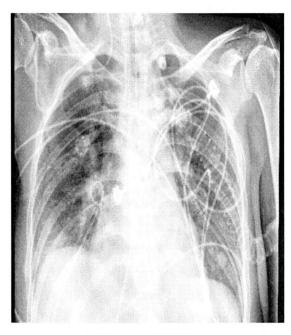

图 3-13　床旁胸片

（3）胸部 CT　2022-02-15：①双肺炎症较前进展；②双肺上叶部分小叶间隔增厚；③双侧少量胸腔积液、心包少量积液（图 3-14）。

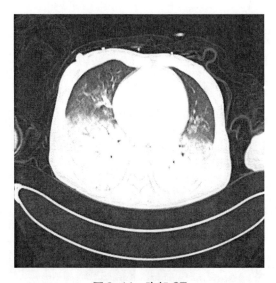

图 3-14　胸部 CT

（4）十二导联心电图　异位心律,加速性房性心律（图 3-15）。

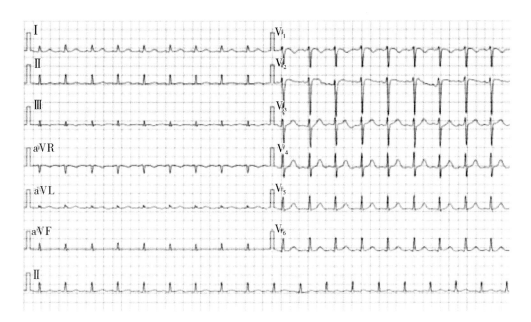

图 3-15 十二导联心电图

（5）彩色多普勒超声 见图 3-16。

超声提示：
1.左房大。
2.二尖瓣前瓣高回声（考虑赘生物）。
3.肺动脉高压（中度）。
4.二尖瓣、二尖瓣重度反流。
5.主动脉瓣、肺动脉瓣轻度反流。
6.左室舒张功能减低。
7.心包积液（少量）。
8.甲状腺右侧叶混合性结节。
9.右侧颈部异常淋巴结。
10.肺囊肿。
11.腹腔积液。
12.双侧腘、胫前、胫后、足背动脉内膜面钙化。

【双下肢血管】
双侧股总动脉内中膜厚度，右侧厚约 0.9 mm，左侧约 0.9 mm。
双侧股总、股浅、股深、腘、胫前、胫后、足背动脉走行正常，管腔内径正常，双侧腘、胫前、胫后、足背功脉内膜面可见点状强回声，余管腔内未见明显异常回声。CWFI：管腔充盈良好，血流通畅。

双侧股总、大隐、股浅、股深、腘、胫前、胫后静脉及小腿段肌间静脉走行正常，管腔内径正常，管腔内未见明显异常回声，探头加压管腔可闭合。
CDFI：管腔内血流通畅。

图 3-16 彩色多普勒超声结果

（6）实验室检查及阳性结果　①血常规+CRP（静脉血）：WBC 15.4×10^9/L↑。②BNP 29 000 ng/L↑。③白蛋白 23.5 g/L↓。④前白蛋白 111 mg/L↓。⑤D-二聚体 3.96 μg/mL↑。⑥肌钙蛋白 10.088 ng/mL↑。⑦PCT 0.89 ng/mL↑。⑧抗链球菌"O"定量 318.90 IU/mL↑，类风湿因子定量 114.46 IU/mL↑，C 反应蛋白定量 36.69 mg/L。

（三）护理计划

具体内容详见表 3-15。

表 3-15　护理计划表

时间	护理诊断	诊断依据	目标	护理措施
2022-02-10 13:00	气体交换受损：与心力衰竭、肺部感染有关	患者自述胸闷、呼吸困难，血氧饱和度 50%	住院期间患者气道保持通畅，不发生窒息，胸腔积液及肺部感染得到有效控制，胸闷、呼吸困难消失	1. 建立人工气道并呼吸机辅助呼吸，q4h 监测气囊压，保持在 25~30 mmHg。 2. 俯卧位引流每日 3 次+按需进行，每次 30 min；采用信封法翻动患者，翻动前做好准备，搬运时动作轻柔，避免瓣膜赘生物脱落、物品移位，并减少因体位调整反复搬动患者。 3. 遵医嘱给予化痰药物应用。 4. 持续主动湿化（湿度器:9 级），保证患者的痰液处于Ⅰ~Ⅱ度，引流时及引流后充分吸痰，吸痰时严格执行无菌操作；必要时行床边纤维支气管镜肺泡灌洗。
2022-02-10 13:00	潜在并发症：脑疝	患者头颅 CT 示:①左侧枕叶团片高密度影，考虑脑出血可能性大；②左侧大脑半球脑沟显示模糊，提示脑组织肿胀可能；③腰椎穿刺结果，脑脊液压力 310 mmH$_2$O	住院期间患者未出现脑疝或出现脑疝征象时能被及时发现和处理	1. 抬高床头 30°，便于脑静脉回流，减轻脑水肿。 2. 严密监测患者颅内压，遵医嘱应用脱水药物。 3. 监测患者神志、瞳孔及生命体征的变化。 4. 遵医嘱采用降低颅内压的方法，如脱水、适当过度换气、冬眠低温治疗等。 5. 避免造成颅内压骤然增高的因素：如躁动、呼吸道梗阻、高热、剧烈咳嗽、便秘、血压高等。

续表 3-15

时间	护理诊断	诊断依据	目标	护理措施
2022-02-10 13:00	潜在并发症 心力衰竭	患者胸闷、呼吸困难、烦躁、面色发绀、血氧饱和度波动在 68%~86%，皮肤湿冷、尿量减少、血压持续下降、听诊肺部有湿啰音和哮鸣音；双下肢重度凹陷性水肿	患者胸闷缓解，呼吸困难明显改善，肺部湿啰音较少或消失；血气分析指标恢复正常；水肿减轻或消失	1. 体位调整　对有呼吸困难的患者,采用高枕卧位或半卧位以缓解呼吸困难。对于端坐呼吸者,使用床上小桌以便扶桌休息。伴有胸腔积液或腹水的患者宜半卧位。下肢水肿者,若无呼吸困难,可抬高下肢以促进静脉回流和水钠排出。 2. 氧疗管理　低氧血症患者应通过鼻导管或面罩吸氧,保持血氧饱和度≥95%。根据患者需要及血气分析结果调整氧流量。重症患者须给予呼吸机辅助支持。 3. 出入量管理　每日液体摄入控制在 1500 mL~2000 mL,保持出入量负平衡,以减少水钠潴留和缓解症状。根据病情调整,严重肺水肿者可能需要更大的水负平衡。监测 24 h 液体出入量,注意预防电解质紊乱。 4. 病情监测　密切监测血压、呼吸、血氧饱和度、心率和心电图。定期检查血电解质和血气。观察患者意识状态、皮肤情况及肺部呼吸音。对使用漂浮导管的患者,严密监测血流动力学。 5. 用药护理　利尿药使用时,监测电解质水平(特别是钾)和评估脱水症状。 6. 预防洋地黄中毒　定时监测地高辛浓度,严格按医嘱给药,并监测心率及心电图。观察洋地黄中毒症状,如心律失常、胃肠反应等,及时处理。
2022-02-10 13:00	营养失调:低于机体需要量　与急性心力衰竭胃肠道淤血有关	患者 NRS 2002 营养风险筛查评分 6 分,属于营养高风险患者	住院期间患者体重不变或略增加	1. 营养支持　患者 NRS 2002 营养风险筛查评分 6 分,根据指南推荐意见,需给予 25~30 kcal/(kg·d),总量为 1400~1680 kcal/d 的营养支持;目前患者急性全心力衰竭、胃肠道淤血,给予滋养型喂养:每日给予 500 mL 肠内营养液。 2. 喂养时给予抬高床头≥30°,q4h 检查胃残余,温开水 20 mL 冲洗管腔,每次中断输注或给药前后用 20 mL 温开水冲洗管腔。 3. 营养液起始用输注泵控制输注速度,从慢到快 30 mL/h,患者 48 h 后无肠内营养不良反应,增加速度至 50 mL/h。 4. 根据患者的病因制订相应的护理措施 5. 按时评估患者消化功能,回抽胃内潴留物,动态评估,根据评估结果及时修改饮食计划。

续表 3-15

时间	护理诊断	诊断依据	目标	护理措施
2022-02-11 09：00	有下肢深静脉血栓的风险 与长期卧床、活动无耐力有关	患者 Caprini 评分 7 分,属于 DVT 极高危人群;患者有感染性心内膜炎,二尖瓣前瓣赘生物并重度关闭不全,三尖瓣关闭不全	住院期间患者不发生下肢深静脉血栓	1. 风险评估　在患者入院 24 h 内评估深静脉血栓发生风险,并在病情变化时动态复评。根据评估结果悬挂相应的风险提示卡。 2. 多学科协作　超声科协助明确患者四肢血管内是否血流通畅,没有被动活动禁忌,康复师给予床旁被动活动双下肢 bid,每次 30 min,每日强度根据患者的情况动态调整。 3. 精准测量　责任护士每班测量髌骨上和胫骨结节下 10 cm 的大小腿周;皮温枪测量皮肤温度,观察患者双侧腿围及皮温,双侧腿围差>1.5 cm、皮温大于差>3 ℃时,及时发现血栓征兆。 4. 动态监测　心电图、中心静脉压(CVP)、有创动脉血压(ABP),结合患者症状体征和其他辅助,明确患者心力衰竭情况,一旦心力衰竭得到缓解,立即启动下肢气压治疗 bid,压力和时机随患者情况每日动态调整。 5. 避免血管内膜损伤　尽量避免下肢患侧置管或采血。 6. 每天监测 D-二聚体,保障血标本质量,必要时急诊行下肢静脉彩超。
2022-02-12 09：00	体温过高 与感染有关	患者急性感染性心内膜炎及肺部感染	住院期间患者体温正常或患者体温升高时采取有效的措施降至正常	1. 生命体征和皮肤状况监测　定期监测并记录生命体征及皮肤状况。对于多汗患者,可在衣服和皮肤间垫柔软毛巾,便于更换,增加舒适度并防止感冒。 2. 皮肤异常评估　检查皮肤是否有瘀点、指(趾)甲下线状出血、奥斯勒(Osler)结节和詹韦(Janeway)损害等,并记录其变化。体温管理根据体温高低采取不同措施:遵医嘱应用物理、药理降温,持续高热时进一步处理,并查明原因,合理使用抗生素。 3. 血标本采集和培养　急性患者应在入院后 3 h 内,每隔 1 h 采血 1 次,共取 3 次血标本。本病的菌血症为持续性,无须在体温升高时采血。每次采血 10～20 mL,同时作需氧和厌氧培养,至少应培养 3 周。已用过抗生素的,停药 2～7 d 后采血。 4. 饮食管理　鼻饲清淡、易消化、高热量饮食,以补充机体消耗的热量和水分。 5. 肺部感染管理　观察并记录痰的性状,遵医嘱进行痰样本培养和药物敏感试验。鼓励有效咳痰,必要时使用负压吸引装置、协助翻身拍背,按医嘱进行雾化治疗,以促进痰液排出。 6. 抗生素治疗管理　严格遵医嘱使用抗生素,观察疗效和可能的不良反应,及时报告医生。坚持规定剂量和疗程,以保证有效血药浓度,彻底杀灭病原菌。

（四）护理记录

具体内容见表3-16。

表3-16　护理记录表

日期	时间	护理记录
2022-02-10	13:00	患者中年女性,10 d前受凉后出现发热,体温波动于37.5~38.0 ℃,持续1 d自行好转,后持续头疼、牙疼、下肢浮肿,记忆力减退。2022-02-08来医院急诊就诊,CT平扫结果:右侧额颞叶及半卵圆中心、基底节区、胼胝体压部、左侧侧脑室后角异常密度影。急诊以"①血管炎? ②脑出血后遗症"为诊断,收入神经内科八病区。2022-02-10 12:28患者在病房自诉胸闷、呼吸困难、血氧饱和度波动在68%~86%,吸氧、吸痰无效,无明显缓解。于2022-02-10 13:00紧急转入神经内科ICU治疗。诊断:①脑栓塞合并出血(脑卒中);②呼吸衰竭。 P:气体交换受损　与心力衰竭、肺部感染有关。 I:①建立人工气道并使用呼吸机辅助呼吸,q4h监测气囊压。②肺部物理治疗,选择俯卧位,经验丰富的护士和呼吸治疗师、医生共同进行俯卧位引流。③俯卧位引流每日3次,需要时加侧俯卧位,每次30 min;采用信封法翻动患者,翻动前做好准备,搬动时动作轻柔,避免瓣膜赘生物脱落、物品移位,并减少体位调整反复搬动患者。④俯卧位过程中密切观察患者意识、瞳孔、呼吸幅度、频率和节律,按医生要求设置HR、CVP、ART目标范围,动态监测,如超出目标值,及时汇报医生并处理。一旦危及患者生命立即终止。⑤持续主动湿化(湿化器:9级),保证患者的痰液处于Ⅰ~Ⅱ度,引流时及引流后充分吸痰,吸痰时严格执行无菌操作;必要时行床边纤维支气管镜肺泡灌洗。⑥定时应用脱水降颅内压药物,q1h检测生命体征和瞳孔。⑦抗生素使用:根据药物敏感试验结果按医嘱准时使用。⑧去甲肾上腺素、多巴胺稳定血流动力学;呋塞米、米力农改善心功能;咪达唑仑、酒石酸布托啡诺镇静、镇痛(RASS评分:-1~1分)减轻氧耗。⑨输液泵控制液体24 h匀速输入,监测24 h出入水量、维持负平衡(动态调整负平衡量)。⑩呼吸机冷凝水及时倾倒,积水杯置于管路最低处;呼吸机湿化罐加灭菌水;呼吸机管路如有污染及时更换。⑪患者鼻饲期间抬高床头30°~45°,减少搬动,定时查看是否有胃潴留,防止食物反流入气道。 O:患者呼吸平稳,听诊患者肺部呼吸音较前增强,血氧饱和度波动在98%~100%。
2022-02-10	13:30	患者头颅CT提示:脑组织肿胀,幕上脑室增宽;腰椎穿刺术中测脑脊液压力为310 mmHg。 P:颅内压增高　与脑梗死合并出血(脑卒中)、呼吸衰竭和外界刺激有关。 I:①抬高床头15°~30°以利脑静脉回流,从而减轻脑水肿,降低颅内压,遵医嘱应用脱水降颅内压药物,观察用药效果。②充足给氧可以改善脑缺氧和使脑血管收缩,降低脑血流量。③控制液体摄入量,维持电解质平衡。④保持呼吸道通畅,及时清理口腔及呼吸道分泌物;避免剧烈咳嗽及用力排便,遵医嘱应用轻泻剂以防止便秘。⑤严密观察患者有无剧烈恶心、喷射性呕吐等高颅内压表现。⑥遵医嘱给予镇静镇痛药物应用,RASS评分波动在-1~1分,维持情绪稳定。⑦翻身时动作要缓慢轻柔,病房内保持安静,尽量避免外界因素的刺激,以免引起瞬间的颅内压增高。 O:患者颅内压稳定在正常水平。

续表 3-16

日期	时间	护理记录
2022-02-10	17:00	患者急查床旁彩超示:双侧大量胸腔积液,肺叶漂浮,为明确胸腔积液性质、减少胸腔积液,请胸外科急会诊后在彩超定位下行双侧胸腔穿刺引流术并留置双侧胸腔引流管,引流液呈淡黄色,妥善固定,保持引流通畅;遵医嘱每侧引流液不超过 300 mL/24 h。
2022-02-10	18:00	患者双下肢重度凹陷性水肿。心电图示:异位心律、加速性房性心律、部分导联 T 波异常、QTc 延长。心脏彩超示:①左心房大;②二尖瓣前瓣心房面高回声附着(考虑赘生物);③肺动脉高压(中度);④二尖瓣、三尖瓣重度反流;⑤主动脉瓣、肺动脉瓣轻度反流;⑥左心室舒张功能减低;⑦心包积液(微量)。风湿三项示:抗链球菌"O"定量 318.90IU/mL(偏高)、类风湿因子定量 114.46 IU/mL(偏高)。C 反应蛋白定量 36.69 mg/L(偏高),D-二聚体 5.6 μg/mL(偏高),NT-proBNP>35 000 ng/L(偏高),肌酐 166 μmol/L(偏高),白蛋白 23.3 g/L(偏低)。心力衰竭分级Ⅳ级。 P:潜在并发症 心力衰竭。 I:①体位,立即协助患者取坐位,双腿下垂,以减少静脉回流,减轻心脏负荷。患者烦躁不安,须注意安全,加用床档,谨防坠床受伤。②氧疗,通过氧疗将血氧饱和度维持在≥95%。首先应保证有开放的气道,立即给予鼻导管吸氧,根据血气分析结果调整氧流量;面罩吸氧适用于伴呼吸性碱中毒者。病情严重时应采用面罩呼吸机持续给氧。③出入量管理,每天摄入液体量一般宜在 1500 mL 以内,不超过 2000 mL。保持每天出入量负平衡约 500 mL,严重肺水肿者水负平衡为 1000~2000 mL/d,甚至可达 3000~5000 mL/d,以减少水钠潴留,缓解症状。如肺淤血、水肿明显消退,应减少水负平衡量,逐步过渡到出入量大体平衡。在负平衡下应注意防止低血容量、低血钾和低血钠等。严重心力衰竭患者液量限制在 1.5~2.0L/d,有利于减轻症状和充血;避免输注氯化钠溶液。准确记录 24 h 液体出入量,若患者尿量<30 mL/h,应报告医生。有腹水者应每天测量腹围。④病情监测,严密监测血压、呼吸、血氧饱和度、心率、心电图,检查血电解质、血气分析等。观察患者意识、精神状态、皮肤颜色、温度及出汗情况,肺部啰音或哮鸣音的变化,记出入量。⑤用药护理。a. 使用利尿药的护理,遵医嘱正确使用利尿药,注意药物不良反应的观察和预防,如袢利尿药和噻嗪类利尿药最主要的不良反应是低钾血症,从而诱发心律失常或洋地黄中毒,故应监测血钾。患者出现低钾血症时常表现为乏力、腹胀、肠鸣音减弱、心电图 U 波增高等,必要时遵医嘱补充钾盐;噻嗪类的其他不良反应有胃部不适、呕吐、腹泻、高血糖、高尿酸血症等。b.预防洋地黄中毒,定时监测血清地高辛浓度。严格按时在医嘱给药,用毛花苷丙或毒毛花苷 K 时务必稀释后缓慢(10~15 min)静脉注射,并同时监测心率、心律及心电图变化。观察洋地黄中毒表现,洋地黄中毒最重要的反应是各类心律失常,最常见者为室性期前收缩,多呈二联律或三联律,其他如房性期前收缩、心房颤动、房室传导阻滞等。胃肠道反应如食欲下降、恶心、呕吐和神经系统症状如头痛、倦怠、视力模糊、黄视、绿视等在用维持量给药时相对少见。洋地黄中毒的处理,立即停用洋地黄;低血钾者口服或静脉补钾,停用排钾利尿药。纠正心律失常,快速性心律失常可用利多卡因或苯妥英钠,一般禁用电复律,因易致心室颤动;有传导阻滞及缓慢性心律失常者可用阿托品静脉注射或安置临时心脏起搏器。⑥心理护理,恐惧或焦虑可导致交感神经系统兴奋性增高,使呼吸困难加重。医护人员在抢救时必须保持镇静、操作熟练、忙而不乱,使患者产生信任与安全感。避免在患者面前讨论病情,以减少误解。 O:患者胸闷缓解,呼吸困难明显改善,肺部湿啰音较少;血气分析指标恢复正常;水肿减轻。

续表3-16

日期	时间	护理记录
2022-02-12	09:00	患者腋温38.5℃,肺泡灌洗液镜检可见革兰氏阳性球菌、阴性杆菌、泛耐药肺炎克雷伯菌,遵医嘱给予冰毯物理降温。 P:体温过高 与感染有关。 I:①密切监测体温,评估衣着或被褥与环境温度或计划进行的活动是否适宜。②遵医嘱应用物理降温(温水擦浴、冰块、冰帽、冰毯)或药物降温,遵医嘱用药;降温30 min后复测体温并记录。③给予患者进食清淡、易消化、高热量、高蛋白饮食,以补充机体消耗的热量和水分。 O:患者体温得到控制,降温效果可。
2022-02-15	11:00	在呼吸治疗师协助下,医护共同配合给予患者气道湿化联合俯卧位通气。给予充分温湿化,保证患者的痰液处于Ⅰ~Ⅱ度。俯卧位引流每次30 min,操作时搬动患者动作轻柔,避免心脏赘生物脱落。采用信封法翻动患者,翻动前做好准备,避免物品移位,减少体位调整时的反复搬动。引流后充分吸痰。俯卧位过程中密切观察患者意识、瞳孔、呼吸幅度、频率和节律,严密监测血流动力学状况、氧合状况,如口唇及皮肤颜色等。按医生要求设置HR、CVP、ART、呼气末CO_2目标范围,动态监测,如超出目标值,及时汇报医生并处理。
2022-02-16	10:00	患者双侧胸腔引流管内引流液质清呈淡黄色,复查床旁彩超后由医生在无菌技术操作下拔除双侧胸腔引流管,并给予穿刺处换药。
2022-02-18	08:00	遵医嘱暂停静类药物应用,患者GCS评分E4VTM5,总分9T分,双侧瞳孔等大等圆,直径约2.5mm,对光反射均迟钝,生命体征平稳,情绪稳定。
2022-02-19	10:00	呼吸治疗师调整呼吸机模式为PSV模式,PS 10 cmH_2O,PEEP 7 cmH_2O,FiO_2 35%。严密监测并记录患者生命体征及意识、瞳孔等的变化,发现异常及时汇报医生并协助处理。
2022-02-20	10:00	给予患者试脱机,气管切开处接文丘里管加温湿化吸氧,FiO_2 30%,血氧饱和度100%,生命体征平稳。经气道可吸出中等量黄白泡沫样痰,为Ⅰ度稀痰。
2022-02-22	10:00	患者GCS评分E4VTM6,总分10T分,双侧瞳孔等大等圆,直径约3.5 mm,对光反射迟钝。保留8.0号气切开套管通畅,接文丘里管加温湿化吸氧,FiO_2 30%,血氧饱和度100%,生命体征平稳。经气道可吸出中等量黄白泡沫样痰,为Ⅰ度稀痰,及时清除口、鼻腔及气道内分泌物,保持呼吸道通畅,持续CVP、ART、呼气末CO_2监测,四肢无水肿,情绪稳定。复查肺部CT,结果提示肺部炎症明显好转。患者原发病为急性感染性心内膜炎,瓣膜菌栓脱落后引起多发性脑梗死伴出血(脑卒中),结合患者检验及检查结果回示:患者心肾功能较前明显好转,脑出血病灶也逐步吸收,目前病情稳定,转科至心血管外科行手术治疗。

(五)小结

脑卒中(cerebral stroke)又称"中风""脑血管意外"(cerebral vascular accident,CVA),是一种急性脑血管疾病,是由于脑部血管突然破裂或因血管阻塞导致血液不能流入大脑而引起脑组织损伤、以局部神经功能缺失为特征的一组疾病,包括缺血性和出血性卒中。感染性心内膜炎(infective endocarditis,IE)是指由细菌、真菌和其他微生物(如病毒、立克次体、衣原体、螺旋体等)直接感染而产生心瓣膜或心室壁内膜的炎症,有别于由于风湿热、类风湿、系统性红斑狼疮等所致的非感染性心内膜炎。瓣膜为最常受累部位,但感染可发生在室间隔缺损部位、腱索和心壁内膜。发生脑动脉栓塞则有头痛、呕吐、偏瘫、失语、抽搐甚至昏迷等。起病往往突然,伴高热、寒战,全身毒血症症状明显,常是全身严重感染的一部分,病程多急骤凶险,易掩盖急性感染性心内膜炎的临床症状。本案例是由急性感染性心内膜炎引发脑卒中的患者,病情复杂、变化快、并发症多、病死率高,其治疗困难、后果严重。本案例分析针对该患者的临床观察进行了总结,并进行了详细的护理计划及护理措施呈现,密切观察病情变化,做好呼吸衰竭、心力衰竭、高热护理,并重视预防各种并发症的发生。如何促进痰液引流,改善肺通气,尽早脱机,是该案例的护理重点,也是降低病死率,提高治愈率的重要措施。

二、案例使用说明

(一)教学目的与用途

1.适用课程　本案例适用于《内科护理学》课程中的脑卒中患者护理相关内容的学习,适合具有一定理论基础的护理专业学生和护士学习。

2.教学目的　本案例展示了急性感染性心内膜炎引发脑卒中患者的病情动态进展过程(图3-17)。

案例中患者于10 d前受凉后出现发热,体温波动于37.5~38.0 ℃,持续1 d自行好转后出现持续头疼、牙疼、下肢浮肿,记忆力减退→逐渐进展至入院时自诉胸闷、呼吸困难,双下肢重度指凹陷性水肿→至入院后2 d,呼吸困难加重、血氧饱和度波动在68%~86%,吸氧、吸痰无效,无明显缓解。头颅CT提示:多发性脑梗死伴出血、脑组织肿胀,幕上脑室增宽。腰椎穿刺术中测脑脊液压力为310 mmHg→建立人工气道并呼吸机辅助呼吸→患者左心房内有10 mm×11 mm赘生物;脑出血活动期、水肿高峰期;血流动力学不稳定;镇静、镇痛类药物应用;双下肺实变+重度感染,血气分析、呼吸机参数改善不明显→双侧胸腔穿刺引流、气道湿化联合俯位通气→患者充血性心力衰竭、心力衰竭分级Ⅳ级。上述病情逐渐进展恶化的进程与原发病为急性感染性心内膜炎、瓣膜菌栓脱落后引起多发性脑梗死伴出血(脑卒中)所致,继而出现一系列并发症与护理疑难点,体现了准确评估病情、及时进行并发症与护理疑难点干预的重要性。

案例提供了急性感染性心内膜炎、瓣膜菌栓脱落后引起多发性脑梗死伴出血(脑卒中)的进展过程即患者入院后责任护士完整的护理评估、计划和实施的过程。

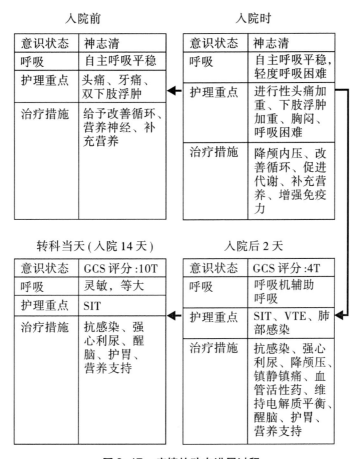

图 3-17　病情的动态进展过程

通过本案例学习,希望学生达到以下要求。

(1)了解脑卒中的病因及危险因素。

(2)了解急性感染性心内膜炎引发脑卒中的临床表现、辅助检查方法及急救处理。

(3)熟悉急性感染性心内膜炎引发脑卒中的患者问诊及体格检查的主要内容,资料收集应详尽且全面。

(4)掌握急性感染性心内膜炎引发脑卒中患者的病情观察要点,根据病情找出患者主要护理问题,制订相应的护理计划。

(5)掌握急性心力衰竭临床表现、严重程度分级及处理流程等。

用途:用于专业学位研究生进行病房教学查房或疑难危重病例分析使用。

(二)涉及知识点

将案例涉及的知识点进行罗列,具体知识点项目详见下表 3-17。

表3-17 本案例涉及相关知识点

序号	知识点	序号	知识点
1	急性感染性心内膜炎	5	心功能分级
2	脑卒中的危险因素	6	急性心力衰竭分级
3	体温管理	7	急性心力衰竭处理流程
4	肺部感染	8	肠内营养

(三)启发思考题

1.急性感染性心内膜炎引发脑卒中患者入院后须监测及评估的主要内容有哪些?

2.入院后针对患者提出的护理诊断/问题,是否全面,有无不妥?

3.根据患者现存的主要护理问题,如何设计有效的护理计划?

4.根据案例患者面临的护理诊断,须重点实施的护理措施有哪些? 如何具体实施?

5.按照护理程序,对患者实施护理措施后,效果如何评价?

(四)分析思路

本案例以1例中年女性,急性感染性心内膜炎引发脑卒中患者的入院诊疗经过为背景,在责任护士对该患者已完成的护理评估及护理记录的基础上,引导学生分析以"发热、头疼10 d"为主诉,诊断为急性感染性心内膜炎引发脑卒中患者的护理重点内容。依据患者入院后病情变化及主要诊疗经历,按照北美护理协会推出的护理诊断手册,引导学生分析患者现存及潜在的护理诊断,并制订相应的护理计划;及时评价护理干预的效果,效果不好时,应找出具体原因进行分析,不断调整新出现和动态变化的护理诊断,随之调整护理计划。结合护理计划和护理记录,引导学生分析其是否全面,使其掌握急性感染性心内膜炎引发脑卒中患者整个护理程序的重点,提升准确发现护理诊断/问题,制订个体化、全面的护理措施,评价护理效果的能力。案例详细分析及步骤如图3-18所示。

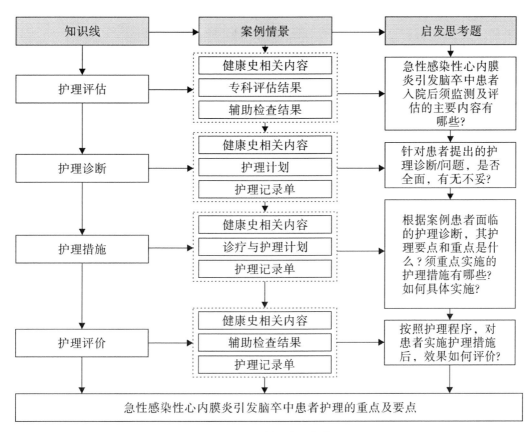

图 3-18　案例分析步骤

（五）理论依据及分析

1. 急性感染性心内膜炎引发脑卒中患者入院后须监测及评估的主要内容　此处可引导学生思考对于急性感染性心内膜炎引发脑卒中患者除了健康史相关内容（主诉、现病史、既往史、日常生活型态、个人史、家族史、社会心理状况等）的评估外，入院后还应评估哪些内容？了解患者入院后全面护理评估包含哪些常规的内容（如首次发病的时间；呼吸困难的特点和严重程度；日常生活是否能自理，活动受限的程度）？从而引出该患者须重点评估和防护的内容（专科评估和监测，如身体评估、心功能评估、血流动力学监测及并发症防护等）。

（1）身体评估

1）一般状态　①生命体征，如呼吸状况、脉搏快慢、节律、有无血压降低。②意识与精神状况。③体位，是否采取半卧位或端坐位。

2）心肺　①两肺有无湿啰音或哮鸣音，异常呼吸音的部位和范围。②心脏是否扩大，心尖搏动的位置和范围，心率是否加快，有无心尖部舒张期奔马律、病理性杂音等。

3）其他　有无皮肤黏膜发绀；有无颈静脉怒张、肝颈静脉反流征阳性；肝大小、质地；水肿的部位及程度，有无压力性损伤，有无胸腔积液及腹水。

（2）心功能评估　心力衰竭是一种复杂的临床综合征,它涉及心脏无法有效泵血以满足身体的需求。随着疾病的发展,患者的日常活动能力将逐渐受限,影响其生活质量。为了准确评估心力衰竭患者的病情严重程度和日常活动受限的程度,医疗专业人员需要一个简单而有效的工具。

1）心功能分级　心力衰竭的严重程度常采用美国纽约心脏病协会（New York Heart Association,NYHA）的心功能分级方法（表3-18）。NYHA心功能分级已成为全球最广泛使用的心力衰竭评估工具之一。它通过将患者的症状程度分类为4个等级,帮助医生理解患者病情的严重性及其对日常活动的影响。这一分级不仅指导了治疗计划的制订,还对预测疾病进展和结果起到了重要作用。这种分级方案简单易行,临床应用最广,但其缺点是仅凭患者的主观感受进行评价,其结果与客观检查发现并不一定一致,且个体间的差异较大。

表3-18　NYHA心功能分级

心功能分级	依据及特点
I级	患者患有心脏病,但日常活动量不受限制,一般活动不引起乏力、心悸、气喘或心绞痛
II级	体力活动轻度受限。休息时无自觉症状,但平时一般活动可出现上述症状,休息后很快缓解
III级	体力活动明显受限。休息时无症状,低于平时一般活动量时即可引起上述症状,休息较长时间后症状方可缓解
IV级	任何体力活动均会引起不适。休息时亦有心力衰竭的症状,稍有体力活动后症状即加重。如无须静脉给药,可在室内或床边活动者为IVa级,不能下床并需要静脉给药支持者为IVb级

2）心力衰竭分期　由美国心脏病学会及美国心脏协会（ACC/AHA）于2001年提出,是以心力衰竭相关的危险因素、心脏的器质性及功能性改变、心力衰竭的症状等为依据将心力衰竭分为2个阶段和4个等级（表3-19）。此评估方法是以客观检查发现为主要依据,揭示心力衰竭发生发展的基本过程,有利于指导临床工作,尽早地、更具针对性地进行防治性干预,减少心力衰竭的发生,控制其渐趋难治的发展趋势。例如,在心力衰竭高危阶段的A期对各种高危因素进行有效治疗,在B期进行有效干预,才能有效减少或延缓进入有症状的心力衰竭阶段（C期、D期）。

表 3-19　心力衰竭分期

心力衰竭分期	依据及特点
A 期 （前心力衰竭阶段）	无心脏结构或功能异常,也无心力衰竭症状体征,但有发生心力衰竭的高危因素如高血压、冠心病、代谢综合征等
B 期 （前临床心力衰竭阶段）	已发展成结构性心脏病,如左心室肥厚、无症状性心脏瓣膜病,但从无心力衰竭症状体征
C 期 （临床心力衰竭阶段）	已有结构性心脏病,且目前或既往有心力衰竭症状体征
D 期 （难治性终末期心力衰竭阶段）	有进行性结构性心脏病,虽经积极的内科治疗,休息时仍有症状,因心力衰竭反复住院,需要特殊干预

（3）血流动力学监测　血流动力学监测是一种先进的诊断手段,根据物理学原理,结合生理学及病理生理学的知识,对血液及其组分在体内运动的规律进行定量、动态及连续的测量和分析。这一过程不仅为医生提供了一种手段来深入了解病情的发展,而且还能够指导临床治疗的决策,特别是在急性重症心力衰竭患者的管理中发挥着至关重要的作用。

引导学生思考血流动力学监测的重要性。

1）右心漂浮导管监测（Swan-Ganz 导管）　右心漂浮导管监测是通过 Swan-Ganz 导管,一种特殊的导管,经静脉插入直至肺小动脉,以测定心脏和肺部的血压及血液含氧量。该技术可以直接反映左心室的功能状态,是评估心力衰竭患者心脏功能的重要方法。通过测量包括心脏指数（CI）和毛细血管楔压（PCWP）在内的参数,医生能够获得关于患者心脏负荷和心脏输出量的宝贵信息。心脏指数（CI）:正常值 >2.5 L$/($min $\cdot$ m$^2)$,反映了心脏每分钟每平方米体表面积输出的血液量。肺毛细血管动脉楔压（PCWP）:正常值 $<$ 12 mmHg,是评估左心室前负荷（即心脏充盈情况和血容量）的指标。

2）脉搏指示连续心排血量监测（PiCCO）　PiCCO 技术是一种先进的血流动力学监测方法,通过外周动脉和静脉置管,并运用热稀释法来估测血容量、外周血管阻力和心脏排血量等指标。这种方法相比 Swan-Ganz 导管具有更少的侵入性,且能够提供更全面的血流动力学数据,有助于更精细地调节液体管理,特别是在配备有先进设备的 CCU 和 ICU 环境中。

血流动力学监测是现代重症医学中一个不可或缺的部分,特别是在心力衰竭管理中。通过综合运用 Swan-Ganz 导管和 PiCCO 等技术,能够帮助医疗团队作出准确的诊断,及时调整治疗方案,优化患者的液体管理,预防和治疗心脏过度负荷及其引起的并发症。医疗专业人员可以获得关键的血流动力学信息,为患者提供个性化、精准的治疗方案。此外,这些技术也对于指导药物治疗、评估治疗效果及预测病情走向提供了重要信息。

（4）急性心力衰竭的识别　急性心力衰竭是指心力衰竭的症状和体征急性发作或急性加重的一种临床综合征。可表现为心脏急性病变导致的新发心力衰竭或慢性心力衰竭急性失代偿。临床上以急性左心力衰竭较为常见,多表现为急性肺水肿或心源性休克,是严重的急危重症,抢救是否及时、合理与预后密切相关。急性心力衰竭的临床严重程度分级详见表3-20。

1)临床表现 突发严重呼吸困难,呼吸频率可达30～50次/min,端坐呼吸,频繁咳嗽,咳粉红色泡沫样痰,有窒息感而极度烦躁不安、恐惧。面色灰白或发绀,大汗,皮肤湿冷,尿量显著减少。肺水肿早期血压可有一过性升高,如不能及时纠正,血压可持续下降直至休克。听诊两肺布满湿啰音和哮鸣音,心率快,心尖部可闻及舒张期奔马律,肺动脉瓣第二心音亢进。

2)临床应用 这一分级量表不仅基于患者的症状和体征,也整合了现代医学检测手段的结果,如心电图、心脏超声以及血液生化指标,从而使得病情评估更为全面和精确。通过将患者按照病情严重程度分级,医生能够更有效地制订治疗计划,从而针对性地应对不同阶段的心力衰竭病情。

表3-20 急性心力衰竭的临床严重程度分级

分级	皮肤	肺部啰音
Ⅰ	温暖	无
Ⅱ	温暖	有
Ⅲ	寒冷	无/有
Ⅳ	寒冷	有

引导学生课前查阅急性心力衰竭的相关文献,此处进一步讨论分析急性心力衰竭的识别。

2.病情变化动态评估及修改入院时护理诊断/问题

(1)入院时主要护理诊断/问题

1)气体交换受损 与心力衰竭、肺部感染有关。

2)颅内压增高 与脑栓塞合并出血(脑卒中)、呼吸衰竭和外界刺激有关。

3)潜在并发症 脑疝。

4)潜在并发症 心力衰竭。

5)潜在并发症 休克。

(2)入院后2d主要护理诊断/问题

1)清理呼吸道无效 与肺实变有关。

2)体温过高 与感染有关。

3)营养失调:低于机体需要量 与急性心力衰竭、胃肠道淤血有关。

4)潜在并发症 脑疝。

(3)出院当天主要护理诊断/问题

1)活动无耐力 与心功能差有关。

2)有皮肤完整性受损的危险 与长期卧床有关。

3.根据患者现存的主要护理问题,设计有效的护理计划 引导学生思考在患者住院期间,责任护士根据制订出的护理诊断/问题,如何设计有效的护理计划? 一份完整的护理计划单应包括哪些方面?

护理程序是护理计划单表格设计的核心,掌握护理程序是保证护理质量和提高护理学科水平的重要手段。在患者住院期间,要不断重复评估→诊断→计划→实施→评价步骤的循环过程,因此护理计划单的设计要包括护理评估、诊断、计划、实施后的效果评价。护理计划单详见下表3-21。

表3-21 本案例患者护理计划单

时间	护理诊断	诊断依据	目标	护理措施	护理评价
2022-02-10 13:00	气体交换受损 与心力衰竭、肺部感染有关	患者自述胸闷、呼吸困难,血氧饱和度50%	住院期间患者气道保持通畅,避免发生窒息,胸腔积液及肺部感染得到有效控制,胸闷、呼吸困难消失	1.建立人工气道并使用呼吸机辅助呼吸,q4h 监测气囊压力,保持在25~30 mmHg。2.俯卧位引流每日3次+需要时加侧俯卧位,每次30 min;采用信封法翻动患者,翻动前做好准备,搬动时动作轻柔,避免瓣膜赘生物脱落、物品移位,并减少因体位调整反复搬动患者。3.遵医嘱给予化痰药物。4.持续主动湿化(湿度器:9级),保证患者的痰液处于Ⅰ~Ⅱ度,引流时及引流后充分吸痰,吸痰时严格执行无菌操作;必要时行床边纤维支气管镜肺泡灌洗。	2022-02-22 出院时未发生气体交换受损
2022-02-10 13:00	潜在并发症脑疝	患者头颅CT示:①左侧枕叶团片高密度影,考虑脑出血可能性大;②左侧大脑半球脑沟显示模糊,提示脑组织肿胀可能。③腰椎穿刺结果:脑脊液压力310 mmH$_2$O	住院期间患者未出现脑疝或出现脑疝征象时能被及时发现和处理	1.体位,抬高床头30°,以利脑静脉回流,减轻脑水肿。2.严密监测患者颅内压,遵医嘱应用脱水药物。3.监测患者神志、瞳孔及生命体征的变化。4.遵医嘱采用降低颅内压的方法,如脱水、适当过度换气、冬眠低温治疗等。5.避免造成颅内压骤然增高的因素,如躁动、呼吸道梗阻、高热、剧烈咳嗽、便秘、血压高等。	2022-02-22 出院时未发生脑疝

续表 3-21

时间	护理诊断	诊断依据	目标	护理措施	护理评价
2022-02-10 13:00	潜在并发症心力衰竭	患者胸闷、呼吸困难、烦躁、面色发绀、血氧饱和度波动在 68%～86%，皮肤湿冷、尿量减少、血压持续下降，听诊肺部有湿啰音和哮鸣音;双下肢重度凹陷性水肿	患者胸闷缓解，呼吸困难明显改善，肺部湿啰音较少或消失;血气分析指标恢复正常;水肿减轻或消失	1.体位调整　对有呼吸困难的患者,采用高枕卧位或半卧位以缓解呼吸困难。对于端坐呼吸者,使用床上小桌以便扶桌休息。伴有胸腔积液或腹水的患者宜半卧位。下肢水肿者,若无呼吸困难,可抬高下肢以促进静脉回流和水钠排出。 2.氧疗管理　低氧血症患者应通过鼻导管或面罩吸氧,保持血氧饱和度≥95%。根据患者需要和血气分析结果调整氧流量。重症患者须给予呼吸机辅助支持。 3.出入量管理　每日液体摄入控制在 1500～2000 mL,保持出入量负平衡,以减少水钠潴留和缓解症状。根据病情调整,严重肺水肿者可需要更大的水负平衡。监测 24 h 出入量,注意预防电解质紊乱。 4.病情监测　密切监测血压、呼吸、血氧饱和度、心率和心电图。定期检查血电解质和血气分析。观察患者意识状态、皮肤情况及肺部呼吸音。对使用漂浮导管的患者,严密监测血流动力学。 5.用药护理　使用利尿药时,监测电解质水平(特别是钾)和评估脱水情况。 6.预防洋地黄中毒:定时监测地高辛浓度,严格按医嘱给药,并监测心率及心电图。观察洋地黄中毒症状,如心律失常、胃肠反应等,及时处理。	2022-02-22 出院时未发生心力衰竭

续表 3-21

时间	护理诊断	诊断依据	目标	护理措施	护理评价
2022-02-12 09:00	体温过高与感染有关	患者急性感染性心内膜炎及肺部感染	住院期间患者体温正常或患者体温升高时采取有效的措施降至正常	1. 生命体征和皮肤状况监测　定期监测并记录生命体征及皮肤状况。对于多汗患者,可在衣服和皮肤间垫柔软毛巾,便于更换,增加舒适度并防止感冒。 2. 皮肤异常评估　检查皮肤是否有瘀点、指(趾)甲下线状出血、奥斯勒结节和詹韦损害等,并记录其变化。体温管理根据体温高低采取不同措施:<38.5 ℃时使用物理降温方法;>38.5 ℃时按医嘱使用药物降温,持续高热时进一步处理,并查明原因,合理使用抗生素。 3. 血标本采集和培养　急性患者应在入院后 3 h 内,每隔 1 h 采血 1 次,共取 3 次血标本。本病的菌血症为持续性,无须在体温升高时采血。每次采血 10～20 mL,同时作需氧和厌氧培养,至少应培养 3 周。已用过抗生素者,停药 2～7 d 后采血。 4. 饮食管理　鼻饲清淡、易消化、高热量饮食,以补充机体消耗的热量和水分。 5. 肺部感染管理　观察并记录痰的性状,遵医嘱进行痰培养和药敏试验。鼓励有效咳痰,必要时使用负压吸引装置、协助翻身拍背,按医嘱进行雾化治疗,以促进痰液排出。 6. 抗生素治疗管理　严格遵医嘱使用抗生素,观察疗效和可能的不良反应,及时报告医生。坚持规定剂量和疗程用药,以保证有效血药浓度,彻底杀灭病原菌。	

4. 需要重点实施的护理措施 引导学生思考,对患者在住院期间存在的主要护理诊断应如何设置有效的护理措施,这部分内容为需要重点掌握部分。具体护理措施如下。

(1)改善肺通气

1)选择经验丰富的护士和呼吸治疗师、医生共同进行俯卧位引流。

2)充分温湿化,保证患者的痰液处于Ⅰ~Ⅱ度。

3)俯卧位引流每日3次,需要时加侧俯卧位,每次30 min;操作时:搬动患者动作轻柔,避免心脏赘生物脱落;采用信封法翻动患者,翻动前做好准备,避免物品移位,减少体位调整时的反复搬动。

4)引流后充分吸痰。

5)过程中密切观察患者意识、瞳孔、肌力;痰液的量和性状;主观感受;呼吸动度、频率和节律,是否存在胸腹矛盾运动、辅助呼吸肌参与等;血流动力学状况;氧合状况,如口唇及皮肤颜色等。

患者自述胸闷、呼吸困难,血氧饱和度50%,吸氧、吸痰无效,无明显缓解。而且患者左心房内有10 mm×11 mm赘生物,处于脑出血活动期、水肿高峰期,应用去甲肾上腺素16 mg/50 mL以3 mL/h泵入、多巴胺160 mg/50 mL以7 mL/h泵入从而镇静、镇痛,RASS评分为-1分。常规给予患者侧卧位交替引流+及时吸痰+定时纤维支气管镜深度吸痰+灌洗,但复查肺CT示双下肺实变+重度感染,血气分析、呼吸机参数改善不明显,启发学生思考如何促进痰液引流,改善肺通气,尽早脱机。

(2)颅内压增高的护理。

1)抬高床头15°~30°便于脑静脉回流,从而减轻脑水肿,降低颅内压,遵医嘱应用脱水降颅压药物,观察用药效果。

2)充足给氧可以改善脑缺氧状况,在脑血流自动调节的作用下,适当的氧合水平有助于维持脑血流量稳定,以满足脑组织代谢的需求。

3)控制液体摄入量,维持电解质平衡。

4)保持呼吸道通畅,及时清理口腔及呼吸道分泌物;避免剧烈咳嗽及用力排便,遵医嘱应用轻泻剂以防止便秘。

5)严密观察患者有无剧烈恶心、喷射性呕吐等颅内压增高表现。

6)遵医嘱给予镇静镇痛药物应用,RASS评分波动在-1~1分,维持情绪稳定。

7)翻身时动作要缓慢轻柔,病室内保持安静,尽量避免外界因素的刺激,以免引起瞬间的颅内压增高。

引导学生思考颅内压增高的护理措施有哪些?有效引导护理专业学生和护士主动思考,自主查阅相关文献。以及关于脑疝的预防相关知识。

1)严密监测患者颅内压,遵医嘱应用脱水药物,保持脑室引流管通畅。术后颅内压监测的管理及护理:动态监测颅内压,每小时记录颅内压数值,颅内压穿出皮层处每天给予换药,注意是否渗血、渗液。脑室型颅内压监测:当颅内压超过 20 mmHg,可适当释放脑脊液,以及留取脑脊液标本进行化验、检查,若仍不能改善颅内压增高症状,则及时复查颅脑 CT,警惕是否有颅内再次出血,以决定是否再次手术,常规的颅内压监测仪探头留置时间不超过 7 d。

2)控制血压及脑灌注压　患者术后往往血压不稳定,应及时纠正,维持血压在正常范围内。通常使用的降压药物有乌拉地尔、硝普钠等,升压药物有多巴胺、去甲肾上腺素等。根据颅内压变化,控制好脑灌注压,以预防脑灌注不足或脑灌注过量,一般使脑灌注压维持 60 ~ 70 mmHg(脑灌注压 = 平均动脉压 – 颅内压)。

3)渗透性治疗　正常颅内压约 8 ~ 15 mmHg,当颅内压监测超过 15 mmHg,提示颅内压增高,当颅内压值增高至 20 mmHg 时,须紧急给予处理。适当应用甘露醇降低颅内压,根据美国第 4 版《重型颅脑损伤救治指南》中的建议,甘露醇使用为 0.25 ~ 1.00 g/(kg·次),根据情况用药间隔为 4 ~ 12 h,若已暂停使用甘露醇,当颅内压增高时,可临时加用甘露醇。

4)监测患者神志瞳孔及生命体征的变化。

5)遵医嘱采用降低颅内压的方法,如脱水、适当过度换气、冬眠低温治疗。

6)避免造成颅内压骤然增高的因素:躁动、呼吸道梗阻、高热、剧烈咳嗽、便秘、血压高等。

7)重型颅脑损伤患者床头抬高 30°,有利于控制颅内压、平均动脉压,保持脑灌注压水平的稳定,且对患者生命体征没有影响。

(3)急性心力衰竭的护理

1)体位　立即协助患者取坐位,双腿下垂,以减少静脉回流,减轻心脏负荷。烦躁不安时,须注意安全,加用床档,谨防跌倒受伤。

2)氧疗　适用于有低氧血症的患者,应通过氧疗将血氧饱和度维持在≥95%。首先应保证有开放的气道,立即给予鼻导管吸氧,根据血气分析结果调整氧流量;面罩吸氧适用于伴呼吸性碱中毒者。病情严重者应采用面罩呼吸机持续加压(CPAP)或双水平气道正压(BIPAP)给氧。

3)迅速开放两条静脉通道,遵医嘱正确使用药物,观察疗效与不良反应。①吗啡:吗啡 3 ~ 5 mg 静脉注射可使患者镇静,减少躁动,同时扩张小血管而减轻心脏负荷。必要时每间隔 15 min 重复应用 1 次,共 2 ~ 3 次。观察患者有无呼吸抑制或心动过缓、血压下降等不良反应。呼吸衰竭、昏迷、严重休克者禁用。②快速利尿药:呋塞米 20 ~ 40 mg 静脉注射,4 h 后可重复 1 次。可迅速利尿,有效降低心脏前负荷。③血管扩张药:可选用硝普钠、硝酸甘油静脉滴注,严格按医嘱定时监测血压,用输液泵控制滴速,根据血压调整剂量,维持收缩压在 90 ~ 100 mmHg。

4)正性肌力药物 ①洋地黄制剂:尤其适用于快速心房颤动或已知有心脏增大伴左心室收缩功能不全的患者。可将毛花苷丙稀释后静脉注射,首剂 0.4~0.8 mg,2 h 后可酌情再给 0.2~0.4 mg。②非洋地黄类:多巴胺、多巴酚丁胺、米力农、左西孟旦等,适用于低心排血量综合征,可缓解组织低灌注所致的症状,保证重要脏器血液供应。③氨茶碱:适用于伴支气管痉挛的患者。④非药物治疗:主动脉内球囊反搏(IABP)可用于冠心病急性左心力衰竭患者,可有效改善心肌灌注,降低心肌耗氧量和增加心排血量。其他包括血液净化治疗、心室机械辅助装置等。⑤出入量管理:每天摄入液体量一般宜在1500 mL 以内,不超过 2000 mL。保持每天出入量负平衡约 500 mL,严重肺水肿者水负平衡为 1000~2000 mL/d,甚至可达 3000~5000 mL/d,以减少水钠潴留,缓解症状。如肺淤血、水肿明显消退,应减少水负平衡量,逐步过渡到出入量大体平衡。在负平衡下应注意防止低血容量、低血钾和低血钠等。⑥病情监测:严密监测血压、呼吸、血氧饱和度、心率、心电图,检查血电解质、血气分析等。观察患者意识、精神状态,皮肤颜色、温度及出汗情况,肺部啰音或哮鸣音的变化,记出入量。对安置漂浮导管者,严密监测血流动力学指标的变化。⑦心理护理:恐惧或焦虑可导致交感神经系统兴奋性增高,使呼吸困难加重。医护人员在抢救时必须保持镇静、操作熟练、忙而不乱,使患者产生信任与安全感。避免在患者面前讨论病情,以减少误解。⑧做好基础护理与日常生活护理。

启发学生思考:患者发生急性心力衰竭时,该如何配合抢救与护理?

(4)体温管理

1)监测生命体征及皮肤等一般情况并记录。

2)若体温<38.5 ℃,则采用物理降温,即传统的物理降温,如温水擦拭、冰毯降温;若体温>38.5 ℃,遵医嘱给予复方氨基比林肌肉注射或吲哚美辛栓纳肛;若持续高热不退,适当加用肌肉松弛药物、冬眠药物治疗,并及时查明发热原因,给予对症处理,合理应用抗生素。

3)降温 30 min 后再次测量体温,并记录。

4)鼻饲清淡、易消化、高热量饮食,以补充机体消耗的热量和水分。

5)肺部感染 观察痰的颜色、性状、量;遵医嘱留取新鲜痰标本进行培养和药物敏感试验,并根据药物敏感试验结果选择抗生素;指导并鼓励患者有效咳痰,床旁备有负压吸引装置,必要时吸痰;协助患者翻身、拍背,必要时遵医嘱雾化,湿化呼吸道,促进痰液排出。

引导学生思考对于重症脑卒中患者做好体温管理是非常重要的,也可以启发学生自发去查阅文献,对于重症脑卒中实行低体温的脑保护的目的、原则和实施方案都有哪些?

成人急危重症脑卒中患者目标温度管理临床实践专家共识指出针对不同急危重症疾病导致的脑损伤,选择目标化、个体化的体温控制管理策略。目标温度管理具有保护脑神经功能的作用,其机制主要包括以下几个方面:①降低脑代谢,降低颅内压,减轻脑水肿。②从起始阶段减少脑细胞凋亡和坏死。③减少局部乳酸的产生,减少兴奋性毒性物质的释放。④减轻脑组织的炎症反应和全身炎症反应。⑤减少氧自由基的产生。⑥降低血管通透性,减少渗出,抑制血管性水肿。

5.按照护理程序,对患者实施护理措施后,效果评价 根据本案例患者的护理计划,在实施相应的护理措施后,针对不同的观察指标,持续动态地评价护理效果及护理质量。引导学生针对主要的护理问题及护理措施,实施后做出相应的效果评价。

(1)患者入院后,住院期间患者气道保持通畅,未发生窒息,呼吸衰竭已纠正,呼吸平稳;转科时患者可进行自主呼吸。

(2)患者入科时(2022-02-10),脑利尿钠肽测定为 29 000 pg/mL,转科时(2022-02-22),脑利尿钠肽测定为 1551 pg/mL,彩超结果示:双侧少量胸腔积液,心包少量积液(较前明显减少)。患者心力衰竭得以纠正。

(3)住院期间患者控制感染措施妥当,感染指标正常,体温经过处理及护理措施后恢复正常,复查肺部 CT 结果示肺部炎症较入院时明显好转,转科时肺炎较前缓解。

(4)患者入院时意识清楚,入院 2 天后 GCS 评分 4T 分,出院时患者意识清醒,GCS 评分 10T 分,未发生脑疝。

(六)背景信息

感染性心内膜炎(infective endocarditis,IE)是一种罕见且威胁生命的严重感染,患病率约为 20/10 万,病死率则高达 20%。IE 发生是一个复杂过程,包括受损的心脏瓣膜内膜上形成非细菌性血栓性心内膜炎;瓣膜内皮损伤处聚集的血小板形成赘生物;菌血症时血液中的细菌黏附于赘生物并在其中繁殖;病原菌与瓣膜基质分子蛋白及血小板相互作用等。在发展中国家,风湿性心脏病是 IE 最常见的原因;在发达国家,IE 与人工瓣膜和心内装置有关。IE 患者 20%~40%可发生神经系统并发症,大部分由赘生物脱落所致。临床表现包括缺血性或出血性卒中、短暂性脑供血不足、无症状性脑梗死、感染性动脉瘤、脑脓肿、脑膜炎等,其中以脑梗死最为多见(57.5%)。许多 IE 合并脑卒中患者的卒中事件发生在 IE 确诊的数月之前,提示此类患者在卒中早期难以确定病因。

感染性心内膜炎相关脑卒中(infective endocarditis related stroke,IERS)患者的致残率及病死率均高于单纯 IE 或卒中患者。IE 患者如合并脑卒中,其预后不良事件发生率明显增加,主要与神经功能受累程度有关。对于 IE 患者须注意排查 IERS 可能,对于合并发热的脑卒中患者,须完善病史采集、神经系统及循环系统查体,并在常规炎症指标、病原学检查外,尽快完善超声心动图及 MRI,有助于提高 IERS 检出率。对于 IERS 患者,在加强抗感染治疗基础上联合外科治疗可以改善 IERS 预后。以"保持生命、延长生命、提高生活质量"为目标,采取有效的护理措施是非常重要的。

本案例患者在 8 个月内发生了 3 次卒中入院,此次以"①血管炎? ②脑出血后遗症"为诊断入院,入院后出现呼吸衰竭、心功能衰竭、脑组织水肿、颅内压增高,呼吸道培养及血培养均阳性、心脏超声提示二尖瓣赘生物。在治疗期间,给予强心、利尿、抗感染、护胃、醒脑、改善循环、调控血压、镇痛、镇静、补充营养,对症支持治疗及护理,病情稳定后及时进行外科手术。针对患者存在呼吸功能受损、呼吸形态紊乱、心功能衰竭、肺炎等多种护理问题,探讨有效的护理计划,按照护理程序有序、动态开展。

本案例分析详细呈现了该急性感染性心内膜炎引发脑卒中病例的护理计划及护理措施,将指南、专家共识的基本原则与患者个体化情况进行深度融合,为患者提供合理的个体化护理方案,突出针对该类患者护理的重点、疑难点,结合相关新业务、新技术,并指出未来研究方向,以便为护理专业学生和护士实践学习提供参考。

(七)关键要点

关于急性感染性心内膜炎引发脑卒中患者的护理,明确其主要的护理诊断,设置行之有效的护理目标,计划有循证依据的护理干预手段,动态进行护理评价干预效果,不断进行完善和调整,是取得提高其生活质量目标的重要过程。在护理程序的实施过程中,主要围绕以下 3 个关键要点展开。

(1)急性感染性心内膜炎引发脑卒中患者护理诊断的确定、分类、排序,将危及患者生命的护理诊断优先排序,并给予密切关注。

(2)针对急性感染性心内膜炎引发脑卒中患者制订护理计划,要具备可操作性强、适用性强的特点,且符合患者目前的生理需求及远期康复锻炼计划。

(3)查找相关的文献、指南,整理出该类患者的有效护理措施,注重有证可循。实现对急性感染性心内膜炎引发脑卒中患者的护理效果的动态评价。

第五节　脑梗死合并心力衰竭患者的护理

一、案例内容

(一)基本信息

姓名:程某　性别:男性　年龄:71 岁　婚姻:已婚　籍贯:郑州　职业:退休人员
入院日期:2022-07-18

（二）护理评估（病史采集：2022-07-18 11:00）

1.健康史

（1）主诉　左侧肢体麻木无力2月余。

（2）现病史　2个月前患者无明显诱因出现左侧肢体麻木无力,伴左侧下肢远端水肿,左下肢肢体肌力4级,余肢体肌力正常,无头晕、头痛、恶心、呕吐,无复视、眼球震颤,无下肢腿部疼痛,休息后未见好转,未正规治疗,症状逐渐加重,为进一步就诊,门诊以"①脑梗死;②高血压;③糖尿病"为诊断收入神经内科,发病以来,神志清,精神一般,睡眠良好,饮食正常,大小便正常,体重无明显变化。

（3）日常生活型态

1）饮食　平日三餐饮食以低盐低脂糖尿病饮食为主,主食主要为普通粳米,烹调用油为玉米胚芽油。早餐一般为大米粥、包子和青菜;午餐以米饭或杂粮饭,辅以青菜和瘦肉,口味清淡;晚餐主要为大米粥,辅以青菜。每日饮水量约2500 mL,以白开水为主。发病以来,神志清,饮食可,体重无明显变化。

2）睡眠/休息　平时睡眠规律,一般晚9~10点入睡,早6~7点起床,发病来睡眠良好。

3）排泄　平日大小便正常,小便6~7次/d,小便清晰,淡黄色,无泡沫,尿量2100~2500 mL/d。大便1次/d,为成形软便。发病以来,神志清,大小便正常。

4）自理及活动能力　平时日常生活完全可以自理,正常活动,发病来行走不稳,2022-08-02 01:30患者出现急性左心力衰竭,限制患者活动,嘱患者安静卧床休息。

（4）既往史　"糖尿病"19年,规律服用"二甲双胍0.5 g tid""瑞格列奈片1 mg tid""阿卡波糖50 mg tid"。"高血压"1年余,长期口服"缬沙坦氨氯地平80 mg qd、阿司匹林肠溶片100 mg qd",血压控制在150~160/80~90 mmHg。否认肝炎、结核、疟疾等传染病史,否认心脏病等慢性病史,否认手术、外伤史,否认输血、献血史,否认食物及药物过敏史,预防接种随当地社会进行。1年前患"脑梗死",遗留左眼视物不清。

（5）个人史

1）出生及生长情况　生于原籍,久居本地,大专学历,无疫区、疫水接触史,无特殊化学、放射性和有毒物质接触史,无冶游史。

2）婚育史　26岁结婚,配偶体健,夫妻关系和睦。育有1女。

3）过敏史　否认食物、药物过敏史。

4）嗜好　吸烟50年、5支/d,饮酒50年、100 mL/d,未戒烟酒。

（6）家族史　父亲自然亡故,母亲心脏病去世;有1弟1妹,均体健;育有1女,体健。否认家族性遗传疾病史。

（7）心理状况

1）家属情绪状态　患者神志清，主要照顾者是其配偶，夫妻二人关系融洽，为高学历退休人员，且均为中共党员，与医护配合良好，情绪稳定。

2）家属对患者所患疾病的认识　患者既往脑梗史，此次住院的主要目的是尽早明确患者左下肢水肿的原因，减轻患者的不适症状。

3）应激事件及应对情况　患者近期未遇到重大应激事件，患者遇到不适症状不会主动与医护人员沟通，存在逞强心理。平日无特殊爱好，久居家中；夫妻二人平易近人，待人和善。

（8）社会状况

1）社会支持系统　家人和睦，育有 1 女。发病以来，配偶给予患者精心的照护，女儿因工作繁忙未能到床旁照顾，但经常视频了解其身体状况，患者遇到紧急情况后，医护人员与其女儿沟通后，女儿立即赶至病房。

2）居住与工作环境　夫妻二人共同居住。

3）经济状况与付费方式　夫妻二人为退休人员，均有省医保，经济条件良好。

2. 体格检查

（1）生命体征　T 36.3 ℃，P 83 次/min，R 18 次/min，BP 156/72 mmHg。

（2）一般检查　皮肤黏膜正常。全身浅表淋巴结无肿大。头颅五官检查均正常。胸廓正常，呼吸运动正常。心脏听诊无异常。肝、脾无异常。肾叩击无异常。腹部检查无异常。颈部检查无异常。

（3）专科检查　患者神志清，言语流利，无失语，双侧瞳孔直径均为 3 mm，对光反射均灵敏，左侧肢体肌力 5-级，右侧肢体肌力 5 级。克尼格征阴性，布鲁津斯基征阴性。颅神经检查：Ⅰ嗅神经，粗测正常，Ⅱ视神经，左侧粗测视力下降，右侧粗测视力正常。粗测视野正常。

3. 入院护理评估评分　详见表 3-22。

表 3-22　入院护理评估评分

量表名称	分值
NIHSS 评分	8 分（中度卒中）
改良 Rankin 量表（mRS 评分）	5 分（中重度残疾）
住院患者跌倒/坠床风险评估表	10 分（高危风险）
Caprini 评估量表	10 分（极高危风险）
Braden 压力性损伤评分量表	21 分（轻度危险）
营养风险筛查（NRS 2002）	3 分（有营养风险）
Barthel 指数评定量表	30 分（重度依赖）

4. 辅助检查

（1）磁共振（3.0T）血管成像（MRA） 结果显示左侧尾状核头急性-亚急性期梗塞（图 3-19）。

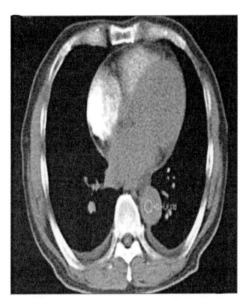

图 3-19 头颅磁共振

（2）头颅 CT 平扫（16 排） 结果显示左侧基底节区及右侧枕叶陈旧性腔梗，部分软化灶形成（图 3-20）。

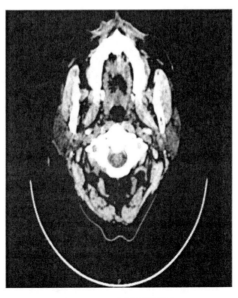

图 3-20 头颅 CT 平扫

（3）颈部血管超声　结果显示左室稍大,二尖瓣、主动脉瓣轻度反流,双侧颈动脉斑块形成。双侧小腿段肌间静脉内径增宽并血流瘀滞。

（4）胸部CT(16排)结果　显示双肺局限性肺气肿、肺大泡,双侧少量胸腔积液(图3-21)。

（5）肾、肾上腺、肾动脉CT成像　结果显示右侧肾上腺占位;双侧胸腔少量积液(图3-22)。

（6）心电图　结果显示窦性心律;胸导联R波递增不良;部分导联ST-T异常;QTc延长(图3-23)。

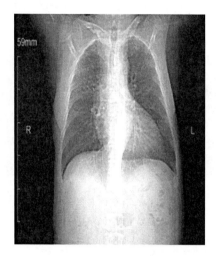

图3-21　胸部CT

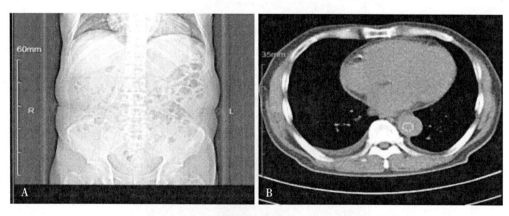

A.冠状位;B.横断位

图3-22　肾、肾上腺、肾动脉CT成像

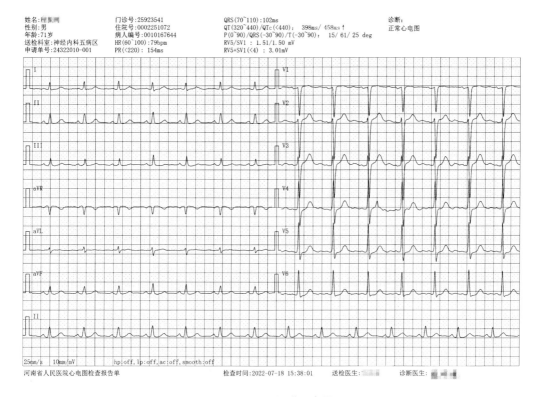

姓名：柴某某　　门诊号:25923541　　QRS(70~110):102ms　　　　　　　　　诊断：
性别:男　　　　住院号:0002251072　　QT(320~440)/QTc(<440)： 398ms/ 458ms↑　正常心电图
年龄:71岁　　　病人编号:0010167644　P(0~90)/QRS(-30~90)/T(-30~90)： 15/ 61/ 25 deg
送检科室:神经内科五病区　HR(60~100):79bpm　RV5/SV1 ： 1.51/1.50 mV
申请单号:24322010-001　　PR(<220): 154ms　　RV5+SV1(<4) ： 3.01mV

25mm/s　10mm/mV　　　　hp:off,lp:off,ac:off,smooth:off

河南省人民医院心电图检查报告单　　　检查时间:2022-07-18 15:38:01　　送检医生:　　　诊断医生:

图 3-23　12 导联心电图

（7）实验室检查及阳性结果

1）凝血四项+D-二聚体　D-二聚体测定 1.13 μg/mL↑。

2）肾功能+电解质　白蛋白 34.0 g/L↓;血清钠 129 mmol/L↓。

3）肝功能+心肌酶　同型半胱氨酸 18.30 μmol/L↑。

4）脑利尿钠肽前体　NT 脑利尿钠肽前体测定 13 100 ~ 25 500 ng/L↑。

5）尿常规　蛋白质 3+↑。

6）叶酸+维生素 B_{12}　维生素 B_{12} 153 pg/mL↓。

7）血气分析　氧分压 42.6 mmHg↓。

（三）护理计划

具体内容详见表 3-23。

表 3-23　护理计划表

时间	护理诊断	诊断依据	目标	护理措施
2022-07-18 11:33	躯体活动障碍 与左侧肢体无力有关	左侧肢体肌力 4 级,余肢体肌力正常	患者能适应运动障碍的状态,情绪稳定	1.评估患者的自理程度。协助患者洗漱、进食、如厕、沐浴和穿脱衣服等。 2.重点要防止坠床和跌倒,确保安全
2022-07-20 08:00	脑灌注不足 与脑组织缺血,脑梗死有关	脑 SWI 影像学结果	患者生命体征平稳,血压维持在 140~160/90 mmHg 左右	1.遵医嘱用药,观察药物作用及不良反应。 2.责任护士定时巡视,监测患者神志瞳孔及生命体征的变化,q8h 测量血压。 3.保持病房环境适宜温湿度,定时开窗通风,避免患者出现大汗及腹泻等情况。
2022-07-20 12:00	营养失调:低于机体需要量 与饮食欠佳有关	白蛋白 34 g/L	患者住院期间营养均衡	1.监测并记录患者的进食量。 2.根据患者的病因制定相应的护理措施并制订全面的饮食营养计划。
2022-07-22 11:00	体液过多 右心力衰竭致体循环淤血、水钠潴留、低蛋白血症有关	患者左下肢明显水肿	水肿减轻或消失,皮肤完整,无压力性损伤	1.体位 有明显呼吸困难时给予高枕卧位或半卧位。 2.饮食护理 给予低盐、低脂、易消化饮食,少量多餐。钠摄入量<2 g/d。告诉患者及家属低盐饮食的重要性并督促执行。 3.遵医嘱应用利尿药。控制液体入量。 4.保护皮肤 保持床褥清洁、柔软、平整、干燥,应用电动气垫床。
2022-08-02 01:35	潜在并发症 猝死风险	心电图危急值报告:窦性心律;肢体导联 QRS 低电压;部分导联 ST-T 异常,部分胸导联 T 波倒置较前图显著;QTc 显著延长	患者生命体征平稳	1.评估危险因素 评估引起胸闷及呼吸困难的原因。 2.给予心电监护及氧气吸入,密切观察患者心律及心率的变化;遵医嘱应用相关药物。

续表 3-23

时间	护理诊断	诊断依据	目标	护理措施
2022-08-02 01:35	气体交换障碍 与肺淤血、肺水肿或伴肺部感染有关	患者突发胸闷、呼吸困难	患者胸闷及呼吸困难症状缓解	1. 休息与体位 患者有明显呼吸困难时应卧床休息,以减轻心脏负荷,利于心功能恢复;对端坐呼吸者,可使用床上小桌,让患者扶桌休息,必要时双腿下垂。 2. 氧疗 若患者出现低氧血症者,纠正缺氧对保护心脏功能、减少缺氧性器官功能损害有重要的意义。 3. 心理护理 呼吸困难患者常因影响日常生活及睡眠而心情烦躁、痛苦、焦虑。 4. 病情监测 密切观察呼吸困难有无改善,发绀是否减轻,听诊肺部湿啰音是否减少。
2022-08-02 08:00	自理能力缺陷 与心功能差有关	根据日常活动能力量表评估	患者可自行如厕,吃饭等满足基本生理需求	1. 加强巡视,从生活上关心体贴患者,以理解宽容的态度主动与患者交往,了解生活所需,尽量满足患者的要求。 2. 协助患者床上大小便,进餐等,满足日常生活所需为患者做好口腔、皮肤清洁护理,使患者身心舒畅,保持乐观情绪。 3. 安慰患者不要急于活动,所有动作要慢而稳,循序渐进。
2022-08-02 08:00	活动无耐力 与心律失常导致心悸或心排血量减少有关	患者喘息样呼吸,轻微活动后气喘,嘱患者绝对卧床休息	患者活动无耐力症状缓解	1. 保证患者充分的休息与睡眠。 2. 持续氧气吸入。 3. 根据患者情况制订活动计划。 4. 遵医嘱应用抗心律失常的药物。
2022-08-02 08:00	知识缺乏 缺乏疾病相关知识	患者对脑梗死和心力衰竭的相关知识不了解	患者了解脑梗死以及心力衰竭的基本知识	1. 评估患者缺乏哪方面知识,给予解释或指导。 2. 做好入院宣教及疾病相关知识指导。 3. 使用各种方法提供信息,如解释、讨论、示教、图片、书面材料、录像。
2022-08-02 08:00	焦虑/恐惧 与担心疾病预后有关	患者及家属反复询问病情	患者情绪稳定	1. 评估焦虑程度及原因,帮助患者认识焦虑,学习如何解决问题,做好心理护理。 2. 耐心向患者解释病情,消除心理紧张和顾虑,使其积极配合治疗和充分休息。 3. 经常巡视病房,了解患者需要,帮助患者解决问题,鼓励患者产生焦虑时告诉医护人员。 4. 遵医嘱口服抗焦虑药物。

（四）护理记录

具体内容详见表3-24。

表3-24 护理记录单

日期	时间	护理记录
2022-07-18	08:00	患者老年男性,2个月前患者无明显诱因出现左侧肢体麻木无力,伴左侧下肢远端水肿,无头晕、头痛、恶心、呕吐,无视物模糊、重影,无耳鸣、听力下降,无下肢疼痛,休息后肢体麻木未见好转,左下肢水肿清晨减轻、夜晚加重,未正规检查及治疗;左侧肢体麻木症状持续存在,逐渐加重,水肿较前无明显变化。查磁共振(3.0T)血管成像(MRA):①左侧尾状核头急性/亚急性期梗死;②左侧基底节区陈旧梗死灶;右侧枕叶软化灶伴胶质增生形成;③T$_2$脑白质高信号(推测血管源性);脑萎缩。诊断:急性脑梗死。P:脑灌注不足 与脑组织缺血、脑梗死有关。I:①遵医嘱用药,观察药物作用及不良反应。②责任护士定时巡视,监测患者神志、瞳孔及生命体征的变化,q8h测量血压。③保持病房环境适宜温湿度,定时开窗通风,避免患者出现大汗及腹泻等情况。O:患者生命体征平稳,血压维持在140~160/80~90 mmHg。
2022-07-18	11:00	床旁体格检查:左侧肢体肌力4级,余肢体肌力正常。P:躯体活动障碍 与左侧肢体无力有关。I:①评估患者的自理程度。协助患者洗漱、进食、如厕、沐浴和穿脱衣服等。②重点要防止坠床和跌倒,确保安全。O:患者能适应运动障碍的状态,情绪稳定。
2022-07-22	11:33	床旁体格检查:患者双下肢水肿,右上肢髌骨中点上15 cm处腿围44 cm,右下肢髌骨中点下10 cm处腿围32 cm,左上肢髌骨中点上15 cm处腿围45 cm,左下肢髌骨中点下10 cm处腿围35.5 cm。P:体液过多 与右心力衰竭致体循环淤血、水钠潴留、低蛋白血症有关。I:①体位。有明显呼吸困难时给予高枕卧位或半卧位。②饮食护理。给予低盐、低脂、易消化饮食,少量多餐。钠摄入量<2 g/d。告诉患者及家属低盐饮食的重要性并督促执行。③遵医嘱应用利尿药。控制液体入量。④保护皮肤。保持床褥清洁、柔软、平整、干燥,应用电动气垫床。O:水肿减轻或消失,皮肤完整,无压力性损伤。
2022-07-30	10:50	查肝肾功能:总蛋白51.7 g/L,白蛋白34.2 g/L,球蛋白17.50 g/L,钾2.66 mmol/L,遵医嘱长期给予氯化钾2 g tid口服,并给予补充白蛋白。P:营养失调:低于机体需要量 与机体消耗增加、食欲减退有关。I:①制订全面的饮食营养计划。为患者提供高热量、高蛋白、富含维生素的饮食。患者的饮食中应有鱼、肉、蛋、牛奶、豆制品等动、植物蛋白,成人每天蛋白质为1.5~2.0 g/kg,其中优质蛋白应占一半以上。食物中的维生素C有减轻血管渗透性的作用,可以促进渗出病灶的吸收。B族维生素对神经系统及胃肠神经有调节作用,可促进食欲。每天摄入一定量的新鲜蔬菜和水果,以补充维生素。②增加食欲。增加饮食的品种,患者进食时应心情愉快,细嚼慢咽,促进食物的消化吸收。O:患者白蛋白水平未再下降。

续表 3-24

日期	时间	护理记录
2022-08-02	01:35	患者突发胸闷、呼吸困难,遵医嘱立即予以氧气吸入、心电监护,配合抢救。 P:气体交换障碍　与肺淤血、肺水肿或伴肺部感染有关。 I:①休息与体位　患者有明显呼吸困难时应卧床休息,以减轻心脏负荷,利于心功能恢复;对端坐呼吸者,可使用床上小桌,让患者扶桌休息,必要时双腿下垂。②氧疗。若患者出现低氧血症,纠正缺氧对保护心脏功能、减少缺氧性器官功能损害有重要的意义。③心理护理。呼吸困难患者常因影响日常生活及睡眠而心情烦躁、痛苦、焦虑。④病情监测。密切观察呼吸困难有无改善,发绀是否减轻,听诊肺部湿啰音是否减少。 O:患者胸闷及呼吸困难症状缓解。
2022-08-02	08:00	患者 NYHA 心功能分级Ⅲ级。 P:潜在并发症　猝死的风险。 I:①评估危险因素。评估引起胸闷及呼吸困难的原因。②心电监护及氧气吸入;遵医嘱应用相关药物。 O:患者胸闷及呼吸困难症状缓解。
2022-08-03	06:59	患者喘息样呼吸,轻微活动后气喘,嘱患者绝对卧床休息。 P:活动无耐力　与心律失常导致心悸或心排血量减少有关。 I:①保证患者充分的休息与睡眠。②持续氧气吸入。③根据患者制订活动计划。④遵医嘱应用抗心律失常的药物。 O:患者活动无耐力症状缓解。
2022-08-03	09:09	心电图危急值报告:窦性心律;肢体导联 QRS 低电压;部分导联 ST-T 异常,部分胸导联 T 波倒置较前图显著;QTc 显著延长。
2022-08-03	15:24	转心血管综合一病区继续治疗。
2022-08-11	15:00	患者好转出院。

（五）小结

　　脑卒中是由脑血管原因引起的急性中枢神经系统局灶性损伤,以缺血性脑卒中为主。具有高患病率、高致残率、高复发率和高死亡率的特点,被视为全球重大公共卫生问题。本案例为脑卒中合并心力衰竭病例,对临床观察做出总结,并详细呈现了护理计划及护理措施,密切观察病情变化,做好患者的基础护理、专科护理和心理护理,预防各种并发症的发生,是本案例的护理重点,也是降低病死率,提高治愈率的重要措施。

二、案例使用说明

（一）教学目的与用途

1.适用课程　本案例适用于脑梗死合并心力衰竭患者护理内容的学习,适合具有一定理论基础的护理专业学生和护士学习。

2.教学目的　本案例展示了脑梗死合并心力衰竭患者病情变化的处理过程。

案例中患者于2个月前无明显诱因出现左侧肢体麻木无力,伴左侧下肢远端水肿→夜间突发心力衰竭→给予配合抢救,生命体征平稳后,转心血管综合科继续治疗。

患者心力衰竭症状逐渐加重与患者水肿原因未引起明显重视有关,体现了准确评估病情、及时干预的重要性。

通过本案例学习,希望学生达到以下要求。

(1)了解脑梗死及心力衰竭的病因。

(2)了解心力衰竭的分级。

(3)熟悉脑梗死合并心力衰竭患者的运动功能的评估方法。

(4)掌握脑梗死合并心力衰竭患者脑灌注的维持措施。

用途:用于护理专业学生和护士进行病房教学查房或疑难危重病例分析使用。

(二)涉及知识点

将本案例涉及的知识点进行罗列,具体知识点项目详见表3-25。

表3-25　本案例涉及相关知识点

序号	知识点
1	心力衰竭的评估
2	运动功能评估
3	出入量的计算
4	脑灌注维持

(三)启发思考题

1.脑梗死合并心力衰竭患者入院后须监测及评估的主要内容有哪些?

2.入院后针对患者提出的护理诊断/问题,是否全面,有无不妥?

3.根据患者现存的主要护理问题,如何设计有效的护理计划?

4.根据案例患者面临的护理诊断,须重点实施的护理措施有哪些? 如何具体实施?

5.按照护理程序,对患者实施护理措施后,效果如何评价?

(四)分析思路

本案例以1例老年男性,脑梗死合并心力衰竭患者的入院诊疗经过为背景,在责任护士对该患者已完成的护理评估及护理记录的基础上,引导学生分析以"左侧肢体麻木无力,伴左侧下肢远端水肿"为主诉,诊断为脑梗死合并心力衰竭患者的护理重点内容。依据患者入院后病情变化及主要诊疗经历,按照北美护理协会推出的护理诊断手册,引导学生分析患者现存及潜在的护理诊断,并制订相应的护理计划;及时评价护理干预的效果,效果不好时,应找出具体原因进行分析,不断调整新出现和动态变化的护理诊断,随之调整护理计划。结合护理计划和护理记录,引导学生分析其是否全面,使其掌握重型颅脑损伤患者整个护理程序的重点,提升准确发现护理诊断/问题,制订个体化、全面的护理措施,评价护理效果的能力。案例详细分析及步骤如图3-24所示。

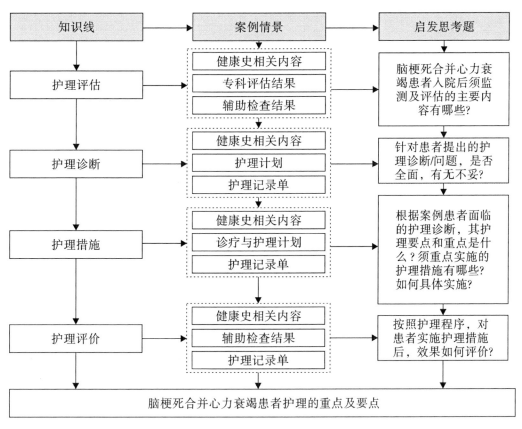

图3-24 案例详细分析及步骤

(五)理论依据及分析

1.脑梗死合并心力衰竭患者入院后须监测及评估的主要内容 此处可引导学生思考对于脑梗死患者除了健康史相关内容(主诉、现病史、既往史、日常生活型态、个人史、家族史、社会心理状况等)的评估外,入院后还应评估哪些内容? 了解患者入院后全面护理评估包含哪些常规的内容(如是否应该常规评估跌倒风险、自理能力及营养状况)? 从而引出该患者须重点监测和评估的内容(专科评估和神经功能监测,如心力衰竭的评估、运动功能的评估、脑灌注的维持)。

(1)心力衰竭的评估 心力衰竭(heart failure)是由于各种心脏结构或功能异常导致心室充盈和/或射血能力低下而引起的一组临床综合征,其主要临床表现是呼吸困难、疲乏和液体潴留。心力衰竭的分级常采用美国纽约心脏病学会(NYHA)心功能分级。Ⅰ级活动不受限,日常体力活动不引起明显的气促、疲乏或心悸;Ⅱ级,活动轻度受限,休息时无症状,日常活动可引起明显的气促、疲乏或心悸;Ⅲ级,活动明显受限,休息时可无症状,轻于日常活动即引起明显的气促、疲乏、心悸;Ⅳ级,休息时也有症状,任何体力活动均会引起不适。如无须静脉给药,可在室内或床边活动者为Ⅳa级,不能下床并须静脉给药支持者为Ⅳb级。

急性心力衰竭治疗目标:①稳定血流动力学状态,纠正低氧,维护脏器灌注和功能。②纠正急性心力衰竭的病因和诱因,预防血栓栓塞。③改善急性心力衰竭症状。④避免急性心力衰竭复发。⑤改善生活质量,改善远期预后。治疗原则为减轻心脏前后负荷、改善心脏收缩和舒张功能、积极治疗诱因和病因。具体的治疗及护理流程图见图3-25。

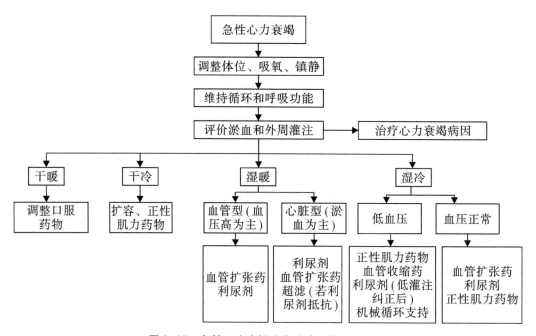

图3-25 急性心力衰竭患者治疗及护理流程图

(2)运动功能的评估 运动功能评估的主要内容是肌力、关节活动度、肌张力、痉挛、步态分析、平衡等功能评估,常用的有 Brunnstrom 分期评估法和平衡功能评定法。两种方法各有侧重,可根据临床需要选用。

1)Brunnstrom 分期评估法 是评价脑卒中偏瘫肢体运动功能最常用方法之一,是一种定性或半定量的评估方法。根据患者手、上肢及下肢肌张力和运动模式的变化,将运动功能恢复分为 6 个阶段或等级。应用该评估法能精细观察肢体完全瘫痪后,先出现共同运动,然后再分解成分离运动的恢复过程(表 3-26)。

表 3-26　Brunnstrom 分期

分期	运动特点	上肢	手	下肢
I	无随意运动	无任何运动	无任何运动	无任何运动
II	引出联合反应	仅出现协同运动模式	仅有极细微的屈曲	仅有极少的随意运动、共同运动
III	随意出现的共同运动	可随意发起协同运动	可有钩状抓握,但不能伸指	在坐位和站立位上,有髋、膝、踝的协同性屈曲
IV	共同运动模式打破,开始出现分离运动	出现脱离协同运动的活动:肩 0°、肘屈 90° 的条件下,前臂可旋前、旋后;肘伸直的情况下,肩可前屈 90°;手臂可触及腰骶部	能侧捏及松开拇指,手指有半随意的小范围伸展	在坐位上,可屈膝 90° 以上,足可向后滑动。在足跟不离地的情况下踝能背屈
V	肌张力逐渐恢复,有分离精细运动	出现相对独立于协同运动的活动;肩伸直时肩可外展 90°;肘伸直,肩前屈 30°～90° 时,前臂可旋前旋后;肘伸直,前臂中立位,上肢可举过头	可作球状和圆柱状抓握,手指同时伸展,但不能单独伸展	健腿站,患腿可先屈膝后伸髋;伸膝时,踝可背屈
VI	运动接近正常水平	运动协调接近于正常,手指指鼻无明显辨距不良,但速度比健侧慢(相差 5 s 以上)	所有抓握均能完成,但速度和准确性比健侧差	在站立位可使髋外展到抬起该侧骨盆所能达到的范围;坐位下伸直膝可内外旋下肢,合并足内外翻

2)平衡功能评定法　三级平衡检测法在临床上经常使用,I 级平衡是指在静态不借助外力的条件下,患者可以保持坐位或站立位平衡;II 级平衡是指在支撑面不动(坐位或站立位)条件下,患者的身体某个或几个部位运动时可以保持平衡;III 级平衡是指患者在有外力作用或外来干扰的条件下,仍可以保持坐位或站立位平衡。

Berg 平衡量表是脑卒中临床康复与研究中最常用的量表,共有 14 项检测内容,具体包括:立位平衡。①坐→站。②无支撑站立。③足着地,无支撑坐。④站→坐。⑤床→椅转移。⑥无支撑闭眼站立。⑦双脚并拢,无支撑站立。⑧上肢向前伸。⑨从地面拾物。⑩站立位转身向后看。⑪转体 360°。⑫双脚交替踏踏台阶。⑬双足前后位,无支撑站立。⑭单脚站立。每项 0～4 分,满分 56 分,得分高表明平衡功能好,得分低表明平衡功能差,<40 分预示有跌倒的危险。

(3)脑灌注的维持　急性脑梗死后心功能不全很常见,是影响卒中预后的重要影响因素,而容量的管理是治疗心功能不全的重要关键环节。患者脑利尿钠肽前体测定波动在 13 100 ~ 25 500 ng/L,NYHA 心功能评估为Ⅲ级,双下肢水肿,为减轻心脏负荷,需要限制入量;同时,需要保证患者的脑灌注。采用精细化、个体化的容量管理,同时给予扩冠、利尿等治疗,护士严密观察并记录病情,及时告知医生。因此,持续动态评估,精细化容量管理是非常重要的。

护理措施如下。①准确评估容量状态是容量管理的第一步,水肿是最直观的评估容量负荷的体征,且多为双下肢水肿。本例患者双下肢水肿,给予每日测量双下肢腿围周径,抬高双下肢离床面 20 ~ 30 cm。同时,给予肠内及肠外补充白蛋白。②患者入院前 4 d 出入量为正平衡 1350 ~ 1555 mL,给予准确记录 24 h 出入量,q1h 观察尿量。每班次总结出入水量,动态调整利尿剂。③应用利尿剂及出入量负平衡的情况下应注意防止发生低血容量、低钾血症和低钠血症等症状。患者血清钠 129 mmol/L。定时监测患者血压,维持血压≥120/80 mmHg。同时,补钠及补钾治疗。④为了准确记录出入量,制订 24 h 出入量记录规范及 24 h 出入量记录宣教单。本例患者第 10 天,双下肢腿围周径较前减小,出入量逐渐到达负平衡,BNP 水平较前下降,心功能恢复至Ⅱ级。

2. 入院后针对患者提出护理诊断/问题

(1)入院时主要护理诊断/问题

1)躯体活动障碍　与左侧肢体无力有关。

2)体液过多　右心力衰竭致体循环淤血、水钠潴留、低蛋白血症有关。

3)脑灌注不足　与脑组织缺血,脑梗死有关。

4)有跌倒坠床的风险　与患者烦躁不能配合有关。

5)营养失调:低于机体需要量　与消化吸收障碍、分解代谢增强有关。

(2)患者突发心力衰竭后的主要护理诊断/问题

1)潜在并发症　猝死的风险。

2)气体交换障碍　与肺淤血、肺水肿或伴肺部感染有关。

(3)出院当天主要护理诊断/问题

1)活动无耐力　与心律失常导致心悸或心排血量减少有关。

2)知识缺乏　缺乏疾病相关知识。

3)自理能力缺陷　与心功能差有关。

3. 根据患者现存的主要护理问题,设计有效的护理计划　引导学生思考在患者住院期间,责任护士根据制订出的护理诊断/问题,如何设计有效的护理计划?一份完整的护理计划单应包括哪些方面?护理程序是护理计划单表格设计的核心,掌握护理程序是保证护理质量和提高护理学科水平的重要手段。在患者住院期间,要不断重复评估→诊断→计划→实施→评价步骤的循环过程,因此护理计划单的设计要包括护理评估、诊断、计划、实施后的效果评价几部分(表 3-27)。

表 3-27 本案例患者护理计划表

时间	护理诊断	诊断依据（护理评估）	目标	护理措施	护理评价
2022-07-18 11:33	躯体活动障碍 与左侧肢体无力有关	左下肢肢体肌力4级,余肢体肌力正常	患者能适应运动障碍的状态,情绪稳定	1. 评估患者的自理程度。协助患者洗漱、进食、如厕、沐浴和穿脱衣服等。 2. 重点要防止坠床和跌倒,确保安全。	2022-7-27 08:00 早查房,患者能简单完成床上翻身动作
2022-07-18 11:33	体液过多 与右心力衰竭致体循环淤血、水钠潴留、低蛋白血症有关	患者左下肢明显水肿	水肿减轻或消失,皮肤完整,无压力性损伤	1. 体位。有明显呼吸困难者给予高枕卧位或半卧位;端坐呼吸者可使用床上小桌,让患者扶桌休息,必要时双腿下垂。 2. 饮食护理。给予低盐、低脂、易消化饮食,少量多餐,伴低蛋白血症者可静脉补充白蛋白。钠摄入量<2 g/d。告诉患者及家属低盐饮食的重要性并督促执行。 3. 控制液体入量。 4. 遵医嘱应用利尿药。 5. 保护皮肤。保持床褥清洁、柔软、平整、干燥,严重水肿者可使用气垫床。	2022-07-27 08:00 早查房,患者左下肢水肿较前减轻
2022-07-18 12:00	营养失调:低于机体需要量 与饮食欠佳有关	白蛋白34 g/L	患者住院期间营养均衡	1. 监测并记录患者的进食量。 2. 按医嘱使用能够增加患者食欲的药物。 3. 根据患者的病因制订相应的护理措施及饮食计划。 4. 鼓励适当活动以增加营养物质的代谢和作用,从而增加食欲。 5. 防止餐前发生不愉快或痛苦的事件;提供良好的就餐环境。 6. 制订全面的饮食营养计划。	2022-07-27 08:00 早查房,患者进食量可,营养均衡
2022-07-20 08:00	脑灌注不足 与脑组织缺血、脑梗死有关	脑PWI影像学结果	患者生命体征平稳,血压维持在140~160/90 mmHg左右	1. 遵医嘱用药,观察药物作用及不良反应。 2. 责任护士定时巡视,监测患者神志、瞳孔及生命体征的变化,q8h测量血压。 3. 保持病房环境适宜温湿度,定时开窗通风,避免患者出现大汗及腹泻等情况。	2022-07-27 08:00 早查房,患者血压维持在130/80 mmHg左右

续表 3-27

时间	护理诊断	诊断依据（护理评估）	目标	护理措施	护理评价
2022-08-02 01:35	潜在并发症 猝死	心电图危急值报告:肢体导联 QRS 低电压;部分导联 ST-T 异常,部分胸导联 T 波倒置较前图显著;QTc 显著延长	患者生命体征平稳	1. 评估危险因素:评估引起胸闷及呼吸困难的原因。 2. 给予心电监护及氧气吸入;遵医嘱应用相关药物。	2022-08-09 08:00 早查房,患者生命体征平稳
2022-08-02 01:35	气体交换障碍 与肺淤血、肺水肿或伴肺部感染有关	患者突发胸闷、呼吸困难	患者胸闷及呼吸困难症状缓解	1. 休息与体位 患者有明显呼吸困难时应卧床休息,以减轻心脏负荷,利于心功能恢复。端坐呼吸者,可使用床上小桌,让患者扶桌休息,必要时双腿下垂。 2. 氧疗 对于有低氧血症者,纠正缺氧对保护心脏功能、减少缺氧性器官功能损害有重要的意义。 3. 心理护理 呼吸困难患者常因影响日常生活及睡眠而心情烦躁、痛苦、焦虑。 4. 病情监测 密切观察呼吸困难有无改善,发绀是否减轻,听诊肺部湿啰音是否减少。	2022-08-09 08:00 早查房,患者胸闷及呼吸困难症状较前缓解
2022-08-02 08:00	知识缺乏 缺乏疾病相关知识	患者对脑梗死和心力衰竭的相关知识不了解	患者了解脑梗死以及心力衰竭的基本知识	1. 评估患者缺乏哪方面知识,给予解释或指导。 2. 做好入院宣教及疾病相关知识指导。 3. 使用各种方法提供信息,如解释、讨论、示教、展示图片、提供书面材料、播放录像。讲述的内容要深入浅出,从熟悉、具体的知识到不太熟悉或抽象的概念过渡。	2022-08-09 08:00 早查房,患者了解脑梗死以及心力衰竭的基本知识

续表 3-27

时间	护理诊断	诊断依据（护理评估）	目标	护理措施	护理评价
2022-08-02 08:00	焦虑/恐惧与担心疾病预后有关	患者及家属反复询问病情	患者情绪稳定	1. 评估焦虑程度及原因。 2. 帮助患者认识焦虑,学习如何解决问题,做好心理护理。 3. 转移患者注意力,减轻焦虑的措施。 4. 耐心向患者解释病情,消除心理紧张和顾虑,能使积极配合治疗和充分休息。 5. 使患者感到安全,从而可以放心,必要时陪伴患者。 6. 经常巡视病房,了解患者需要,帮助患者解决问题,鼓励患者在产生焦虑时告诉工作人员。 7. 遵医嘱口服抗焦虑药物。	2022-08-09 08:00 早查房,患者情绪稳定
2022-08-02 08:00	自理能力缺陷与心功能差有关	根据日常活动能力量表评估	患者可自行如厕、吃饭等满足基本生理需求	1. 加强巡视,从生活上关心体贴患者,以理解宽容的态度主动与患者交往,了解生活所需,尽量满足患者的要求。 2. 协助患者床上大小便,进餐等,满足日常生活所需为患者做好口腔、皮肤清洁护理,使患者身心舒畅,保持乐观情绪。 3. 安慰患者不要急于活动,所有动作要慢而稳,循序渐进。	2022-08-09 08:00 早查房,患者可自行如厕、吃饭等满足基本生理需求
2022-08-03 06:59	活动无耐力与心律失常导致心悸或心排血量减少有关	患者喘息样呼吸,轻微活动后气喘,嘱患者绝对卧床休息	患者活动无耐力症状缓解	1. 保证患者充分的休息与睡眠。 2. 持续氧气吸入。 3. 根据患者情况制订活动计划。 4. 遵医嘱应用抗心律失常的药物。	2022-08-09 08:00 早查房,患者活动无耐力症状缓解

4. 根据案例患者面临的护理诊断,须重点实施的护理措施　引导学生思考,对患者在住院期间存在的主要护理诊断应如何设置有效的护理措施,这部分内容为需要重点掌握部分。具体护理措施如下。

（1）出入量管理

1）准确评估容量状态　体格检查应评估患者的生命体征、判断液体潴留的严重程度,注意有无近期体重增加、颈静脉充盈、外周水肿、端坐呼吸等症状和体征。水肿是最直观的评估容量负荷的体征,多为双下肢水肿。因此,每日测量双下肢腿围周径,抬高双下肢离床面20~30 cm。肾功能不全、低蛋白血症等会加重水肿程度。因此,可通过肠内及肠外补充白蛋白。

2)确定容量管理目标　常规评估患者的液体摄入量、监测尿量(不推荐常规置入导尿管),给予个体化的液体限制建议。鼓励慢性心力衰竭患者每天(清醒后、穿衣前、排尿后、进食前)称重。可通过尿量或液体平衡作为治疗心力衰竭目标。每日尿量目标可为3000~5000 mL,直至达到最佳容量状态。心力衰竭的患者24 h出量应多于入量500~1500 mL,以减轻液体潴留的症状。血压的控制:缺血性卒中急性期合并慢性心力衰竭的建议,缺血性脑卒中后首个24 h内可将平均动脉压较基线水平降低15%,后续可根据脑灌注状况逐步控制血压至患者心功能可耐受的水平。

3)选择合适的治疗措施　针对该患者,在减轻心脏负担的情况下,保证患者的脑灌注,做好患者的容量管理是关键。监测24 h出入水量是了解该患者的体液平衡与钠水摄入的重要手段;同时也是治疗的重要辅助措施,利于医生及时调整治疗方案,并防止其病情进一步恶化。有体液潴留、充血体征或症状的心力衰竭患者应给予利尿剂。根据患者对利尿剂的反应调整剂量,以体重每天减轻0.5~1.0 kg为宜,利尿剂开始应用或增加剂量1~2周后,应复查血钾和肾功能。向射血分数保留型心力衰竭患者提供低、中剂量的袢利尿剂。

4)制订个性化的容量管理方案　①水钠限制:轻度或稳定期心力衰竭患者不建议严格限制钠的摄入。询问患者盐和液体消耗量,建议患者减少高盐的摄入或液体消耗、避免使用含有钾的"低盐"替代品。无明显低血容量因素(大出血、严重脱水、大汗淋漓等)的心力衰竭患者,每天摄入液体量应<1500 mL,保持每天出入量负平衡约500 mL。②有氧运动:推荐心力衰竭患者进行有规律的有氧运动,以改善症状、提高活动耐量,包括代偿性及稳定期的射血分数降低型心力衰竭患者。心功能Ⅱ~Ⅲ级稳定性心力衰竭患者应接受中等强度的监督训练。③健康教育:健康教育能提高患者的自我管理能力和药物依从性,教育主要内容须涵盖心力衰竭的基础知识、症状、药物治疗及依从性、饮食指导和生活方式干预等。确保所有心力衰竭患者在出院后能获得延续护理。

(2)营养失调　目前该患者的白蛋白低,血清钾较低,但患者吞咽功能正常。因此可以通过以下措施改善患者的影响状况。

1)监测并记录患者的进食量。

2)按医嘱使用能够增加患者食欲的药物。

3)根据患者的病因制订相应的护理措施及饮食计划。

4)鼓励适当活动以增加营养物质的代谢和作用,从而增加食欲。

5)防止餐前发生不愉快或痛苦的事件,提供良好的就餐环境。

制订全面的饮食营养计划,具体包括:为肺结核患者提供高热量、高蛋白、富含维生素的饮食。患者的饮食中应有鱼、肉、蛋、牛奶、豆制品等动、植物蛋白,成人每天蛋白质为1.5~2.0 g/kg,其中优质蛋白应占一半以上;食物中的维生素 C 有减轻血管渗透性的作用,可以促进渗出病灶的吸收;B 族维生素对神经系统及胃肠神经有调节作用,可促进食欲。每天摄入一定量的新鲜蔬菜和水果,以补充维生素。

(3)跌倒坠床的预防 引导学生思考针对该患者该如何预防跌倒。

跌倒风险评估为临床评估患者跌倒发生风险的主要手段,除了常规的跌倒预防措施外,还可以根据患者运动能力、机体状况等将患者跌倒风险分成不同等级,按照等级进行分层护理。患者入院后根据成人住院患者跌倒风险评估量表对患者跌倒风险进行分级评估,分别采用低危预防措施、中危预防措施及高危预防措施。

1)低危预防措施 床头设立蓝色警示牌,对患者以及家属进行跌倒预防相关知识口头宣教。保证患者病区周边、活动区域地面干燥,无障碍物。带领患者及家属熟悉病区环境,对容易发生跌倒的区域进行重点介绍,如卫生间、配餐室、开水间等。明确告知患者在洗漱、如厕过程中不可反锁门。

2)中危预防措施 床头设立黄色警示牌,在低危预防措施基础上加强患者、家属的健康宣教过程,并为患者发放"跌倒风险告知书",要求患者仔细阅读并签字。告知病区防滑、防跌倒设施的使用方法,介绍"预防跌倒十知道"等宣传材料。保证病房地面干燥,室内布置合理,无影响患者行走的障碍物,加强室内照明情况,保证光线充足。洗漱、如厕过程中,家属或护理人员应在门外守护;要求家属陪同患者进行日常必要活动。

3)高危预防措施 床头设立红色警示牌,反复向患者、家属讲解跌倒预防方法及重要性,进行"起床 3 个 30 s"的安全教育。严格固定病床、轮椅轮子。明确告知患者跌倒发生风险,对患者日常活动进行密切监督。准备床上排泄工具,在护理人员、家属协助下进行床上如厕、洗漱等过程。

模拟患者跌倒后,该如何自救。患者发生跌倒时,用手撑地,并大声呼叫他人帮助。用手撑地相较臀部着地或一侧身体着地造成的伤害及治疗难度要小得多。把重心降低,顺势倒下,及时呼叫。旁人也不要急于将患者挪动或扶起,等待医护到来。医护到达后,必须先查看摔倒患者的情况,如查看患者的呼吸、心率、神志等重要体征情况,再进行处理。

5.按照护理程序,对患者实施护理措施后,效果评价

(1)患者入院后,住院期间患者应用利尿剂,指导其踝泵运动,出院时患者左下肢水肿减轻或消失,皮肤完整,无压力性损伤。

(2)住院期间患者饮食均衡,营养指标逐渐接近正常。

(3)患者住院期间突发心力衰竭,积极抢救后,心功能逐渐恢复。

(六)背景信息

脑卒中是由脑血管原因引起的急性中枢神经系统局灶性损伤,以缺血性脑卒中为

主。具有高患病率、高致残率、高复发率和高死亡率的特点,被视为全球重大公共卫生问题。世界范围内18~50岁人群脑卒中发病率大幅增加,有40%的增幅。缺血性脑卒中是临床上最常见的脑卒中类型,在所有的卒中类型中约占87%,且复发缺血性脑卒中患者的致残率和病死率比首发缺血性脑卒中更高。缺血性脑卒中复发会加重患者神经功能恶化,提高其不良临床转归的风险,给患者的生活和工作带来巨大挑战,极易致患者在接受治疗和被照护过程中出现担心拖累家庭、成为他人负担的心理反应。

本案例患者在脑梗死之后突发心力衰竭,针对患者存在的脑灌注不足、心功能差等多种护理问题,探讨有效的护理计划,按照护理程序有序、动态开展。

本案例分析详细呈现了该脑梗死合并心力衰竭病例的护理计划及护理措施,将指南的基本原则与患者个体化情况进行深度融合,为患者提供合理的个体化护理方案,突出针对该类患者护理的重点、疑难点,结合相关新业务、新技术,并指出未来研究方向,以便为护理专业学生和护士实践学习提供参考。

(七)关键要点

关于脑梗死合并心力衰竭患者的护理,明确其主要的护理诊断,设置行之有效的护理目标,计划有循证依据的护理干预手段,动态评价护理干预效果,不断进行完善和调整,是提高其生活质量的重要过程。在护理程序的实施过程中,主要围绕以下5个关键要点展开。

(1)脑梗死合并心力衰竭护理诊断的确定、分类、排序,将危及患者生命的护理诊断优先排序,并给予密切关注。

(2)针对脑梗死合并心力衰竭患者制订护理计划,要具备可操作性强、适用性强的特点,且符合患者目前的生理需求及远期康复锻炼计划。

(3)查找相关的文献、指南,整理出该类患者的有效护理措施,注重有证可循。

(4)实现对脑梗死合并心力衰竭患者的护理效果的动态评价。

(5)提高家属对脑梗死合并心力衰竭的认识及掌握度,做好患者的社会支持,促进患者疾病康复的转归。

参考文献

[1]徐克,李麟荪,毛燕君,等.急诊介入护理学[M].北京:人民卫生出版社,2020.

[2]中国卒中学会.中国脑血管病临床管理指南[M].北京:人民卫生出版社,2019.

[3]贾建平,陈生弟.神经病学[M].8 版.北京:人民卫生出版社,2018.

[4]刘新峰.脑血管病介入治疗学[M].2 版.北京:人民卫生出版社,2018.

[5]李乐之,路潜.外科护理学[M].6 版.北京:人民卫生出版社,2017.

[6]吴欣娟.外科护理学[M].北京:人民卫生出版社,2017.

[7]李麟荪,徐阳,林汉英,等.介入护理学[M].北京:人民卫生出版社,2015.

[8]中国医师协会神经介入专业委员会.中国神经介入穿刺建立专家共识[J].中国脑血
管病杂志,2023,20(9):637-648.

[9]陆秋芳,应燕萍,覃艳勤,等.急性期脑卒中患者下肢深静脉血栓风险预测模型的构建
及应用[J].中华护理杂志,2022,57(16):1948-1955.

[10]中华医学会神经病学分会神经康复学组,中国康复医学会脑血管病专业委员会,中
国康复研究中心.卒中后失语临床管理专家共识[J].中国康复理论与实践,2022,
28(1):15-23.

[11]中国罕见病联盟神经罕见病专业委员会,中国罕见病联盟重症肌无力协作组,中华
医学会神经病学分会神经肌肉病学组.中国难治性全身型重症肌无力诊断和治疗专
家共识(2024 版)[J].中华神经科杂志,2024,57(8):840-847.

[12]中国医师协会心血管内科医师分会,中国卒中学会,国际血管联盟中国分部.常用口
服抗血小板药物不耐受及低反应性人群诊疗专家共识[J].中国介入心脏病学杂
志,2021,29(5):241-250.

[13]中国医师协会神经外科医师分会神经重症专家委员会,北京医学会神经外科学分会神
经外科危重症学组.神经外科中枢神经系统感染诊治中国专家共识(2021 版)[J].中
华神经外科杂志,2021,37(1):2-15.

[14]赵旭,王伟,赵小静,等.慢性心力衰竭患者出入量管理的最佳证据总结[J].中华护
理杂志,2020,55(03):456-461.

[15]陈晓艳,王娅,黄娟,等.脑卒中患者早期肌力训练的最佳证据总结[J].中华护理杂
志,2020,55(08):1253-1259.

[16]中国医师协会疼痛科医师分会,中华医学会疼痛学分会,国家疼痛专业医疗质量控

制中心,等.癌症相关性疼痛评估中国专家共识(2023版)[J].中国疼痛医学杂志,2023,29(12):881-886.

[17]抗血小板药物消化道损伤的预防和治疗中国专家共识组.抗血小板药物消化道损伤的预防和治疗中国专家共识(2019更新版)[J].中华内科杂志,2020,52(3):264-270.

[18]董漪,桂莉,郑华光,等.AHA/ASA急性缺血性卒中早期管理指南全面解读(下)[J].中国卒中杂志,2020,15(1):63-74.

[19]王拥军,赵性泉,王少石,等.中国卒中营养标准化管理专家共识[J].中国卒中杂志,2020,15(06):681-689.

[20]中华医学会神经外科学分会,中国神经外科重症管理协作组.中国神经外科重症管理专家共识(2020版)[J].中华医学杂志,2020,100(19):1443-1458.

[21]《中国脑卒中防治报告》编写组.《中国脑卒中防治报告2020》概要[J].中国脑血管病杂志,2022,19(2):136-144.

[22]国家卫生健康委员会脑卒中防治专家委员会房颤卒中防治专业委员会,中华医学会心电生理和起搏分会,中国医师协会心律学专业委员会.中国心源性卒中防治指南(2019)[J].中华心律失常学杂志,2019,23(6):463-484.

[23]刘婷,赵顺莹,王灵聪,等.脑出血患者静脉血栓栓塞机械预防的证据总结[J].中华护理杂志,2019,54(06):935-939.

[24]中华医学会神经外科学分会小儿学组,中华医学会神经外科学分会神经重症协作组,《甘露醇治疗颅内压增高中国专家共识》编写委员会.甘露醇治疗颅内压增高中国专家共识[J].中华医学杂志,2019,99(23):1763-1766.

[25]中华医学会神经病学分会,中华医学会神经病学分会脑血管病学组,中华医学会神经病学分会神经血管介入协作组.中国蛛网膜下腔出血诊治指南2019[J].中华神经科杂志,2019(12):1006-1021.

[26]中国医师协会介入医师分会介入围手术专业委员会.介入护理实践指南(2019版)[M].南京:东南大学出版社,2019.

[27]LOPES M,FREITAS E,OLIVEIRA M,et al. Impact of the systematic use of the Gugging Swallowing Screen in patients with acute ischaemic stroke[J]. Eur J Neurol,2019,26(5):722-726.

[28]RASOULI J,WATSON C,YAEGER K,et al. Pain control after aneurysmal subarachnoid hemorrhage: A contemporary literature review.[J]. J Clin Neurosci,2019,68(3):9-12.

[29]EKKER MS,BOOT EM,SINGHAL AB,et al. Epidemiology, aetiology, and management oischaemic stroke in young adults[J]. Lancet Neurol,2018,17(9):790-801.

[30]中国吞咽障碍康复评估与治疗专家共识组.中国吞咽障碍评估与治疗专家共识（2017年版）[J].中华物理医学与康复杂志,2018,40(1):1-10.

[31]中华医学会神经病学分会,中华医学会神经病学分会脑血管病学组.中国急性缺血性卒中诊治指南2023[J].中华神经科杂志,2024,57(6):523-559.

[32]张彤宇,刘鹏,向思诗,等.中国颅内破裂动脉瘤诊疗指南2021[J].中国脑血管病杂志,2021,18(08):546-574.

[33]耿介文,翟晓东,吉喆,等.中国颅内未破裂动脉瘤诊疗指南2021[J].中国脑血管病杂志,2021,18(09):634-664.

[34]NOGUEIRA RG,JADHAV AP,HAUSSEN DC,et al.Thrombectomy 6 to 24 hours after stroke with a mismatch between deficit and infarct[J].N Engl J Med,2018,378(1):11-21.

[35]中国卒中学会,中国卒中学会神经介入分会,中华预防医学会卒中预防与控制专业委员会介入学组.急性缺血性卒中血管内治疗中国指南2018[J].中国卒中杂志,2018,13(7):706-729.

[36]罗苏珊,周昊,岳耀先,等.重症肌无力危象前状态管理专家共识(2024)[J].中国临床神经科学,2024,32(3):241-251.

[37]蒋国平,田昕.中国成人ICU镇痛和镇静治疗2018指南解读[J].浙江医学,2018,40(16):1769-1774+1778.

[38]中华医学会重症医学分会.中国成人ICU镇痛和镇静治疗指南[J].中华危重病急救医学,2018,30(6):497-514.

[39]中华医学会呼吸病学分会感染学组.中国成人医院获得性肺炎与呼吸机相关性肺炎诊断和治疗指南(2018年版)[J].中华结核和呼吸杂志,2018,41(4):255-280.

[40]瞿介明,施毅.中国成人医院获得性肺炎与呼吸机相关性肺炎诊断和治疗指南(2018年版)的更新与解读[J].中华结核和呼吸杂志,2018,41(4):244-246.

[41]中华医学会心血管病学分会,中国医师协会心血管内科医师分会,中国医师协会心力衰竭专业委员会,等.中国心力衰竭诊断和治疗指南2024[J].中华心血管病杂志,2024,52(3):235-275.